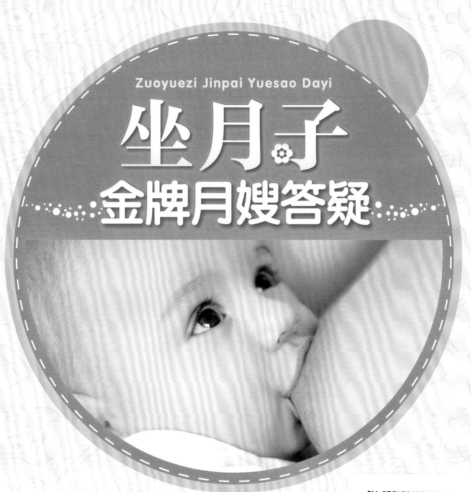

Zuoyuezi Jinpai Yuesao Dayi

坐月子
金牌月嫂答疑

付娟娟/编著

U0278245

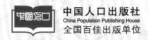
中国人口出版社
China Population Publishing House
全国百佳出版单位

图书在版编目（CIP）数据

坐月子金牌月嫂答疑／付娟娟编著 . — 北京：中国人口出版社，2014.9

ISBN 978-7-5101-2398-6

Ⅰ.①坐… Ⅱ.①付… Ⅲ.①产褥期－妇幼保健－问题解答 ②新生儿－护理－问题解答 Ⅳ.① R714.6-44 ② R174-44

中国版本图书馆 CIP 数据核字（2014）第 221472 号

坐月子金牌月嫂答疑

付娟娟 编著

出版发行	中国人口出版社
印　　刷	沈阳美程在线印刷有限公司
开　　本	820毫米×1400毫米　1/24
印　　张	10
字　　数	200千
版　　次	2014年11月第1版
印　　次	2014年11月第1次印刷
书　　号	ISBN 978-7-5101-2398-6
定　　价	35.80元

社　　长	张晓林
网　　址	www.rkcbs.net
电子信箱	rkcbs@126.com
总编室电话	(010) 83519392
发行部电话	(010) 83514662
传　　真	(010) 83515922
地　　址	北京市西城区广安门南街80号中加大厦
邮政编码	100054

前言

我们中国人非常讲究坐月子，主要是因为产后第1个月无论对宝宝，还是对妈妈来说都太特殊了。宝宝的生活环境在这个月发生了巨大的变化，妈妈的身体状态在这个月也发生了巨大的变化，所以产后第1个月是应该重视的。月子，应该恪守一些规则、遵循一些规律、讲究一些方法。但是是否要完全按照老一辈人的说法去做，如何坐月子更合理、对妈妈和宝宝更好，妈妈总是有些疑问的。

本书按照月子里最重要的两个角色分了两大板块：宝宝篇和妈妈篇，总结了金牌月嫂在现实中遇到的各类问题，分门别类地进行了解答，希望能给妈妈切实的帮助。

在宝宝篇，就妈妈关心的宝宝的身体特点、起居照顾要点、哺乳喂养、智能开发要点、防病治病等问题都做了详细的解释，并且着重从方法、方式上给予合理的指导，让妈妈能够看过之后就进行实际操作。

在妈妈篇，对妈妈的身体恢复、体形恢复、心理恢复等的影响因素都做了详尽而合理的分析，什么可以做，什么不可以做，什么老传统应该遵守，什么老传统可以批判地接受，都具体问题具体分析地给出了答案，能让妈妈看过之后就不再迷茫。

总之，本书内容贴近生活，所有问题都是从妈妈和宝宝的角度出发去看待的，出发点都是为了宝宝和妈妈的健康。我们相信这本书能成为妈妈坐月子的好帮手，帮助妈妈顺利地度过月子时光，帮宝宝健康地度过新生儿期。

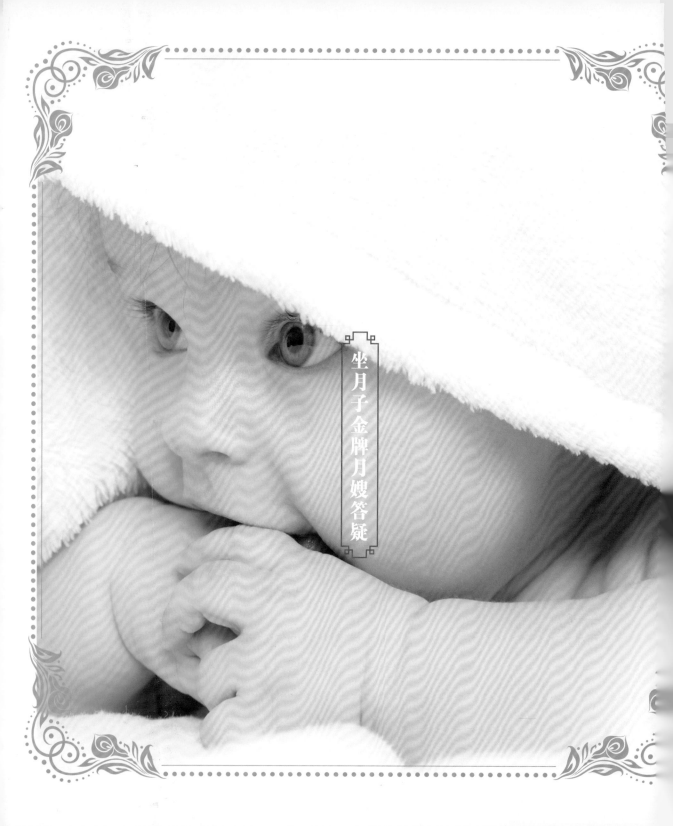

坐月子金牌月嫂答疑

目录

第一章 宝宝篇

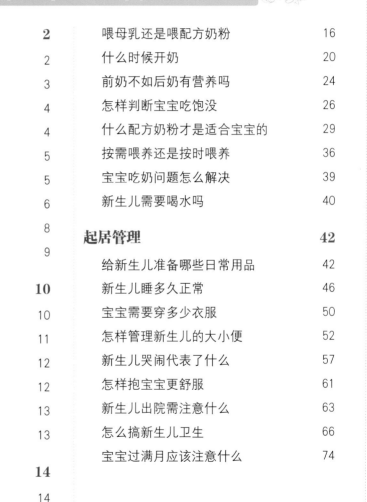

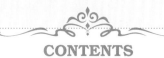

CONTENTS

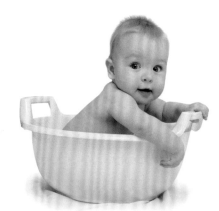

第二章 妈妈篇

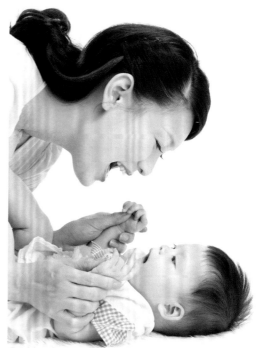

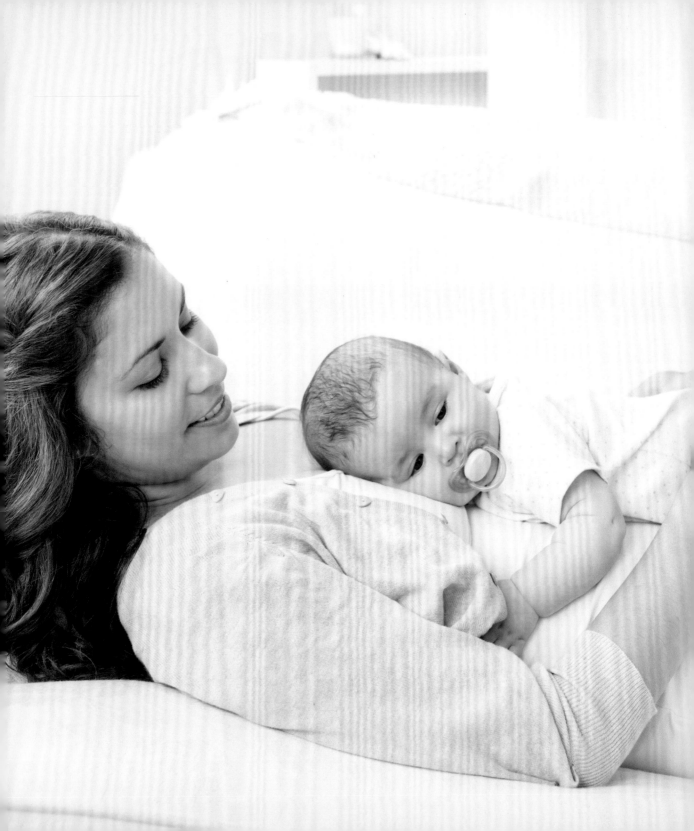

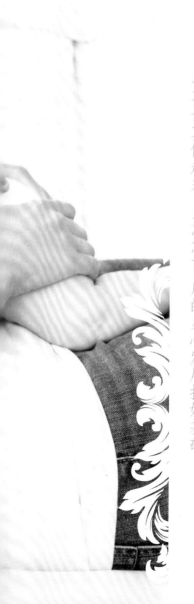

第一章

宝宝篇

初生的宝宝，需要大人全方位的照顾，任何一方面做得不到位，都可能会影响到他的健康成长，所以养育新生儿宝宝涉及的内容非常多，妈妈要事无巨细地全部想到并且做到，才能让宝宝更舒服、更健康。

在照顾新生儿的所有事务中，喂养和清洁是最重要的。喂养不合理，宝宝成长就难保证；清洁不到位，新生儿期很容易发生感染，影响宝宝身体健康。因此这两个方面，妈妈一定要重视。在保证这两个方面的基础上，早教、生活习惯培养也要认真做起来，为宝宝日后的身心发展打好基础。

身体发育

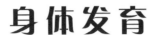
Shenti Fayu

外貌

父母往往都愿意把最美好的形容词统统加在宝宝身上，但刚出生的宝宝外貌可的确没什么可夸耀的，很多年轻妈妈看到宝宝的第一眼甚至都有点失望："怎么那么丑？"首先，宝宝身体比例很不协调，脑袋大、没脖子、大身子、小短腿。皮肤也并不像想象中的柔嫩光滑，而是红而多皱。脸蛋也不漂亮，有点肿，厚眼皮，塌鼻梁，朝天鼻。头型也不好看，头顶尖尖的。总之，没什么能看得过眼的地方。虽然有些宝宝头发比较浓密、黑亮，但更多的是软软一层黄头发，还有的甚至是小光头。

不过，宝宝不好看是有原因的。脸肿、头顶尖主要是被产道挤压导致的。宝宝出生时差不多要受到产道长达12个小时的挤压，变形、变肿是很难避免的。皮肤皱是皮下脂肪储存较少的缘故。这些特点都会随着宝宝长大而改观。

到了宝宝满月时，他就会基本脱离新生儿的特征，变得可爱起来。皮下脂肪增厚，

皮肤变得光滑而富有弹性，脸蛋饱满光润，皮肤光亮，细腻白嫩，弹性也很好；头开始变得滚圆，不再是难看的尖脑袋；眼睛显得有神多了，黑眼球很大，喜欢盯着人脸看；头发有的由浓密、黑亮变得黄、软，有的则由黄、软开始变得黑亮，有的光头依旧是光头，有的开始长头发；四肢浑圆。

另外一些不好看的地方，如塌鼻梁、朝天鼻，如果不是遗传的话，在宝宝2岁后会彻底改观；脑袋大、身体小的不协调状态在1岁以后就会协调很多。所以，宝宝最初的外貌特征跟宝宝最终的容貌没有多大关系。对此，妈妈不必太担心。

有一点，妈妈可以注意一下，看看刚出生的宝宝，外貌是否比较像爸爸或者爷爷。很多宝宝刚出生时都比较像爸爸或者爷爷。这可能是宝宝的一种自我保护功能，他用这种方式提醒爸爸："我是你的孩子。"让对他的出生感受不像妈妈一样深刻的爸爸也关注自己，认可自己，从而获得保护和照顾。不可谓不聪明。

体重

刚出生的宝宝正常体重在2500~4000克，体重中位数男宝宝为3320克，女宝宝为3210克。低于2500克的是低体重儿，高于4000克的是巨大儿。低体重儿和巨大儿都需要额外的照护。

新生儿期，宝宝的体重增加非常快，差不多每天都能增重30~40克，每周增加200~300克，到满月时，宝宝就比刚出生时重了大约1000克。

不过，宝宝的体重不是一直增加的，出生2~4天，因为胎便排出，而宝宝吃得又不多，所以会出现体重下降的现象，是生理性的，到7~10天这个时间段，又会恢复到刚出生时的体重，以后就迅速增重了。到

宝宝满月的时候，男宝宝体重正常范围在3090~6330克，中位数为4510克，女宝宝体重正常范围在2980~6050克，中位数为4200克。

需要提醒一点，如果宝宝在出生10天以后体重仍然没有回升，反而还有下降，就要考虑可能有消化道疾病或者营养不良，应尽快检查治疗或者调整喂养方式。

❧ 金牌月嫂主张 ❧

体重是监测宝宝发育情况很重要的指标，在前半年最好每个月都测一次，精确到小数点后两位记录下来，然后制作表格，绘制体重增长曲线，可直观地看出宝宝的体重是否正常。

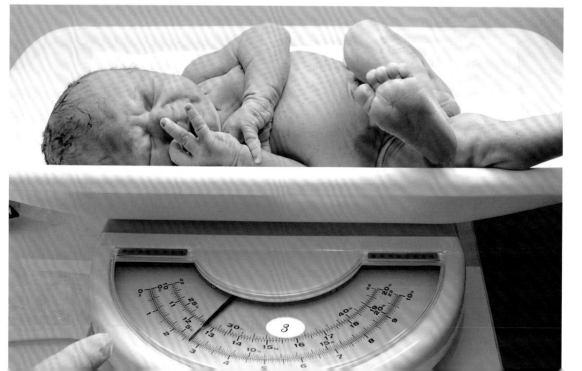

身高

刚出生的男宝宝身高正常范围在45.2~55.8厘米，中位数为50.4厘米，女宝宝身高正常范围在44.7~55厘米，中位数为49.7厘米。经过1个月的生长发育，男宝宝的身高上限值会达到61.2厘米，下限值也有48.7厘米，女宝宝的身高上限值可达到59.9厘米，下限值则为47.9厘米，增长都有3厘米左右。女宝宝和男宝宝的增加数量差别不大，而且在前半年，宝宝们的增长情况都差不多，个体差异很小，一直要到半岁以后，个体差异才会逐渐出现，开始显示出与遗传更密切的关系。

宝宝最终的身高不仅和父母的身高有关系，而且发育过程也可能很相似，比如某段时间身高增长快，某段时间长得慢，或者是呈阶段性的增长或者是一直呈较匀速的增长状态，都可能跟父母一方小时候很像。宝宝最终的身高有70%取决于父母，但会呈现出一个更平衡的状态，即如果父母都偏高，宝宝不会比父母更高，如果父母都偏矮，宝宝不会比父母更矮。

身高有70%取决于遗传基因，还有30%取决于后天训练和营养状况，所以要想让宝宝更高一些，合理的锻炼和喂养是不可少的。

胸围

胸围可反映出新生宝宝的心肺等内脏器官以及骨骼发育是否正常，所以也是父母应该监测的内容。宝宝刚出生时，胸围较小，男宝宝平均在32.8厘米左右，女宝宝平均为32.6厘米。新生儿期，胸围增长也是比较快的，到满月时，男宝宝的胸围平均值可达到37.9厘米，女宝宝的胸围平均值可达到36.9厘米。

测量胸围时，可找一条软皮尺，沿着宝宝两乳头间连线，向后过双侧肩胛骨绕胸部一周即可，得出的数值为胸围值。最好测量3次，取平均数记录。

宝宝6个月以前，胸围一直都不如头围大，在6个月以后会赶上并超过头围，那时候宝宝就不再是大头娃娃的样子了。

金牌月嫂主张

父母可经常摸摸宝宝的肋骨，如果肋骨上出现了肋珠串，也就是肋骨上有可连成一线的小突起，像珠串一样，就要马上看医生，这是严重缺钙的表现。

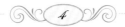

头围

头围与宝宝的大脑发育情况关系密切，头围过大有患脑积水的危险，头围过小则可能是小头畸形。测量方法是用软皮尺沿着眉间过后脑勺最突出处，围绕头部一周，由此得出的数值即为头围值。新生宝宝的头围正常范围值男宝宝为30.9~37.9厘米，女宝宝为30.4~37.5厘米，到满月时头围正常范围值男宝宝为33.3~40.7厘米，女宝宝为32.6~39.9厘米。

注意，测量头围时，软尺应紧贴皮肤，软尺经过处的头发要分开，并且取3次测量值的平均数，以减小误差。头围相对于其他指标的增长值较小，可2个月测量一次。如果两次测量间隔时间太短，可能看不出什么变化。如果对测量值有疑问，可找医生进一步精确测量。

金牌月嫂主张

头围也与遗传有关系，如果宝宝头围过大或过小，但没有患病表现，可能就是遗传，看看长辈中有没有头围比较大或者小的人就知道了，不必拘泥于标准值。

囟门

刚出生的宝宝头部有两个部位没有头骨，一个在前额上方，叫前囟，另一个在后脑勺，叫后囟。这两个部位没有头骨，一方面是为了宝宝更顺利通过产道，另一方面是为了给宝宝大脑发育留下更大的扩张空间。我们通常说的囟门指的是前囟，因为后囟非常小，在宝宝出生后3个月就会闭合，不需要特别关注。

囟门的大小也是监测宝宝健康与否的一个重要指标，是用囟门斜径来表示的。在新生儿时期，囟门斜径应该大于1厘米，小于3厘米，平均值为2.5厘米。如果小于1厘米，宝宝有可能患有小头畸形或者呆小症，如果大于3厘米，则有可能患有佝偻病。

囟门的斜径指的是从一个边到对边的垂直距离，囟门有4个边，可得出两个值，这两个数值不一定相同，但都应该在正常范围之间，不能超过3厘米，也不能不足1厘米。

囟门会随着宝宝长大而逐渐变小，在1.5岁左右时闭合。

囟门反映出健康问题

正常情况下，宝宝的囟门与周围颅骨弧度是保持一致的，没有明显突出，也不会有凹陷，如果出现了异样，可能是宝宝的健康出现了一定问题，要及时咨询医生。

囟门鼓起：如果宝宝的囟门突然地比周围头皮明显突出，哭闹时会更严重，用手

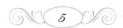

第一章 宝宝篇

摸感觉紧绷，同时伴有发烧、呕吐、颈项强直、抽搐等症状，可能发生了颅内感染，患上了脑膜炎或者脑炎，需要立刻就医。如果囟门是逐渐变得饱满的，可能是脑部出现了积液、积脓、积血等，也是非常严重的，要马上看医生。

囟门凹陷： 囟门凹陷有可能是在提示有些缺水，如果宝宝此时正在发烧、腹泻，那肯定需要及时补水。

等宝宝长大一些，也要经常观察囟门，宝宝长期消瘦的情况下伴有囟门凹陷，就可能是营养不良。

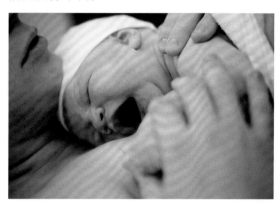

特别现象

新生宝宝身体机能还不完善，会出现一些特别的现象，有时候会让父母虚惊一场，以为是宝宝患病了，其实却很正常。

生理性黄疸： 表现为宝宝皮肤颜色发黄，先出现在面部和颈部，严重时躯干、四肢、眼睛巩膜也会发黄，而呕吐物和汗液也可呈现黄色。这是因为新生儿早期胆红素水平高而胆红素代谢能力又不足引起的。生理性黄疸一般出现在宝宝出生后2~3天内，7~14天后逐渐消退。此阶段不需要任何治疗，只需适当喂些葡萄糖水即可。不过，如果黄疸出现时间过早或过晚，或者就不消退，还越来越严重，可能就是病理性的，要及时看医生。

有的生理性黄疸是母乳性的，停喂母乳就减轻，吃母乳就加重，可暂时停喂母乳，黄疸消退了再喂即可。其间挤出的母乳可冷藏保存几天。

脱皮： 宝宝出生两周左右，身上可能会出现脱皮现象，四肢和耳后比较明显。这是因为新生宝宝皮肤最外面的角质层发育不完善，皮肤表皮和真皮层连接不紧密导致的。出现脱皮现象后，不需要特别处理，也不要强行将脱落的表皮撕下，只要在洗澡时洗掉即可。

胎脂： 宝宝出生时，皮肤上残留有一层脂肪，这是胎儿期为保护皮肤、防止羊水

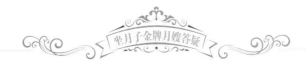

浸润而产生的胎脂，耳后、头皮、褶皱处较厚，其他地方较薄。薄的胎脂，宝宝出生后几小时就可逐渐吸收完或被衣物摩擦而消失，厚胎脂可用干净的植物油轻轻擦拭除去。

红斑：宝宝刚出生时，皮肤整体也有点发红，这是因为子宫外的空气冷而干燥，与子宫内的环境不同，宝宝不太适应而引起的。在宝宝出生1~2天后皮肤开始脱屑，脱屑停止了，肤色就正常了。

眼白出血：宝宝刚出生时，眼白发红，有出血现象，是因为出生时受产道挤压导致视网膜和眼结膜发生出血，几天后会自然消失。

脱发：新生儿晚期，一些出生时头发浓密、黑亮的宝宝开始脱发，头发变得稀疏、黄、软，这是正常的新陈代谢引起的，无须处理，也不必担心营养问题，宝宝两岁以后会自然恢复。

打嗝：宝宝有时候会连续打嗝，可能是因为吃得太急了，吸入了太多空气导致的，多出现在吃奶后或大人近距离跟他说话后。可用食指与中指绷紧，用力弹击宝宝足底，让他哭几声，把空气排出就可以了。

乳腺肿大：宝宝出生后2~3天，不管男宝宝还是女宝宝，都可能发生乳腺肿大。肿大的乳腺可有蚕豆大小，乳晕颜色也会加深，还可能会泌乳。这是母体的雌激素残留在宝宝身上引起的，2~3周后会自行消失，不需要特别处理。千万不要用手去挤，以免感染。

假性月经、白带：女宝宝出生后1周左右，阴道内可见血性分泌物和白色黏液，也是由母体雌激素残留引起的，无须特别处理，只要每天正常清洁宝宝外阴即可。

红色尿：宝宝刚出生2~5天，有可能会出现尿液呈红色的现象，这是因为新生儿早期小便中尿酸盐含量多导致的，在吃奶量增加、小便量加大后就会消失了。

马牙：有的宝宝出生时，齿龈边缘或者上腭中线处可看到乳白色的颗粒，像牙齿一样，俗称马牙，其实是上皮细胞核脂肪的堆积物，几天后会自动消失，不需要特别处理。

抖动：新生宝宝受到刺激时，比如较大的声音或者有人接触到他时，会出现下颌抖动或者四肢、全身性的抖动，这是因为宝宝的身体功能还未充分分化导致的，等宝宝长到3~4个月时就会消失了。

睡觉出汗：宝宝睡着后，头部总是湿漉漉的，这是因为宝宝皮肤水分含量高，而毛细血管丰富，新陈代谢旺盛，植物神经调节功能却又不健全等多方面作用导致的，是自然规律，正常现象。

不过，这种生理性的多汗只是在宝宝头部，如果连脖子、后背、前胸也出汗了，说明太热了。如果宝宝前半夜多汗，同时伴有夜啼、睡眠不稳、枕秃等现象，可能是缺钙了，要及时检查补充。

不完善的器官结构

新生的宝宝身体结构发育还不完善，与成人有一定的差距，有一些功能上的欠缺，是正常的。

眼睛：新生宝宝眼周肌肉调节不良，眼球也未固定，所以有时候会出现斜视的现象，是正常的，3个月后就不会再出现了。

喉部：新生宝宝喉软骨没有发育完全，所以吸气时伴有喉鸣音，像笛音一样，也是正常的，周岁前会消失。

鼻子：新生宝宝的鼻腔狭窄，鼻黏膜柔软而血管丰富，遇到轻微刺激就容易充血、水肿，并且鼻痂较多，过几天就会发生一次鼻塞现象。给宝宝清理鼻子的时候要尽量柔和，如果鼻痂较多堵塞了鼻孔，可让宝宝哭一哭，眼泪会软化鼻痂，把它排出来。

耳朵：新生宝宝的咽鼓管位置低，外耳道短，因此咽喉部和外部的病菌很容易感染到中耳，一定要预防宝宝患上中耳炎。

呼吸道：新生宝宝不会用嘴呼吸，只会用鼻子，有时候会出现短暂的窒息现象，大约10秒。

胃部：新生宝宝的胃呈水平状，食管括约肌松弛，贲门括约肌相对较紧，胃里的东西容易反流，这就是宝宝吃过奶后容易溢奶的原因。

腿部：新生宝宝腿部的肌肉力量较弱，因此腿和脚会向内弯曲，像罗圈腿，在腿部力量增强后就好了。

小蛋蛋不见了：男宝宝一般在出生前，睾丸就会下降到阴囊中，但有的宝宝要到出生后才下降，60%会在出生后1个月内下降，也有的在1岁以前下降，只有10%在1岁以后仍没有下降，需要手术矫正。所以，新生儿期的宝宝睾丸没有下降，暂时不必担心。

另外，环境刺激会导致宝宝的睾丸有时候会收回到腹股沟或者腹腔内，就摸不到了，不过待环境适宜，就又会回到阴囊中。所以，如果小蛋蛋有时能摸到，有时候又摸不到也是正常的。

金牌月嫂主张

很多看似异常的现象其实是正常的，但是父母要有十足的把握才可以不去理会，如果有些现象自己不能确定，一定不要忽略，要积极咨询医生，有些看似无碍的现象可能隐藏着重大问题。

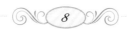

生理特点

新生宝宝还有一些特有的生理现象，父母要了解，以便更好地照顾他。

新生宝宝呼吸、心跳不规律

新生宝宝呼吸的频率一般较快，每分钟可达40次，如果是早产的宝宝，呼吸频率更快，能达到每分钟60次。心跳也很快，出生后24小时每分钟跳动85~145次。

睡眠每天20小时

刚出生的宝宝每天的生活几乎就是吃了睡，睡醒再吃，吃饱再睡，睡眠时间一天可以达到20小时。随着出世时间增加，宝宝的睡眠时间会越来越少，到新生儿后期，总的睡眠时间可减少2~4小时。另外，随着宝宝长大，到了新生儿后期，会逐渐区分出黑夜和白天，夜里睡的时间普遍会变得比白天更长。

不过，也有的宝宝睡不了这么长时间，甚至在白天的大部分时间都是清醒的。只要宝宝安静、满足，睡眠少一点也是没关系的。

尿、便无规律

新生宝宝没有控制自己尿、便的能力和意识，都是有尿就撒，有便就拉。刚出生的宝宝尿、便都较少，出生2~3天后尿、便次数明显增多，一天可以排20次尿，拉4~6次大便。正常的宝宝小便颜色呈微黄色，大便呈金黄色，黏稠、均匀，没有臭味。

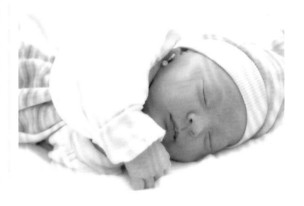

金牌月嫂主张

新生宝宝心跳和呼吸不规律的情况都属正常，但不能太离谱，如果呼吸次数每分钟多于80次或者少于20次，就要尽快到医院诊断。

能力发展

Nengli Fazhan

原始反射动作

新生宝宝有些原始反射能力，会做出一些原始的反射动作，可帮助检查宝宝的神经和肌肉发育情况。除了吮吸、吞咽这样的能力，还有以下这些能力：

觅乳反射：用手指触碰新生宝宝的脸颊、嘴角或者嘴唇，宝宝会把脸转向手指所在的方向并且张开嘴，做出要含乳的姿势，这就是觅乳反射。觅乳反射在宝宝6个月大时会消失，这种反射可以用作判断宝宝是否饥饿的手段，因为他在饿的时候，这种反射表现得特别明显。

抓握反射、脚底反射：用方便抓握的物品或者一只手指触碰新生宝宝手掌时，他会即刻将手张开抓住该物品或者手指。如果触碰脚掌，则脚指头会立刻向下，脚掌紧缩，这就是抓握反射和脚底反射。抓握反射在2~3个月后会消失，脚底反射要到宝宝10个月后才会消失。如果宝宝仅在一只手上有抓握反射，另一只没有，说明可能有神经病变。

拥抱反射：宝宝突然遇到大的刺激时，会将两手臂前伸再弯曲，抱住自己，这是拥抱反射。在此期间，宝宝的手掌会先张开然后再握成拳头，身体和脊梁绷紧再放松。拥抱反射在3~4个月后会消失。如果消失过早或只有一侧存在，可能有神经病变。

踏步反射：让新生宝宝脚掌着地直立，双手扶着他的腋下，宝宝会自然向前踏步行走，叫作踏步反射。踏步反射在宝宝8个月后消失，然后开始真正学走路。

牵引反射：新生宝宝平躺时，握住他的双手向上拉，他会将头部用力向上抬，手脚自动弯曲，像要坐起来似的，这是牵引反射。牵引反射在宝宝3个月左右消失。

不对称颈张力反射：宝宝仰躺时，将他的头转向一侧，头远离的一侧手脚会弯曲，而头部靠近的一侧手脚则会伸直，这是不对称颈张力反射。不对称颈张力反射反映了新生宝宝的颈部肌肉张力情况。不对称颈张力反射可在宝宝出生后1个月出现，在6~7个月时消失。

不过，需要说明每次检查不一定都能引发这种反射，若每次操作都会引发明显的反射，有可能有神经病变，可能会影响将来的手眼协调动作。

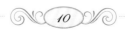

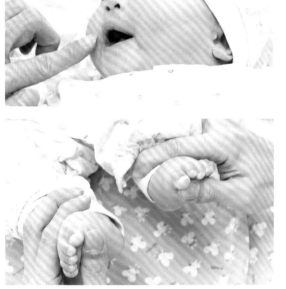

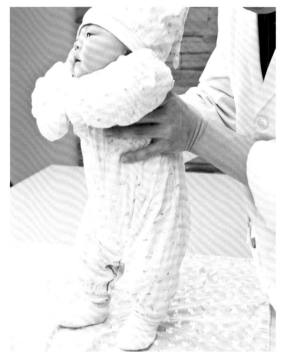

大动作与精细动作能力

尽管新生宝宝有时候会伸腿、抬胳膊，都是无意识的，就是我们上面说过的原始反射动作。他其实几乎没有任何自主的大动作能力，只能任人摆弄，如果托着他的躯干让他面朝下，四肢和头部就都会自然下垂；如果让他俯卧，他的头几乎不能抬离床面，不会自己转头也无法抬头；如果把他竖直抱起，他的头也不能直立起来。所以现在的宝宝，放在哪就在哪待着，自己移动不了一点距离。

新生宝宝也几乎说不上什么精细能力，只会整天握着小拳头，用大拇指包着其余四指挥舞。只是由于抓握反射的存在，将东西塞到手掌里的时候，会自然将物品抓住，但也不是自主的、有意识的活动。

金牌月嫂主张

尽管宝宝不能随意支配自己的四肢，没有移动自己的能力，但是也不能放在太靠床边的位置，还是有可能意外跌落的。

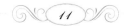
第一章 宝宝篇

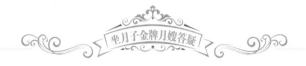
感知觉能力

新生宝宝各项感知觉能力比我们想象的都要强一点，只是视力差一点。

视觉能力：出生2~3天的宝宝，能够看到的距离在20~30厘米，能够看到的范围为眼前45°角以内。视力范围内的物体，宝宝会注视，超出范围外的物体就不会再看。

听觉能力：新生宝宝的听觉能力比视觉能力要高很多，听到声音能够基本确定声音的方向，对不同的声音也有一定的辨别能力，能听出妈妈的声音。

味觉能力：新生宝宝也能尝出味道，给他甜水就会喝得很快，给酸的或者苦的水就不会喝，而且会皱眉头并努力把头扭向一边。研究证明，新生儿的味觉非常灵敏，在6个月前都如此，过了6个月会逐渐走下坡路。

嗅觉能力：新生宝宝的嗅觉能力也非常强大，妈妈可发现宝宝总是把脸转向妈妈所在的一边，这并不是因为他认识妈妈了，而是他闻到妈妈身上的味道了。

触觉能力：新生宝宝的触觉非常敏锐，而且非常喜欢触觉体验，喜欢被抱着，与人的身体接触会让他感觉安全。

> **金牌月嫂主张**
>
> 新生宝宝的能力虽然比想象中的强，但还需要用心地开发，各项能力才能健康发展，所以父母照顾好宝宝健康的同时，还要关注早教。

语言能力

新生宝宝不具备真正用语言与人交流的能力，对语言的功能、意义当然也一无所知，他与人交流的有效手段是哭。

虽然不会说话，但新生宝宝能发出细小的喉音，并且非常注意别人说话，当有人在他的可视范围内说话时，他会非常关注人们嘴部的变化，有时候还会模仿。

> **金牌月嫂主张**
>
> 宝宝表达不同需求的时候，哭声是不同的，妈妈平时要注意好好体会。读懂宝宝的哭声，就能给他更好的照顾，自己也不会那么累。

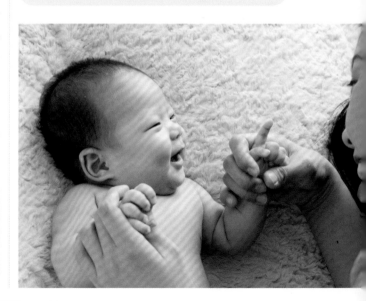

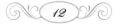

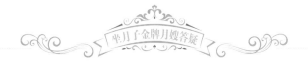
情绪情感

从温暖、安静的子宫来到冷而嘈杂的外部世界，新生宝宝最大的感受是恐惧，因此他最显著的情绪、情感特点就是不安全感很重，父母要给予他合理、及时的照顾，减轻或消除他的不安全感。

除此之外，宝宝还有多种情绪情感，比如厌恶、愉快、痛苦等，皱眉、噘嘴表示厌恶，微笑表示愉快、满足，痛苦就会哭了。

刚出生没几天的宝宝微笑是自发的，但到了出生3周左右，就会出现社会性的微笑了，出现在人脸或者高频声音刺激发生时。微笑是他对刺激的回应。

❧ 金牌月嫂主张 ❧

虽然刚出生的宝宝微笑并不是有意识的，仅仅是一种神经和肌肉的无意识活动，但妈妈应给予积极的、充满快乐的回应，这会让宝宝意识到自己这个动作的意义。

人际关系

亲子关系是宝宝拥有的第一项人际关系，妈妈是他最主要的依恋对象。如果这个人际关系能让他感觉到安全，他能感到妈妈是完全可信任的，他的安全感会更好，那么就能更快地适应新环境，将来能更顺利地融入人群，并轻松地与人相处。

要建立亲密、稳固的亲子关系，让宝宝充分信任妈妈，最主要的就是实时满足宝宝的需要，让他时刻处在愉快与满足的情绪状态下。这样，时间久了，宝宝会知道饿了，妈妈会给吃的；尿了，妈妈会换干净尿布；困了，妈妈会哄他睡觉，这样对妈妈的信任感就建立起来了，亲子依恋就形成了。所以，建立亲子关系的重点是妈妈要给宝宝最贴心的照顾和关爱。

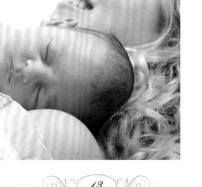

❧ 金牌月嫂主张 ❧

新生儿期，照顾宝宝的主要任务就是让他满足、愉悦，所以没必要去强求建立什么规律、规矩等，让宝宝不高兴，这些到宝宝3个月甚至半岁以后再开始也不迟。

第一章 宝宝篇

饮食安排

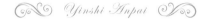
Yinshi Anpai

新生儿需要什么餐饮用品

❧ 奶瓶、奶嘴

奶瓶、奶嘴是宝宝最主要要用到的餐具，无论是母乳喂养还是配方奶喂养都要准备。

对配方奶喂养的宝宝要准备奶瓶、奶嘴，这很自然。其实，打算母乳喂养的也应该准备奶瓶、奶嘴，有很多备用用途。比如，宝宝出生头2~3天吃不到母乳，饿得哇哇哭时，就需要用奶瓶冲点配方奶喂喂；另外，母乳胀起来了，但乳腺管不通，如果宝宝吸不出来，需要用手挤出来或者用吸奶器吸出来，收集到奶瓶里再喂给宝宝，可避免浪费；还有，有些宝宝刚出生时比较虚弱，不会自己吮吸，也可以把母乳挤出来给宝宝喝。所以，即使喂母乳也要准备个奶瓶。

母乳喂养的宝宝，奶瓶准备一个即可，容量100毫升的就行，毕竟用不了多长时间，也用不了几次。如果需要配方奶喂养，则要准备两个200毫升的奶瓶，用来喂奶，另外还要准备1个100毫升的奶瓶，用来喂水。

奶瓶最好用玻璃材质的，玻璃制品容易清洗，残留少，比较适合新生宝宝。而且这个时期的奶瓶主要是大人把持，也不容易掉，所以没有摔烂之虞。如果要购买塑料制品，要选一下材质。现在市售的塑料奶瓶材

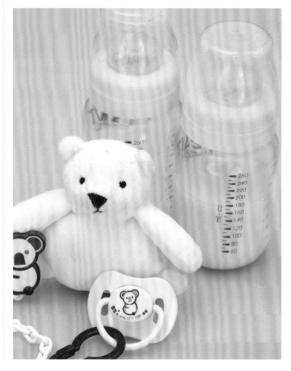

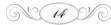

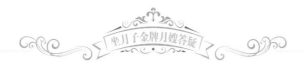

质主要有PP、PA，以前有一种PC制品，现在基本已经不见了，但要提防自己不小心购买到。PC材质内含双酚A，对宝宝有害。另外，有一种新材质叫作PPSU，用这种材料制作的奶瓶安全度最高，只是较贵。

选择产品的时候注意，透明度越高的产品越安全；另外，新品要打开闻一下，不能有异味；还要看看有无耐热标识，明示耐热温度不低于200℃的可选。

至于奶嘴，可多备几个也可只配套准备，以后需要更换再买就是。市面上的奶嘴有硅胶和橡胶两种，硅胶的无论从柔软度上还是气味上来说，都更受宝宝欢迎，建议买硅胶制品。另外，奶嘴的开孔有十字孔、一字孔和圆孔。一字孔和十字孔的，只有宝宝吮吸的时候才会出液体，不吮吸，即使倒了也不会有液体流出来，而传统的圆孔不吸也可以自己滴出来。对吮吸力还比较弱的新生宝宝来说，用能自己滴出的圆孔奶嘴比较适合。等长大些，可以更换十字孔或一字孔。

小杯子、勺子

有的宝宝吃了母乳之后，会拒绝再吸奶瓶，如果需要给他喂点水或者喂点药，就用到小杯子和勺子了。所以，最好也准备一套。另外，有些吃奶瓶的宝宝会在用奶瓶吃过药后拒绝再吃奶瓶，用勺子和杯子喂药可有效避免这一点。

给宝宝准备的杯子材质不限，但颜色应尽量浅，越浅重金属含量越低。另外，杯子最好不带图案、花色，因为图案、花色也会含有重金属，对宝宝极其不利。

新生宝宝的嘴巴触觉很敏锐，所以给他准备的勺子，勺头一定要柔软，最好选用硅胶材质的软勺，宝宝比较容易接受。颜色是透明的原色最好。

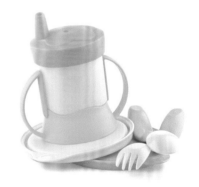

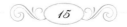

第一章 宝宝篇

喂母乳还是喂配方奶粉

母乳是新生儿最好的食物

母乳是最适合宝宝的食物，无论从哪个方面都是，所以如果没有不能喂母乳的客观原因，最好给宝宝喂母乳，尤其是新生儿期。此时的宝宝最需要母乳的支持和保护。

母乳更能满足宝宝成长需要

对新生宝宝来说，母乳的优越性是配方奶无法比拟的。

首先，宝宝刚出生前几天的母乳也就是初乳，非常符合宝宝的消化特点。刚出生的宝宝胃容量小，消化能力差，而初乳，量少，但蛋白质含量丰富，脂肪含量低，很好

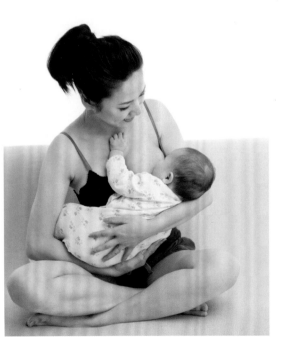

地契合了宝宝的生理特点。而且，初乳中含有非常丰富的免疫球蛋白、乳铁蛋白、生长因子、巨噬细胞、淋巴细胞、中性粒细胞等，这些物质可帮宝宝增强体质，让他少生病，对宝宝来说也是非常重要的营养物质。

其次，虽然现在的配方奶都尽量模拟母乳，将乳清蛋白和酪蛋白的比例定在60：40以上，但相较而言，母乳中的蛋白质仍然比配方奶中的蛋白质更容易消化，吃母乳的宝宝消化压力小，出现便秘和消化不良的可能更小。

最后，尽管配方奶在成分配比上竭力接近母乳，但是母乳含有多种营养素，单从种类上来说配方奶的营养就很难追平母乳。

母乳喂养更有利于宝宝身心健康

宝宝吃母乳对身体是很好的锻炼。吃母乳时，吮吸动作要比吃配方奶更有力，对肺部、颈部的活动有更大的促进作用，有利于宝宝肺活量提升，而且吃母乳的宝宝颈部也比吃配方奶的宝宝更有力。同时，吃母乳时，上下腭开合、互相摩擦的力度也比吃配方奶时要更强，对面部肌肉、将来的牙齿排列都有好处。

宝宝吃母乳对精神发育也有好处。宝宝吃母乳时，身体完全陷在妈妈的怀抱里，嘴、脸与妈妈温暖的乳房紧贴，会有非常充分的安全感，精神会完全放松。这是吃配方

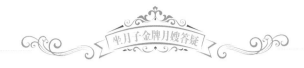

奶的宝宝所享受不到的。

婴儿期充分的安全感是培养宝宝良好性格的基础。躺在妈妈怀里的安全感会让宝宝生发出对妈妈完全的信任感，从而有利于建立和谐、亲密的亲子关系。而吃配方奶的宝宝要做到这点就要困难一些。

所以，无论从哪方面来看，也应该给新生宝宝吃母乳。不过，如果因为身体原因不适合给宝宝喂母乳，那就另当别论，最好别勉强为之，给宝宝吃配方奶，只要方法得当，宝宝也会茁壮成长起来的。

❦ 纠正对配方奶粉喂养的错误认知

很多妈妈选择了配方奶喂养，是基于对配方奶喂养的一些不正确的认知。

认为配方奶更营养

电视广告等宣传上经常会突出配方奶添加了脑黄金等营养素的特点，这让有些妈妈感觉配方奶比母乳更有营养，因而去选择配方奶。其实配方奶是比照母乳去配制的，它的目的是无限接近母乳，它所突出的某种营养素，母乳都可以有，而且母乳中的大多数营养吸收率更高。如果想让宝宝多摄入某种营养素，妈妈吃些含此类营养素的食物就可以间接为宝宝补充了。

而且，正常的宝宝并不需要额外去补充什么，母乳喂养，只要妈妈合理进食，宝宝就不会缺任何营养。

认为配方奶更方便

有些妈妈选择配方奶是因为觉得方便，其实这可能只是因为还没体会喂配方奶的麻烦而导致的错觉。实际上宝宝没耐心，饿了就要马上吃到，而配方奶冲调需要先凉温水，其间宝宝可能会大哭不止，好不容易凉温了，冲好了，宝宝又睡着了，过一会儿奶凉了，宝宝又醒了，哭着要吃，把妈妈弄得焦头烂额。所以，很多喂配方奶的妈妈反而会觉得喂母乳更方便，什么时候饿了什么时候抱起来喂就是了。

所以说配方奶更方便也不是绝对的。

吃配方奶的宝宝不黏人好带

吃配方奶的宝宝不像吃母乳的宝宝一样黏人，这是事实，但未必就是好事。宝宝不黏人未必就是独立性强，更大的可能是宝宝对妈妈的依恋和信任没有建立起来，并且个性比较冷漠，黏人则说明亲子关系亲密，宝宝想得到更多关注的表示，对他的性格培养是有好处的。

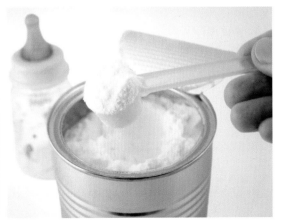

况且话说回来，宝宝绝对依恋妈妈就那么几年，其实很难得，不如就让他黏缠自己，好好地享受这份独得的信任感和依赖。

因此，配方奶并不是想象中的那么好。

不能母乳喂养时首选配方奶

有些情况是不适合进行母乳喂养的，比如妈妈患有严重疾病，如心脏病、高血压、糖尿病、肾病，就最好不要喂母乳；携带有传染性病菌如肺结核、肝炎、艾滋病、梅毒等的妈妈是不能喂母乳的；另外有些宝宝不适合吃母乳，比如患有乳糖不耐受症、氨基酸代谢异常、苯丙酮尿症等的宝宝就不能吃母乳。不管是什么原因，宝宝不能吃母乳就不要勉强，可以选择代乳品。这时候配方奶就成了首选对象。我们说过配方奶是比照母乳配制的，把牛奶中各种营养物质按照母乳中营养物质的比例做了调配，添加了母乳中含有而牛奶中没有的营养成分，它的最终目的是更接近母乳，因此它是除了母乳之外最可能适合宝宝的食物。建议不能母乳喂养的宝宝尽量用配方奶喂养宝宝。

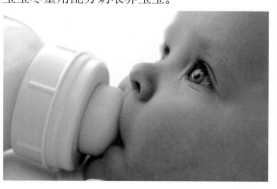

宝宝吃完奶后若立即平卧在床上，或斜抱着宝宝，奶汁就会从宝宝的嘴角流出一两口，这是漾奶。有的还会有喷射状，吐奶的量比较多，发生在喂奶后不久，有张口伸脖、痛苦难受的表情，这是吐奶。

宝宝为什么会经常漾（吐）奶呢？

新生儿胃比较水平位，贲门也比较松弛，关闭不严，奶很容易将其冲开。

幽门关闭比较紧，食物较多时会刺激幽门发生痉挛，很容易冲开的贲门形成倒流。

宝宝在吃奶时很容易吸进了空气，空气进入胃后，因气体较液体轻而位于上方，容易冲开贲门而出时也会带出一些乳汁。

怎样可以减少宝宝漾（吐）奶呢？

采取合适喂养姿势，尽量抱着宝宝喂奶，让宝宝身体处于45度左右状态，吸入胃里的奶会自然流入小肠。

母乳喂养时让宝宝的嘴裹住整个奶头，不要有空隙，避免吸入空气。

奶瓶喂养时让奶汁充满奶嘴，不要露出奶嘴，避免进入空气。

喂完奶后，轻轻竖直抱起宝宝趴在大人肩上，用手轻轻地拍宝宝后背，使吸入胃里空气通过打嗝排出来。

哺乳后不要马上让宝宝仰卧，而应侧卧一会儿，然后再改为仰卧，若仰卧要保持上身略微偏高一些。

新生儿不需要混合喂养

月子里母乳较少的妈妈大有人在，不过这并不意味着需要给宝宝添加配方奶，不一定要进行混合喂养。

新生儿食量很小

新生宝宝的胃其实非常小，刚出生那几天，每顿吃30毫升就饱了，过几天可吃到60毫升，但这对大人来说仍然很少。所以只要有点母乳，即使感觉不算多，但宝宝可能其实已经吃饱了，没必要加配方奶。

但有的妈妈会坚持给宝宝加配方奶，因为发现在吃完母乳后再加点配方奶，宝宝还能吃完。其实这也不见得就是表示宝宝没吃饱，宝宝吃饱的情况下还是能加10~20毫升的，就像大人一样，吃饱之后再加一点也没问题。

宝宝吃得频繁不一定就是没吃饱

有的宝宝两次吃母乳间隔的时间比较短，可能还不到2小时就要再吃了，这让妈妈怀疑宝宝上次没吃饱，其实这也不见得。宝宝胃容量小，每次吃得都少，自然饿得就快，并不代表没吃饱。

所以，只要宝宝要吃，喂就是了，没必要怀疑别的。而且，频繁哺乳有助于乳汁分泌。

所以，建议妈妈最好不要混合喂养新生宝宝。如果这样做了，宝宝无疑会减少吃母乳的次数和时间，使得泌乳减少，很可能的结果就是配方奶加得越来越多，母乳吃得越来越少，最后导致母乳分泌越来越少，不得不完全用配方奶了，对宝宝来说是很大的损失。

金牌月嫂主张

尽管配方奶可能有这样那样的问题，但也不应该因噎废食，它仍旧比纯牛奶要更适合宝宝。而且纯牛奶真的很难保证安全，如果自己没有这方面的知识和条件，选择配方奶可能更安全一点。

什么时候开奶

❀ 尽量把初乳喂给宝宝

宝宝刚出生前几天的母乳叫作初乳，色黄、浓稠、味腥，有很高的营养价值。

初乳中蛋白质含量非常高，是此后母乳中蛋白质含量的5倍，乳清蛋白的含量尤

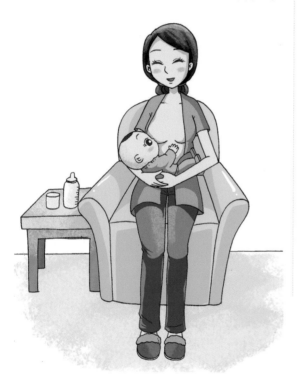

其高，而且初乳中含有大量的免疫球蛋白、乳铁蛋白、生长因子、巨噬细胞、淋巴细胞、中性粒细胞等，这些物质对宝宝非常有意义。其中，免疫球蛋白可中和宝宝体内毒素并凝集病原体，有效防止有害病菌侵害宝宝；乳铁蛋白与铁结合，减少细菌与铁结合，从而阻碍细菌的分裂和繁殖，预防宝宝肠道感染、腹泻等疾病发生；生长因子对促进宝宝胃肠道、肝脏等组织的上皮细胞生长有非常重要的作用，对宝宝来说更是非常宝贵的。

而钙、铜、铁、锌等矿物质也比以后的母乳中含量要高几倍，对帮助宝宝防止感染、增强免疫力也有好处。此外，初乳中维生素含量也较以后的母乳要高。初乳发黄，就是因为其中含有大量 β-胡萝卜素而引起的。

因此，初乳虽少，但宝宝能吸收到的营养物质还是很丰富的，要让宝宝勤吸。

❀ 金牌月嫂主张 ❀

因为初乳颜色、味道都跟平常的乳汁不同，因此老一辈人认为这样的乳汁脏，常会建议妈妈挤出扔掉，妈妈千万别这样做。扔掉初乳就是扔掉了宝宝的营养和免疫保障。

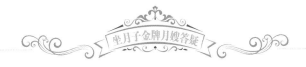
❀ 早开奶、多吮吸

开奶指的是宝宝第一次吮吸母乳。建议开奶尽量早一些，一般在宝宝出生后20分钟左右。这时，护士已经给宝宝洗完澡包好了，并把他放在了妈妈的胸前，这就可以给宝宝喂第一次奶了。

宝宝出生后20分钟开奶

早开奶有利于母乳喂养成功。宝宝的吮吸会给妈妈脑垂体一个信号，就是需要分泌乳汁了，然后脑垂体给出信号，要分泌泌乳素了，泌乳素水平高了，乳汁就开始大量分泌了。

刚分娩完的妈妈需要卧床休息，这时候最好的喂奶姿势就是和宝宝相对而卧，用贴着床一边的手臂抱住宝宝，让他的头靠在大臂上，背部和臀部躺在前臂上，嘴巴正好对着乳头。当宝宝的脸贴在妈妈的胸脯上后，他就会主动张开小嘴去寻乳，并叼住乳头吮吸了。如果宝宝没有自己寻乳，可以用手指碰碰他的嘴角，促使他寻乳。

开乳时，宝宝想吸多久就让他吸多久，吸累了他就会自己放开乳头睡去。

剖宫产的妈妈不适合直接让宝宝吮吸来开奶，一是刀口要求妈妈绝对平卧，不方便宝宝吮吸，另一点是剖宫产时的麻醉药物还没代谢完，对宝宝不利。不过，并不是这样就不能早开奶了，可以让家人用吸奶器吸出扔掉。

开奶后多吮吸

多吮吸是让乳汁多起来的关键，多吮吸可给脑垂体一个乳汁需求量很大的信号，刺激泌乳素分泌，自然乳汁分泌就会多起来。而且多吮吸还有一个好处，能够疏通乳腺管，这样在真正下奶的时候，就不会因为乳腺管不通而使乳房过分胀痛了。

但是早开奶容易，多吮吸却难，原因有多种。首先，妈妈自己不太重视，毕竟下奶之前根本感觉不到哺乳的必要性，加上自己也挺累就放弃了。其次，刚当上妈妈，还不习惯袒胸露乳，周围亲人环伺的情况下，觉得不好意思，就拖着不喂了。还有刚分娩完，长辈们总是劝妈妈多休息，不认为让宝宝吮吸是必要的，妈妈也就顺水推舟不喂了。妈妈看看自己是哪种情况，一定要有意识地去克服。

克服了以上障碍，要做到多吮吸就简单了，只要宝宝醒了，就把他抱在胸前喂一喂，直到他吐出乳头不吃就停止，这样就可以了。

❀ 金牌月嫂主张

有些医生会忘了或者以为妈妈知道而不去提醒妈妈开奶，建议妈妈一旦到时间了，宝宝状况也良好，就主动询问医生，问问宝宝是否可以吃奶了，得到肯定答案后就可以开奶了。

第一章 宝宝篇

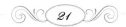

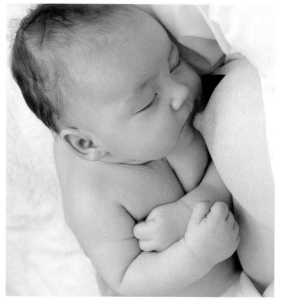

教会宝宝正确含乳

教会宝宝正确含乳，能让乳汁更顺利地被吸出，同时乳头疼痛、破损的现象会较少出现。

给乳晕加压，乳汁才会射出

教会宝宝正确含乳，首先要了解乳汁在哪里。乳汁储存在乳窦中，乳窦在乳晕下。所以，宝宝吃奶的时候，只要能充分挤压到乳晕，乳汁就会顺利流出了。

所以，正确的含乳方式不是只含着乳头，是要将乳头和乳晕尤其是乳房下方的乳晕大部分都吸入口中。

每次喂奶都坚持正确含乳方式

让宝宝正确含乳，需要妈妈教导一下，他自己是不能无师自通的。喂奶时，当宝宝张开嘴准备含乳的时候，妈妈可用一只手指向下按压宝宝的下巴，迫使宝宝张大嘴，然后把乳房尽力向前送，把乳头连同乳晕塞入宝宝的口中。记住，让宝宝含乳时是妈妈主动塞给他，而不是让他追着来含。如果他追着含，很大的可能是只含住乳头。

宝宝含住乳晕之后，如果嘴唇向里缩，妈妈可以用手指将嘴唇轻轻拉出来。如果宝宝只将乳头含在口中，在乳头周围噘起嘴唇，而不是把大部分乳晕含入口中，或者妈妈感到疼痛，要先让宝宝把乳头松开，再含一次。

再含一次的时候，没必要把乳头完全从宝宝嘴里抽离，只要用手指向下按压宝宝下巴，等他张开嘴后，把乳房再向前送就可以了，宝宝往往在这时候就能正确地含住了。

含乳方式正确了以后，宝宝头部会自动向后仰，鼻子和乳房之间有空隙，呼吸、吞咽都是很顺畅的。而且，宝宝的上下唇在乳晕上向外翻出，像鱼嘴一样夹着乳头，另外，妈妈几乎感觉不到疼痛。

❧ 下奶前需要给宝宝喂食吗

妈妈最好不要在开奶前给宝宝喂奶粉，因为首先新生宝宝容易对牛奶产生过敏，其次宝宝吃习惯奶粉后会不爱吃妈妈的奶，妈妈就只能放弃母乳喂养，这对宝宝的成长不利。其实，新生儿出生前，体内已贮存了足够的营养和水分，可以维持到妈妈开奶，而且只要尽早给新生儿哺乳，少量的初乳就能满足刚出生的正常新生儿的需要。

宝宝出生前三天可以让宝宝多吮吸，多刺激妈妈的乳头，直到乳汁分泌充盈。不过，如果妈妈超过3天仍然没有下奶，就不能盲目地坚持不给宝宝喂奶粉了。

避免发生乳头倒错

需要说明在用奶瓶喂配方奶粉前一定要确保宝宝已经吃过母乳了，试过乳头的口感、触觉了。因为新生宝宝容易发生乳头倒错问题，他第一个接触到的是乳头就可能不愿意吃奶嘴，第一个接触到的是奶嘴就可能不愿意吃乳头。所以，在给宝宝喂配方奶粉之前，一定要先开奶，让他喜欢上乳头，避免增加母乳喂养困难。如果他在尝试过乳头之后不接受奶嘴了，可以用小杯子、小勺子喂配方奶粉。

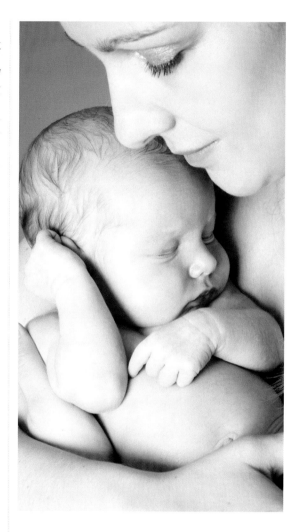

金牌月嫂主张

分娩前要给宝宝准备一些配方奶粉，因为用得不多，可买小包装产品，避免太多吃不完浪费。

前奶不如后奶有营养吗

❧ 前奶、后奶营养侧重点不同

细心的妈妈经过几天哺乳会察觉每次喂奶时，前几分钟的乳汁比较稀薄，颜色清淡呈灰白色，而后面几分钟乳汁雪白、浓稠，前后有很大的区别。不少妈妈会在宝宝把雪白、浓稠的乳汁吸出来时听到长辈说："好奶吸出来了。"

真的是后面几分钟雪白、浓稠的乳汁比前面几分钟灰白、稀薄的乳汁更好吗？不是的，它们都是"好奶"，对宝宝的健康成长都是有意义的，只不过是营养侧重点不同。

我们把前几分钟泌出的乳汁叫作前奶，后面几分钟泌出的乳汁叫作后奶。构成前奶的主要营养物质是蛋白质，是宝宝迅速成长所必需的。而且前奶中含有大量水分，吃足前奶的宝宝，除非特殊情况，在前6个月几乎不需要额外喂水。构成后奶的主要营养物质是脂肪、乳糖和其他营养物质，主要为宝宝提供热能。吃足后奶的宝宝就不会饿得那么快，睡得会比较久。

因此，前奶、后奶各有其营养价值，都要喂给宝宝。有些长辈因为认为后奶更好，因而建议把前奶挤出扔掉，专喂后奶是不对的，长期如此可能导致宝宝肥胖而发育缓慢。

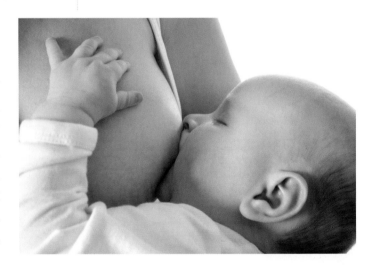

❧ 金牌月嫂主张 ❧

脂肪会加重宝宝腹泻，所以如果宝宝有腹泻的情形，可以暂时少吃些后奶，待肠胃功能恢复以后再正常喂奶。

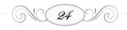

❀ 让宝宝前奶、后奶都吃到

宝宝吃奶，吃了多少前奶、多少后奶，妈妈都看不到，可能会觉得没有办法判断，不知道宝宝是不是前奶、后奶都吃到了。

其实，只要喂奶方法正确，即使不能亲眼看到，也能确信宝宝两种奶都吃到了。这个方法就是让宝宝彻底吃空一侧乳房再吃另一侧乳房，最起码能保证一只乳房的前奶和后奶，宝宝都是吃到了的。

有的妈妈哺乳喜欢频繁换边，让宝宝吃吃这边，就换另一边，另一边吃一会儿，又换回这边。这种习惯需要改一改，这样容易让宝宝吃到太多的前奶，还没吃到足够的后奶就吃饱了，影响热量摄入。

❀ 金牌月嫂主张 ❀

宝宝腹泻时，只要每次喂奶时每只乳房吮吸时间减少3分钟左右就能控制他吃到后奶的量了，有助于改善腹泻。

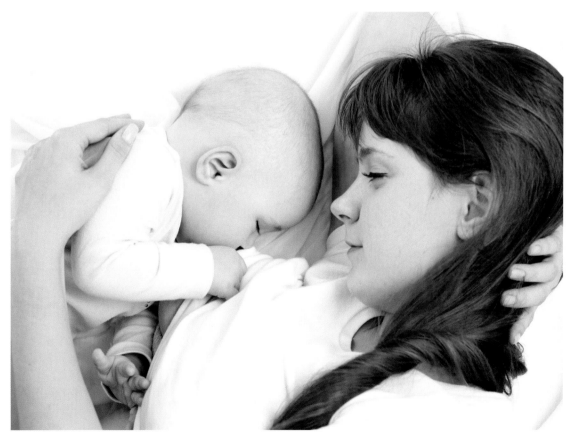

怎样判断宝宝吃饱没

❀ 根据宝宝吞咽和妈妈下奶情况判断

宝宝到底吃饱没，是很多喂母乳的新手妈妈倍感困扰的一个问题，毕竟母乳不能像配方奶粉一样实实在在地看到进食量。不过，哺乳时间久了，有经验了，再掌握一点方法，再做判断就不难了。

不间断吃奶20分钟可吃饱

根据宝宝吃奶的用时可大致判断他吃饱没有。如果宝宝不是含着乳头睡觉，而是努力吮吸和吞咽，即使中间因为累了休息一下，紧接着又开始吮吸、吞咽，这样的情形持续20分钟，也就是每边乳房可吮吸10分钟，那么宝宝一般是吃饱了的。

吞咽时间总计超过10分钟可吃饱

宝宝吃奶一般是吮吸2~3次，吞咽一口，吞咽的总计时间超过10分钟也就说明他是吃饱了的。

不过，对于新手妈妈还有一个问题，就是不容易看出宝宝到底吞咽没有。宝宝吞咽的时候，下巴会比吮吸的时候更用力地向下拉，是一种闭着嘴尽力扩大口腔空间的感觉，紧接着就能看到喉咙处有伸缩，咽下去了。如果宝宝口比较大，吞咽的时候还能听到咕咚声。宝宝越大，吞咽声音越大，所以妈妈会越来越好把握这个技术。

下奶感明显宝宝更容易吃饱

下奶感俗称"奶惊了"，也叫作"奶阵来了"，具体的感觉就是喂着喂着，妈妈突然感觉乳房一阵发紧，紧接着就会看到宝宝没有吃的那一侧乳房流出乳汁，而宝宝吞咽的速度明显加快，说明他在吸着的这一侧也有乳汁自动流出了。

如果一次哺乳下奶感可达2~3次，每次宝宝都能快速吞咽3~5分钟，那肯定是能吃饱的。

❀ 金牌月嫂主张 ❀

妈妈每次喂奶的时候，最好准备一块干净的毛巾，当"奶惊了"的时候，用毛巾紧紧按住乳房揉几下，阻止乳汁继续滴下，避免浪费，也避免弄湿宝宝衣服。

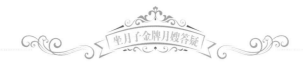
🌸 宝宝吃奶后的表现

宝宝只要吃饱了就会很满足，所以吃饱没有可以从他吃完奶后的表现来看。

自动吐出乳头表示吃饱了

如果宝宝经过一段时间的吮吸和吞咽，后来吮吸的动作变得懒洋洋的了，目的似乎并不是要吮吸出乳汁来，随后就张嘴，把乳头吐出来了，这就表示他吃饱了。

相反，如果宝宝吃了一段时间，仍然没有把乳头吐出来，每次哺乳最后都要妈妈把乳头夺出来做个结束，而且妈妈明显感觉乳房空了，这就说明宝宝没吃饱。

有时候宝宝叼着乳头睡着了，但没有吐出乳头，这并不是宝宝吃饱了，只是因为他力气小，累了，休息一会儿还会继续吃。这种情况，等宝宝吮吸力增强了，就会自动改善。

情绪好、安静表示吃饱了

吃饱了的宝宝脸上会有很明显的满足感，甚至还会微笑，即使没有即刻就睡觉，也是安安静静地待着，不哭不闹，这样妈妈就可以肯定他是吃饱了的。

相反，如果宝宝吃完奶后哭闹不休，哭累了，睡着了，睡着一会儿就又醒来，继续哭，那就是没吃饱。

吃奶后睡眠时间长表示吃饱了

新生宝宝吃饱了就会睡，如果一次睡眠时间可以达到2~3小时，那么他肯定是吃饱了

的。但如果宝宝在没有任何噪声或其他因素打扰的情况下，睡眠时间很短，醒来之后烦躁不安，而且有强烈的吃奶愿望，叼到乳头后会迫不及待地大口吮吸，那么说明上一顿是没吃饱的。

不过，有些宝宝的一次睡眠时间短一些，但是很规律，比如每次都只睡1.5小时就醒了，这不一定说明宝宝没吃饱，更大的可能是宝宝的胃比较小，每次都吃不了多少，排空时间较短而导致的，妈妈勤喂即可。随着宝宝胃容量增大，每次吃得多一点了，睡眠时间就会延长。

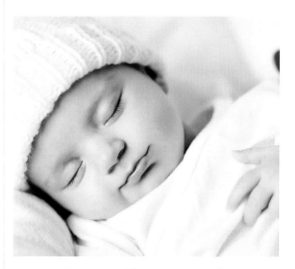

🌸 金牌月嫂主张 🌸

刚下奶的那几天，宝宝有时候也会自动把乳头吐出来，但并不一定是吃饱了，也有可能因为乳汁很难吸出来，而宝宝感觉累就不吸了，这要结合宝宝的睡眠情况看。

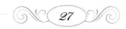
第一章 宝宝篇

❧ 根据大小便判断吃饱没

宝宝吃饱没有，也会从大小便的量和次数上比较直观地表现出来。大小便是新生宝宝喂养是否合理的一杆秤。

出生前3天，宝宝进食量少，大小便次数和量都较少，不奇怪，而且此时，宝宝还要排胎便，所以大小便还不能作为判断标准。

3天以后，宝宝的大小便次数会多起来，一般大便可达到每天4~6次，小便每天10次以上。所以，如果宝宝一天需要换15~16次尿布，那他一定是吃饱了的。

另外，有一类宝宝肠胃功能较好，他们每天可能只拉1次大便，小便也达不到10次以上，但每次的量都比较多，那也能说明宝宝是吃饱了的。这类宝宝，每次换尿布，尿布渗透面积都比较大，而且提起来感觉很有分量，沉甸甸的，妈妈就可以放心了。

❧ 体重增加情况是最准确的判断标准

宝宝是否吃饱了，喂养是否合理，体重增加情况是最有力、最科学的依据。

宝宝新生儿期，除了最初几天会有生理性的体重减轻现象，一般从出生后10天体重就会迅速增加，差不多每周都可增重180~200克，整个新生儿期可增重600克左右，如果每周增长少于150克，那就有些偏少了，宝宝可能吃不饱，要加强喂养了。喂配方奶的要加量，喂母乳的，如果母乳不足要尽快催奶，多吃有营养的食物，增加乳质乳量。

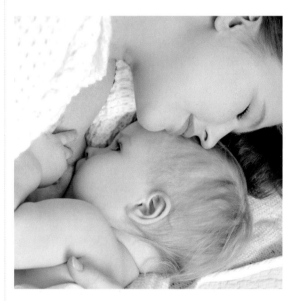

❧ 金牌月嫂主张 ❧

新生儿期的宝宝有时候会拉绿色的大便，颜色鲜绿，但不是一次大便全部都是绿色，只是掺入了一些，这跟饥饿性绿便是不一样的，更大的可能是宝宝消化不好，便中含有胆绿素而引起的，拉过1~2次之后就又转为正常了，对此不必疑心喂养不足。

❧ 金牌月嫂主张 ❧

如果宝宝体重不增反降，很可能是有消化性疾病，要尽快就医，并且请教医生如何加强喂养。

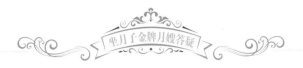
什么配方奶粉才是适合宝宝的

❀ 怎么选配方奶粉

现在市面上的配方奶粉种类、品牌都非常多，妈妈们在选择的时候，要多了解一下各种类、品牌的知识，并且注意听取各方意见及建议，争取选到高质量的配方奶粉。

了解配方奶粉知识

选购配方奶粉对妈妈来说是个全新的领域，一定要积累一些知识。

首先，配方奶粉的原料主要有两种，常见的是牛奶，以牛奶为原料，比照着母乳的营养构成而制成的；一少部分是以羊奶为原料，比照母乳营养构成而制成的。

其次，根据功能，配方奶粉又有一些细的分类，除了普通的婴幼儿奶粉，还有部分水解蛋白奶粉、深度水解蛋白奶粉、无乳糖奶粉等，可以根据宝宝的消化情况进行选择。一般宝宝都可以吃普通婴儿配方奶粉。如果吃普通配方奶粉后宝宝出现了腹泻、皮疹等过敏现象，要看医生，看是什么引起的过敏，如果是对乳糖不耐受，比如宝宝患了苯丙酮尿症，可以喝不含乳糖的配方奶粉，对蛋白质过敏的宝宝可以喝水解蛋白配方奶粉。过敏较轻者喝部分水解蛋白的，过敏较重则喝深度水解蛋白的。

再次，酪蛋白和乳清蛋白比例为40∶60、钙磷比例为2∶1的最接近母乳，宝宝消化、吸收率都最高。

最后，奶粉有段位之分，一般一段奶粉适合前6个月宝宝食用，二段奶粉适合6~12个月宝宝食用。新生宝宝适合一段奶粉。另外，有些品牌奶粉还有新生儿奶粉，那就直接购买新生儿奶粉即可。

多听各方意见

选什么品牌的奶粉，如果拿不定主意的话，可以上妈妈们扎堆的论坛逛逛或者发帖子问问，会有很好的答案出来。另外，也可以问问周边的妈妈们，她们也有很多经验可以分享。总结这些妈妈的经验，做出自己的决定，一般大品牌的、品牌历史悠久的最可信赖。然后给宝宝选择新生儿阶段适合的奶粉就可以了。

以后，吃了奶粉有什么不良反应，也可以从这两个途径去寻求帮助。

羊奶配方奶还是牛奶配方奶好

既然配方奶源有羊奶和牛奶之分，有些妈妈可能又会纠结了，而到底是牛奶配方奶好还是羊奶配方奶好，妈妈们也各执一词，莫衷一是。其实，羊奶配方奶和牛奶配方奶从营养价值、消化难度上来讲并没有根本差别，也并没有哪种配方奶更不容易引起过敏的定论，这一点还是要看宝宝的体质。所以无论羊奶还是牛奶，只要配方奶营养比例合理，也能达到配方奶的营养要求，就可以选择哪种都行。

另外，有种说法羊奶配方奶缺乏叶酸，实际上是生鲜羊奶缺乏叶酸，而配方奶中已经添加了足够的叶酸，所以不必担心这一点。

进口奶粉好还是国产奶粉好

更多的妈妈偏向于选择进口奶粉，主要是担忧国产奶粉安全问题，不过进口奶粉也不像想象中那么好。首先，进口奶粉有双重标准的问题，在中国销售的产品和国外销售的产品有质量不一样的现象，进口奶粉也不能保证绝对安全。另外，有些进口奶粉的奶源是产自中国的。相反的，有很多国产奶粉，奶源却是进口的。所以也很难一口咬死，进口的就比国产的好。而且，国外的配方未必适合中国宝宝的肠胃，有的宝宝就不适应进口奶粉而更适应国产奶粉。

无论选择进口的还是国产的，开始可以先少买一些，买小包装或者试用装，看宝宝吃了之后的反应，如果合适就接着用，不合适可换个品牌或换产地试试。

检查奶粉质量

选好品牌，决定了购买种类，还要避免买到变质产品或者劣质产品，选购时一定要注意检查质量。

配方奶粉现在一般都是铁罐装，内有塑料袋包装，购买时要打开、拍拍内包装。拍内包装，如果有漏气现象或者没有充气，奶粉质量值得怀疑。

买回来之后还要进一步检查，首先打开包装看看、摸摸。好的奶粉颗粒均匀、颜色乳黄、色泽均匀、手感松软平滑，有流动感，如果颜色过白，有结块，质量可能不过关。另外，还可以冲调出来看看，如果调好后，奶水呈乳白色，闻着有自然奶香味，静置5分钟后也没有沉淀，说明质量是可以的。

这样，奶粉就可以放心给宝宝吃了，接下来就是从多个方面看宝宝适应不适应了。

适合宝宝的才是好奶粉

精心选择的奶粉到底好不好，还是要宝宝说了算，只有适合宝宝的才是最好的。

如果奶粉是适合宝宝的，宝宝喜欢吃，而且吃了之后没有不良反应，不上火，不便秘，不腹泻，睡得香；发育很正常，身高、体重增加都合乎标准，那就是好奶粉，跟品牌、价格、进口与否关系都不大。

金牌月嫂主张

选购奶粉很重要，保存奶粉也很重要，一不小心，好好的奶粉就会变质。不要放在热、光、潮湿的环境下，厨房、阳台、冰箱都不适合。另外，每次冲调奶粉时都要看看奶粉有没有变质现象，如果有可疑现象就不要再冲给宝宝喝了，以免引起不良后果。

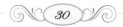

❀ 注意奶液的流速和温度

奶粉冲泡好了，可别直接拿给宝宝喝，还有两点需要检查一下。

首先是温度。奶液的温度不适合，太高自然会烫到宝宝，太低则会引起消化不良和腹泻。所以检查这个环节还是很重要的。

检查奶液的温度很简单，只要把奶瓶倒转，将奶水滴一滴出来在手腕内侧，如果感觉热但不烫，那就是合适的。这时候的奶液温度大约为40℃。如果温度太高，可以先放一放，也可以放到冷水龙头下冲一冲或者放到冷水里泡一泡，冷却到适当温度再喂，如果温度太低，则要放在热水龙头下冲一冲，加温，也可以倒一大杯热水，把奶瓶放进去泡一泡。

其次是流速。因为新生儿适宜用圆形开孔的传统奶嘴，所以奶液的流速主要影响因素在奶嘴的开孔大小。如果太大，奶液流得太快，会呛到宝宝。如果太小，吸着太费力或者根本吸不出来。

检查流速，也要把奶瓶倒转过来，看奶液的滴落情况。如果奶液不间断地流出，奶滴几乎连成了一条线，那流速就太快了，如果奶液一滴都不滴出来或者隔几秒钟才滴一滴，流速就太慢了。恰当的流速是1秒1滴。

如果出奶孔过大，要换个小的；如果太小，可把一根针加热后再通一下。

另外，奶嘴的通气孔堵了或者是奶瓶盖拧得太紧，奶液流出速度也会变慢，把奶瓶盖松松或者通一通通气孔可加快流速。

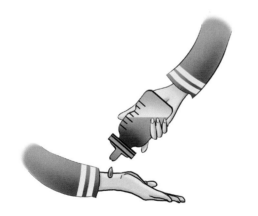 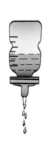 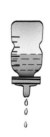 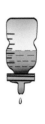

❀ 金牌月嫂主张 ❀

如果宝宝刚开始吸奶就哭起来，很可能是奶瓶让他不舒服了，太烫、太冲都有可能，要重新检查。

❀ 该用矿泉水还是用纯净水冲奶粉

矿泉水、纯净水是大多数家庭的饮用水，那么冲奶粉用的水，到底用矿泉水还是用纯净水好呢？这就成了一个问题。

如果选择矿泉水，其中含有的矿物质比我们日常饮用水矿物质含量高，长期食用，会增加宝宝肾脏负担；如果选择纯净水或者蒸馏水，其中的矿物质含量又太少了，无法满足宝宝对矿物质的需求。

其实，在自来水达到饮用标准的时候，自来水烧开，然后放温再用来冲奶粉是最适合的。

另外，还可以几种水轮换着用，更安全也更合理。

饮水机里的阴阳水不能冲奶粉

不管用哪一种水冲奶粉，都要彻底烧开，尽量不要用饮水机烧开的水。饮水机里的水和水桶里的水是相通的，当饮水机里的水流出时，水桶里的水就会流下，适时补充饮水机流出的量，这样饮水机里的开水就会掺入冷水，变成阴阳水了。用这样的水冲奶粉，可能会导致宝宝腹泻。

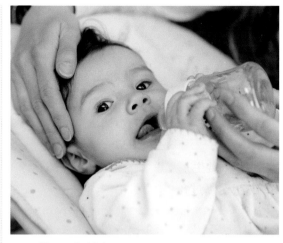

烧开水的问题

烧开水其实也不是简单的事，跟健康是息息相关的。首先，水不能反复烧开。反复烧开的水中亚硝酸盐含量增多，对健康有害。其次，烧开的水不能久放，超过24小时就不能再用来冲奶粉了，这样的水同样亚硝酸盐含量大。

最好的水是烧开后沸腾3分钟，充分杀菌，然后放置4~6小时的，人体吸收最充分。

❀ 金牌月嫂主张 ❀

别用米汤、果汁等给宝宝冲奶粉，无形中增加了奶粉的浓度，对新生宝宝来说，很不容易消化。

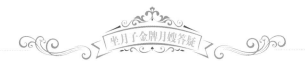
🍂 每次冲多少奶粉合适

理论上来讲，新生宝宝吃奶的量可与体重挂钩，一般是每千克体重供给奶液100~120毫升，所以体重在3千克的宝宝，每天供给300~360毫升的奶就够了。每2~3小时要喂一次奶，所以每次喂30毫升左右就差不多了。

不过，每个宝宝的胃容量不同，所以能吃多少，不是能够完全按照理论来的。有的宝宝一出生后食量就较大，一顿能吃到50~60毫升，过几天就要吃80毫升了，而有的宝宝则每顿连30毫升都吃不到，满月时可能也仅能吃到50毫升。所以到底每次冲多少奶粉合适，还要在日后的喂养过程中慢慢揣摩。

所冲泡的奶粉到底够不够，看看宝宝吃了之后的反应就可以做出判断了。如果宝宝主动吐出奶嘴不吃了，然后睡觉很安静，时间也足够长，那么宝宝是吃饱了的。如果奶瓶里还剩下些，下次就要少冲点。如果宝宝吃完了，还要吃，那就需要再加点，下次也要多冲点。不过，减量或者增量，都不要很大幅度，一般上下浮动10~20毫升就足够了。

谨忌喂养过量

吃配方奶的宝宝总是比吃母乳的宝宝更容易肥胖，有很大一部分原因是过量喂养。过量喂养就是说给宝宝吃得过多了。

担心宝宝没吃饱，总是想给他多吃点，是妈妈们的普遍心态，这是导致喂养过量的主要原因。因此妈妈一定要反省自己有没有这样的想法或做法，最好做到以下三点：

1. 在宝宝吐出奶嘴不再吃了之后，不要再次塞给他。即使吃饱的宝宝再喂，还是能吃下20毫升左右的奶的。多出来的20毫升除了长出多余的肉没有其他用处。

2. 冲奶粉的时候不要刻意或者假装随意地稍微多一点。每次只多一点，积累起来也不是小数目，宝宝就过胖了。

3. 宝宝长大后，食量随着增大，需要多冲点，但也不是需要增加特别多，也就10~20毫升，而且一定的食量会维持较久的时间，不会今天增加了一些，明天在此基础上再增加一些，那样也很容易喂养过量。

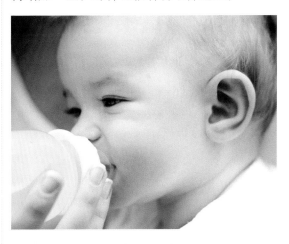

🌣 金牌月嫂主张 🌣

奶粉冲多了，宝宝没喝完，就要倒掉，或者妈妈喝掉，千万不能留下给宝宝下顿喝。奶液营养丰富，很容易滋生细菌，导致宝宝的肠胃感染。

第一章 宝宝篇

❀ 不要频繁更换配方奶粉

新生宝宝的适应力差，一种新的奶粉需要适应很久，所以不建议频繁更换奶粉。

不是特别不适应的奶粉不要换

如果吃一种奶粉反应好，宝宝喜欢，大便正常，没有上火，最好不换。即使听说了有哪种奶粉更好、更高端、更大气、更上档次，也没必要，宝宝适应才是最重要的。如果换了，宝宝还需要较长一段时间去适应新奶粉，对宝宝的肠胃没好处。坚持更换，如果最终适应了还好，一旦不适应，引起便秘、腹泻、呕吐等，那对宝宝来说就是很大的伤害了。

如果现在的奶粉，宝宝虽然有不适应的表现，但是情况不是很严重，也不要着急更换。适应总是需要一定的时间的，妈妈现在适合做的是在使用奶粉的方式上做做变化，比如在奶里加点葡萄糖或者奶伴侣，帮助宝宝消化，然后坚持勤喂水。过20天左右看看，宝宝可能就适应了。如果急着更换，可能会进入不适应就更换，再不适应再更换的恶性循环中，一直让宝宝"试用"奶粉。越试用，宝宝肠胃越差，越难适应新奶粉。

不适应反应严重要及时更换奶粉

如果宝宝真的不适应一种奶粉，而且不适应的反应较重，则需要尽快更换奶粉，以免宝宝营养不良。但是不建议自行更换，这可能是宝宝对某种成分的不耐受导致的，需要咨询医生，听听医生的建议。

宝宝对奶粉不耐受，主要分3种情况：蛋白不耐受、乳糖不耐受和脂肪不耐受。如果宝宝有呕吐、腹泻、皮肤红肿、哮喘等症状，可能是对其中蛋白质不耐受，需要换水解蛋白配方奶粉或者深度水解蛋白配方奶粉；如果宝宝经常腹胀，大便有泡沫，并且有酸臭味，可能是乳糖不耐受，需要更换乳糖奶粉或者不含乳糖的奶粉；如果宝宝大便干燥，可能是奶粉中添加了棕榈油导致的，需要更换不含棕榈油、含有益生元的奶粉。

❀ 金牌月嫂主张 ❀

咨询医生时，可以带着宝宝两小时以内的新鲜大便做化验。化验可以看出宝宝对一种奶粉的消化状况，医生能更准确地给予指导。

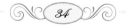

❧ 正确的喂奶姿势

宝宝喝奶粉时，最好不要平躺，可以是斜躺姿势，这样比较容易吞咽，比较合适的姿势是像喂母乳一样把宝宝抱在怀里，让宝宝的头靠在妈妈的臂弯里。冲好奶粉后，妈妈就可以把宝宝抱在怀里，一手揽着宝宝身体，一手持奶瓶给宝宝喂奶。

这里奶瓶的把持方法也是个问题。首先，要注意奶嘴和宝宝的嘴巴的位置关系应该是垂直的。垂直的时候，奶嘴里的奶液是充满的，这样宝宝就不会吸入太多空气。其次，注意手和奶瓶、宝宝嘴巴的位置关系，一般人是持着奶瓶底部，其实这样奶瓶的顶部需要宝宝用大力含住，比较费力，而且也不稳定。比较好的方法应该是这样的：大拇指和食指向上托着奶瓶的颈部，其余手指托着宝宝下巴。这样，宝宝的下巴和奶瓶的位置比较容易保持相对的稳定。

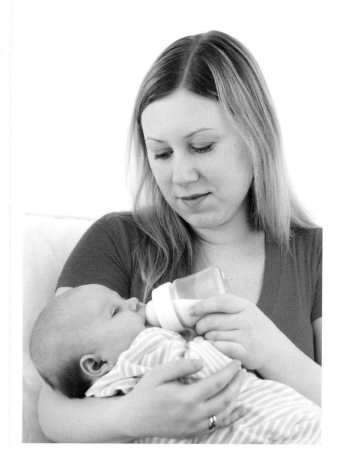

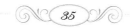
金牌月嫂主张

喂奶的过程中，妈妈要时不时地瞄一眼奶嘴，看看其中是否被奶液充满，毕竟人手要长时间保持一个动作很难，有时候不知不觉手就低下去了，导致空气进入奶嘴，让宝宝咽下去了。

按需喂养还是按时喂养

❧ 按需喂养新生儿比按时喂养更合理

母乳可按需喂养，配方奶应按时，这好像是很多妈妈的共识。其实对于新生宝宝来说，不管吃配方奶还是母乳，都应该按需喂养。

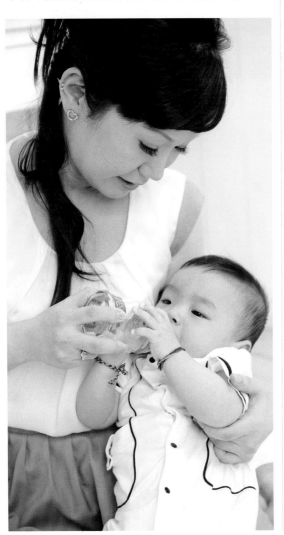

喂养新生宝宝最好按需

一般情况下，新生宝宝的胃2~2.5小时排空一次，长大一点后，可以延长到3~4小时一次。胃的排空时间就是两次喂奶的间隔时间。所以，新生儿早期，每隔2~2.5小时喂一次，新生儿晚期可以每隔3~4小时喂一次。

一般规律可当作参考，如果宝宝哭了，而时间也差不多到了该喂的时候了，那就可以喂了，没必要非到时间不可。

更何况有的宝宝胃容量比较小或者消化能力比较好，还没到两小时就饿了，那也要喂了。还有的宝宝胃容量较大，4个小时都还不饿。即使同一个宝宝，也有可能这次吃得少些，那次吃得多些，这次消耗快些，那次消耗慢些。吃得多、消耗慢就可以晚点喂，吃得少、消耗快就可以早点喂。时间间隔也不一样，更不能按时来喂养。所以，宝宝按需喂养才是适合的。

配方奶喂养新生宝宝没有必要按时进行

因为母乳更容易消化，而且每次吃的量很难确定，喂起来也比较方便，所以妈妈们都比较容易接受按需喂养的方式，但配方奶喂养也按需，而不是定时定量，是否是合理的？我们认为配方奶喂养新生宝宝也应该按需来。

很多妈妈也可能会发现，新生的宝宝每次吃的量也是不尽相同的，有时候多点，有时候少点，这里有很多因素影响，所以这个量是很难定的。不能因为这次吃得没有上次多，就硬灌够量，也不能上次吃这么多饱了，这次还要吃却不给喂，都不合理。而且吃配方奶的宝宝也有消耗慢、消耗快的问题，会影响下次的饥饿时间。另外，新生宝宝食量增加是比较快的，新生儿初期和新生儿晚期差很多，如果定量非常不合适。

因此，配方奶喂养的宝宝无法定量，既然不能定量，那么定时就无从谈起了，还是要按需喂养。

其实，按需喂养有助于增加宝宝的安全感。饿了就有吃的，想吃多少就吃多少，很容易让宝宝产生满足感。相反如果非要按时定量喂奶，宝宝的需求得不到及时满足，就比较容易产生挫败感，不利于安全感的建立。

金牌月嫂主张

新生宝宝两次喂奶时间间隔不能超过4小时，太长时间不进食，可能会出现低血糖。所以，宝宝一旦睡觉超过4小时，就要叫醒喂奶。

怎样把握按需喂养的"需"

辨别宝宝是不是饿了，需要喂了，对新手妈妈来说也不太容易，可以综合宝宝的哭声、相关动作以及排便情况来判断。

饥饿哭与其他原因导致的哭要区分开

宝宝饿了会哭，但又不仅是饥饿时会哭，尿了、困了也会哭，不过好在宝宝有不同需求的时候，哭声是不一样的，同时伴有不同表现。妈妈可以自己慢慢总结，积累起来的经验会让妈妈准确判断出宝宝是不是饿了。

有的妈妈总结出宝宝饥饿性啼哭有这样的特点：哭声带有乞求感，有的还会流出眼泪，声音由小到大，很有节奏。另外国外有个研究显示，宝宝饥饿性啼哭的时候，发出的哭声大多混有"m"音，比如"manma"、"mama"等，可以把这个作为参考。听听宝宝的哭声里有没有这样的音节。

另外，宝宝饥饿啼哭时会有寻乳的表现，边哭边向两边转头，张开嘴像找东西吃一样。这时候如果用手指点宝宝的嘴角，宝宝立刻就会张开嘴去逮手指，如果妈妈把手指拿开了，宝宝立刻会大哭，会很伤心。这时候就应该马上喂奶了，宝宝肯定是饿了。

此外，还可以根据宝宝的大小便来判断他是不是饿了。宝宝的胃容量较小，一次大便或者两次小便就可以让宝宝的胃排空，所以如果他在吃奶后有几次大小便，即使离哺乳时间还远，但表示宝宝饿了，也要喂了。

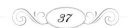
第一章 宝宝篇

吃奶时间让宝宝自己掌握

看出宝宝饿了，接下来就是喂奶时要尊重宝宝自己的节奏了。吃得快的宝宝，10分钟就可以吃饱，吃得慢的则需要30分钟。不过新生宝宝大多都吃得稍慢些，没有关系，让他自己决定就行。如果他中途停下了，可能是累了，要歇一歇，也不必着急催他，过一会儿就会又开始吸了。不过，宝宝一次吃奶时间过长，超过40分钟就要纠正了，吃奶时间太长会引起消化问题，要找原因，对症解决。

宝宝吃奶，只要他没有吐出来就可以继续喂。如果吐出乳头或奶嘴了，就表示饱了，就不要再把奶嘴或乳头一次一次塞给宝宝。

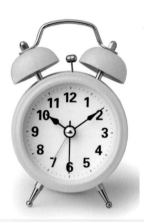

金牌月嫂主张

宝宝满月后，无论喂奶粉还是母乳，都要注意培养宝宝的饮食规律，争取做到相对的定时定量进食，不再延续新生儿期的做法，这样对宝宝的消化、吸收有利。

宝宝夜间是否需要吃奶

现在有一种新的理论，即使是新生宝宝，也符合人类的特性，那就是夜里不需要进食。但的确也有证据表明，新生宝宝超过4小时不进食，有发生低血糖的可能。夜间到底要不要喂奶，建议还是看宝宝的吧，看他饿不饿，要不要吃。

如果宝宝一直睡着没醒，没有要吃，那就不必叫醒喂奶。不过一定要多观察宝宝的身体状况，要求脸色正常，呼吸平稳，这样才能选择不喂。如果宝宝醒了，并且找吃的，那就需要喂，不能饿着宝宝。夜间喂食的时候一定要注意安全，喂完后，让宝宝侧卧，静静观察20分钟，看有无吐奶。没有吐奶，就可以把他翻成仰卧，继续睡就可以了。

如果是母乳喂养，妈妈千万不要躺着哺乳，因为妈妈劳累很容易睡着，把宝宝置于危险之境，一旦乳房堵住宝宝的口鼻，宝宝又没有能力躲开或提醒妈妈，特别容易窒息，酿成悲剧。躺着喂，最少要等到宝宝3个月后，那时候不舒服了，宝宝有能力把头转开或者用手拍打妈妈提醒，减少危险发生。

金牌月嫂主张

夜间喂奶，要抱起宝宝时，最好连同小被子一起抱起，以免着凉。另外，可以准备一盏小夜灯，方便随时观察宝宝。

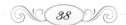

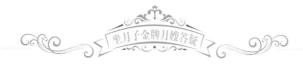
宝宝吃奶问题怎么解决

❧ 宝宝吃奶慢

新生宝宝吮吸力相对较弱，吸奶慢也算正常，只要不超过40分钟都没问题，不必催他。如果实在一次吃奶时间太长，总是吃吃就停停，每次停的时间都较长，不催不动，就可以适当提醒他一下，可以用食指和中指绷紧弹他的脚底，或者用食指、拇指对搓他的耳朵，或者作势要把乳头拔出来，宝宝会立刻加紧再吸。如果他再次停下了，允许他停一会儿，然后就要再提醒他一下。

如果宝宝吃奶很努力，但就是耗时太长，吃得慢，吃完后还满头大汗，要警惕可能是有一些疾病因素，比如先天性心脏病或者呼吸道方面的疾病，要尽早就医。

等出了月子，宝宝吃奶慢就可能是因为存在外因干扰，因为那时候他对外界的关注度明显提高了。宝宝不能专心吃奶的时候，要先排除那些吸引了他注意力的因素。

❧ 金牌月嫂主张

有的宝宝吃奶时含着乳头就睡着了，这样的情况一般是宝宝不太饿而比较困，还是先放下让他睡觉比较好。当他停止吸奶了，就把乳头拔出来，果断终止喂奶。等到他真正饿了，出现了饥饿的种种表现，这时候甚至可以再饿他几分钟，然后喂奶，他就会好好吃了。

❧ 宝宝吃奶啼哭

有的宝宝吃奶的时候，会吃几口就大哭，一副又想吃又不愿意吃的样子，很可能就是吃奶让他不舒服了。一种可能是吸不出来，太费劲了。这种情况一般发生在乳少或者乳腺管还没有完全通的妈妈身上。另一种可能是奶太冲了，总是呛到他，这种情况则发生在奶多的妈妈身上。

第一种原因，乳腺管还没有完全畅通的妈妈要尽快疏通乳腺管，另外，每次喂奶前可以用热毛巾敷一敷乳房，使乳房变软，并引发射乳反射。乳汁能够自动流出一部分，宝宝吃着就不那么费劲了。

第二种原因，妈妈喂奶的时候，可以用食指和中指呈剪刀样夹着乳房，减缓乳汁的流出速度，尽量减少宝宝被呛到的可能。另外，也可以在喂奶前把乳汁先挤出一小部分，减少喷乳的压力。

❧ 金牌月嫂主张

奶太冲，宝宝吃奶呛到了，妈妈可以用手揪揪他的耳朵，能有效地缓解，另外可以让他上半身直起来，拍拍后背。

第一章 宝宝篇

新生儿需要喝水吗

❀ 新生儿一天需要多少水

　　新生宝宝新陈代谢旺盛，对水的需要量比成人要高，但因为肾脏发育还不全，又不能给太多水，每天每千克体重供给大约150毫升水是比较合适的，这里包含了奶水中的水分量。

　　至于要不要额外喂水，要看喂养方式。母乳中70%以上都是水分，一般母乳喂养的宝宝不需要再额外喂水，而因为配方奶比较难消化，宝宝要额外喂些水，预防宝宝消化不良、上火等。不过，以上都是理论上的，都是一般情况下的，具体如何喂，喂多少，还要看具体情况。

　　首先，如果宝宝出生的季节偏干燥，比如冬天，而且住在有暖气的房间里，空气更加干燥，即使是母乳喂养，也要喂些水，配方奶喂养的宝宝则要增加点量。

　　其次，如果宝宝身体欠佳，比如有腹泻、发烧、呕吐等症状，水分流失情况较严重，也要多喂点水，以免宝宝脱水。

❀ 金牌月嫂主张

　　母乳喂养的宝宝，尽管不缺水也应该喂一些。喝水可以让宝宝尝试下除了乳头之外的用奶瓶、勺子等进餐方式，以后宝宝更容易接受辅食。另外，喝水可以顺带漱口，减少乳汁在口腔里的残留，对口腔保健有益。

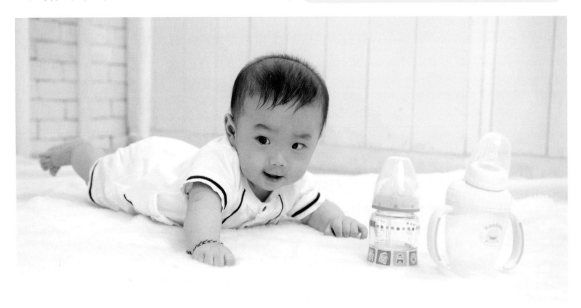

怎样判断宝宝是否缺水

宝宝需要水了，就应该喂，但如何才知道宝宝缺水了，还需要妈妈仔细观察宝宝的表现。

首先，看大小便的量次。正常情况下，宝宝一天的小便次数在10次以上，母乳喂养宝宝的大便可以到4~6次，配方奶喂养宝宝大便也会有1~2次。如果宝宝小便次数在5次以下，每次的量也不是很多，那就一定要喂水了。如果大便干燥，甚至便秘，很显然要多喂水了。

其次，看宝宝的嘴唇。宝宝缺水了，嘴唇会有明显的表现。一般宝宝的嘴唇都是莹润、粉嫩、水嘟嘟的，如果干燥、有脱皮，很显然是缺水了，要尽快喂水。

最后，看宝宝有没有眼屎。宝宝上火了，就会有眼屎，这是缺水的明显信号，要常喂水了。

其实，缺水了才喂水，已经有点迟了，比较好的方法是时不时喂点。

怎样给宝宝喝水

给宝宝喂水，奶瓶或者勺子、杯子配合着喂都可以。吃母乳的宝宝刚刚喂水时，可能会吐出来，不肯咽，要坚持喂，适应一段时间就好了。另外，喂水的时候要注意3点：

第一，最好喂白开水。跟冲奶粉的水一样，给宝宝喝的水最好是白开水凉温，不要长期只喝纯净水或者矿泉水，也不要在水里加糖。宝宝天生都喜欢甜味，喝过糖水之后就不愿意喝白开水了。但是长期喝糖水，肥胖的可能性更大，对以后养成良好的饮食习惯也不利，而且摄入糖分过多会影响肠胃功能，造成消化不良。

第二，少量多次喂水。一次喝多少都可以，但要记得勤喂。喂的次数多了，量就上去了。而且，少量多次的喝水方法，补水效果最好。

第三，喂奶前不喂水。给宝宝喂水，选择在两顿奶之间，不要在喂奶前喂水，喝了水会影响喝奶的量，另外水会稀释胃液，影响消化。宝宝吃完奶后可少量喂一点，漱漱口。

❀ 金牌月嫂主张 ❀

母乳宝宝喝水，多少都行，不要给他定量，只要喝了就行，即使没咽下去，在嘴里转一圈又吐出来了，也没关系。不要强迫宝宝喝太多水，否则水分占据了胃里大部分空间，反而吃不下奶了，而且水分过量也增加肾脏负担。

❀ 金牌月嫂主张 ❀

宝宝大哭后应该喂点水。啼哭，不但流泪，也流汗，流失水分较多。另外洗澡也会流失水分，洗完澡后也要给宝宝喂些水。

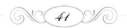
第一章 宝宝篇

起居管理

给新生儿准备哪些日常用品

衣服、被褥

衣服和被褥是宝宝必需品中的必需品，出生前就一定要准备好了，并且待产时要带两套到医院。宝宝出生洗完澡后，护士就要给他穿上衣服，包上小被子了。

给宝宝准备的衣服和被褥共同点：一是要选择纯棉质地的，对宝宝柔嫩的肌肤刺激较小；二是颜色以浅色为好，有害物质较少，不易褪色，以后宝宝可能会专心致志地吮吸被子和衣服，颜色浅很重要。除此之外，衣服的细节、被褥的厚薄是重点。

衣服：新生宝宝的衣服最好选上下分体式，只穿上衣就行。因为新生宝宝大小便较多，只穿上衣，用包布像紧身裙一样包住下身，这样大小便之后清理、清洗起来更方便。衣服的样式像和尚穿的外罩最适合，只用带子把衣服系上，不会有扣子硌到宝宝。

新生宝宝不需要穿外套、毛衣、棉衣等，只需要穿内衣，包上被子就可以了。所以外套、毛衣、棉衣等可以不准备，只准备2~3套内衣即可。不要准备太多，宝宝长得快，出生时穿着还嫌大的衣服，满月时可能就小了。准备太多根本穿不过来，都浪费了。袜子、软帽也是可准备可不准备的。

被褥：宝宝的被子要准备两床，适合的规格是1米×1米，都不要太厚，内芯最好用新棉花，透气性、舒适度都较好。另外要准备夹被1条，可做包被用，如果是夏天最好再备一条毛巾被，太热的时候盖。还要准备2~3块小棉垫，内芯也要用新棉花，适合的尺寸为30厘米×25厘米，给宝宝作为褥子铺，弄脏的时候可以整体水洗。

床垫：因为宝宝的骨骼还特别软，没有定型，所以宝宝的床垫不宜用海绵，太软了可能导致宝宝骨骼变形。家里的旧褥子最适合改制为床垫，对折一次就可以了，厚度、硬度都适合。

因为新生宝宝第一生理弯曲还没有形成，加上头大身子小，无论仰睡还是侧睡，身体跟头部都能保持在同一个平面上，所以没必要用枕头。枕头暂时可以不准备，大约到宝宝3个月时才会用到枕头。如果担心宝宝不舒服，可以把毛巾折叠给他垫在头颈部下方。

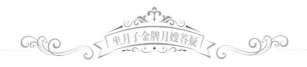
❧ 澡盆、毛巾

清洁是除了吃喝、睡觉之外，对宝宝最重要的事，相关的物品也要准备齐全，要准备1个澡盆洗澡用；小盆两个，1个洗脸、1个洗屁屁；大浴巾1条，洗澡前后用来包裹宝宝，预防着凉；小毛巾3条，分别用来洗澡、洗脸、洗屁屁。另外，还要准备1瓶婴儿沐浴露和1盒爽身粉。初期，无法把握洗澡水的温度，还需要准备一支水温表。

澡盆与身体亲密接触，内壁一定要光滑，而且底部厚度要足够，不能让地板上的冷气透过来。毛巾要纯棉、浅色、不掉毛、不掉色，而且不需要太大，市面上卖的小方毛巾最适合。

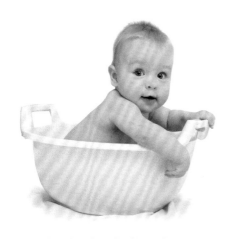

❧ 金牌月嫂主张

宝宝的衣服、用品在使用前都应该经过烫洗，有助于消毒，呵护宝宝稚嫩的肌肤，避免感染。

❧ 尿布、纸尿裤

尿布和纸尿裤各有优劣，要给新生宝宝都准备一些。

尿布可以自制

尿布可以用大人的旧秋衣、秋裤改制，挑一些颜色浅、纯棉材质的。因为是旧的，已经被大人穿得非常绵软了，而且吸水性、透气性都特别好，很适合新生宝宝用。

尿布大概需要准备20条，可以做成75厘米长宽的正方形，比较合用。太短很难固定，太长了，如果过多放在下面，宝宝的腰部不舒服；如果放在上面，换尿布的时候会暴露宝宝的腹部，容易着凉。厚度以折叠3~4层为合适，太薄吸水效果差，太厚宝宝不舒服。也可以做成三角形，把三角形的一个角放在上面，留下的较大的部分垫在屁屁底下，能更多地吸收尿液。可以用针线缝成固定的形状，也可以到用的时候折叠成需要的样子。

也可以购买成品。市面上卖的尿布一般都是棉纱布制成的，透气性、吸湿性、舒适性也都不错。

纸尿裤吸湿性、透气性好很重要

新生宝宝皮肤功能较差，发生尿布疹是很常见的。预防尿布疹最重要一点，就是要保持屁屁干爽，因此尿不湿的吸湿性和透气性最重要。

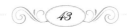

检验纸尿裤的吸湿性、透气性是否足够好，用一小杯热水就可做到。找杯热水，将热水倒在纸尿裤上，看吸收情况，是否迅速被吸收了，然后拿一只干爽的杯子覆在纸尿裤的另一面，看杯子内壁是否能凝结较多的水珠，如果是，那么纸尿裤的透气性非常好，热气已经都散发出来了。

另外，纸尿裤有严格的大小号之分，如果太大，会漏尿；如果太小，宝宝穿着不舒服。新生宝宝一般适合加小号的，但有的宝宝出生时体重比较大，需要买大一点的，可以参看各号码适合的体重范围给宝宝选购。宝宝穿了之后看看，如果大小合适，纸尿裤的腰带与宝宝的腰腹部、裤边与宝宝的大腿会紧密贴合，但不会有印痕。如果贴合不紧密，说明太大，要换小的，如果有印痕，说明太小，要换大的。

第一次购买纸尿裤一包就足够了，先给宝宝试用。纸尿裤跟奶粉一样，有的宝宝适应这样的，有的宝宝适应那样的，所以没有必要囤货，可用完再去买。

金牌月嫂主张

纸尿裤有的有腿部裁高设计，有的带有透气腰带，都可以帮助宝宝皮肤最大限度地接触到新鲜空气，购买时要考虑到这两点。

婴儿床

婴儿床是非消耗品，一个宝宝根本用不坏，所以，买新的之前可以向周围亲朋好友问一下，有没有旧的可以借用一下或者转让的，废物利用，避免浪费，也可以省一些钱。

不过无论买新的还是用二手的，都一定要注意其安全。

首先，看床的栏杆。床栏杆要齐全，不能有缺失，栏杆之间的间距不能大于6厘米，标准是5.5厘米，否则宝宝长大些，四处乱动，头部有被卡入的危险。床垫至栏杆顶端的高度，栏杆拉起后不要少于66厘米，栏杆放下后不能少于23厘米，以防宝宝掉落。

其次，看床底。床底承重力较大，这里最好是铁质的或者实木条，不建议选择合成板材，有木结的木条也不要有。

再次，看连接件。婴儿床的连接件一般都是金属的，有较严格的要求，有嵌入式和悬挂式两种连接方法，都较稳固，木材和金属之间的连接件要采用防滑螺丝。

还有，看油漆。要先闻闻味道，不能有异味。也可以看说明，婴儿床上用的油漆不能含有重金属和甲醛等有害成分。也有的婴儿床没有上漆，这样的床比较适合新生宝宝用。不过，不上漆的木材容易受潮变形，所以在宝宝长大些之后要买些天然的木油刷上。

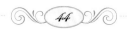

另外，看表面。要看床的表面是否光滑，会跟宝宝接触到的部位不能有外露的螺钉或卡榫，也不能有任何可能会钩住宝宝衣服的突起或毛刺等，以免绞住或勒住宝宝的肢体。

最后可以就床的功能性做个选择，如果想让宝宝多睡几年，可以选择那种有伸长功能的，可以伸长到120厘米左右，能用到3岁。有的床位高度也可以调节，能满足宝宝不同年龄时的需求。

当然，最主要的，不能购买三无产品，一定要达到国家安全标准。

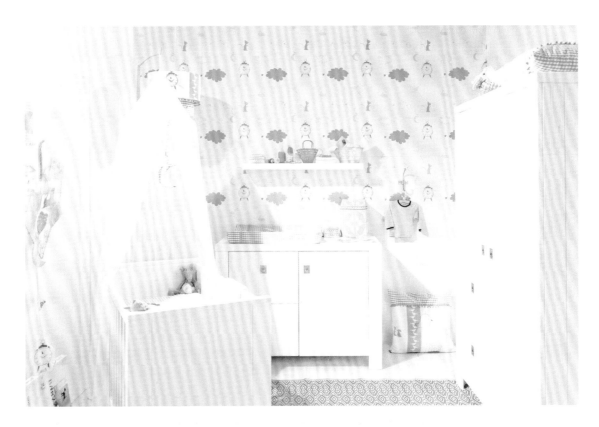

金牌月嫂主张

不要选彩色油漆的，彩色油漆虽然对宝宝视觉发育有好处，但是其中含有的有害物质肯定比清油要多。而且彩色会掩盖婴儿床的木质，不好判断木材质量。

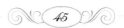

第一章 宝宝篇

新生儿睡多久正常

❧ 新生宝宝睡觉时间够不够

充足的睡眠对宝宝的成长非常重要，所以宝宝的睡眠时间也是妈妈特别关心的重点。

总的睡眠时间长

新生儿总的睡眠时间很长，每天可以睡18~20小时。不过，也有个体差异，有的宝宝可能新生儿早期就不怎么睡觉，每天只能睡到13个小时，不能断然说不正常，还要看其他表现。如果身体发育显著而且迅速，平时精神状态也正常，即使睡觉时间较少也不必在意，可能也是正常的。

一觉睡眠时间短

虽然总的睡眠时间多，但是宝宝一觉的睡眠时间可能很短，因为宝宝的睡眠周期比成人短，只有大约45分钟。一个睡眠周期结束，如果宝宝不能自动进入下一个周期就醒来了，需要再玩会儿，大约10分钟以后就又睡着了。随着长大，宝宝的睡眠周期会越来越长，到满月以后可以达到1小时。

❧ 新生宝宝什么睡姿较安全

没有什么事是绝对的，新生宝宝睡觉的姿势也不能说怎样睡就最安全。

仰卧的姿势对新生宝宝来说是相对安全的，但不能发生溢奶，一旦溢奶，因为是仰卧，溢出的奶液很容易反流入气管，进而造成窒息。侧卧的好处是发生溢奶后，奶液可顺着嘴角流下，没有反流入气管的担忧，但也有坏处，因为新生宝宝不能控制自己的姿势，容易从侧卧被动翻成俯卧，一旦俯卧后口鼻被堵，很容易窒息。俯卧时宝宝的安全感最足，睡得最踏实，但也是最容易发生口鼻被堵的一种姿势。

既然各种姿势都不是绝对安全的，就要根据当时情况来帮宝宝选择睡姿。如果有人在身边看着，而宝宝也正好刚吃完奶，那就可以让宝宝侧卧或俯卧，如果大人要走开，那就最好让宝宝转成仰卧位。

金牌月嫂主张

在白天，即使想让宝宝好好睡觉，也要保持室内有适当的生活噪声，不要太过安静，让宝宝适应，以免以后睡觉太轻，一点噪声都把他吵醒。

金牌月嫂主张

宝宝如果侧卧，这次向左侧，下次最好向右侧；如果俯卧，要隔1小时就把宝宝的脸扭向另一边，有助于保持颈部肌肉张力的平衡以及脸部肌肉的走向平衡，避免出现歪脖子或者大小脸。

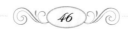

新生儿睡觉不踏实

新生宝宝本身睡眠周期较短，另外因为神经系统尚未发育完善，特别容易受惊，所以感觉睡觉很不踏实。这两种原因引起的睡眠问题，会随着宝宝长大逐渐消失。但是，宝宝有时候睡得不踏实是因为有身体上的或者心理上的不舒服，不能混为一谈。

1 缺乏安全感。新生宝宝非常容易缺乏安全感，如果他睡觉的时候能处在一个相对封闭、狭窄的空间内，会更舒服。但宝宝睡不踏实的时候，可以尝试让他睡在摇篮或者婴儿车里，也可以在他的小床上围上蚊帐，周围垫棉被、放几个靠垫等，营造出具有安全感的空间。另外，让宝宝睡在固定的床上，用固定的寝具，听固定的音乐。宝宝因为熟悉感会产生较多的安全感，睡得会比较踏实。

2 宝宝的衣服或者被褥不合适。衣服太紧、被褥太厚或太薄，宝宝都会感觉不舒服而睡不踏实，需要有针对性地解决。妈妈要善于发现、总结问题。

3 睡觉环境不佳也会让宝宝睡不踏实。环境不舒服，太嘈杂、太闷热、太明亮，都可能让宝宝睡不好。建议妈妈在宝宝睡觉的时候适当调暗室内光线，如果是白天可以拉上窗帘，晚上睡觉一定要关灯，另外室内空气要保持清新，室内可以有一定的生活噪声，但不能太大。

新生儿睡反觉怎么办

新生宝宝因为没有白天、夜间的时间观念，出生一段时间后有可能出现昼夜颠倒、睡反觉的现象，白天睡得多，夜里睡得少。

宝宝睡反觉不利于他生长发育，夜间22点到凌晨3点是生长激素分泌最旺盛的时候，需要宝宝熟睡。而且，宝宝睡反觉，大人会特别累。所以，需要及时纠正。

首先，要让宝宝认识白天和夜间。睡反觉的宝宝在白天睡觉的时候，就没必要把室内弄得太昏暗了，相反是要保证适当的亮度，并且有适当的噪声。晚上睡觉则把灯关上，家人全部停止活动，让宝宝了解到白天和夜间的区别。

其次，减少宝宝在白天的睡眠时间。在白天多逗逗宝宝，跟他玩耍，延长他觉醒的时间。如果已经睡着较长的时间了，就叫醒他。白天睡得少了，夜间睡眠自然就会增多。

这样坚持大约1星期，就纠正过来了。

金牌月嫂主张

事实证明，尽管宝宝听不懂语言，但跟他反复唠叨一件事，对纠正他的行为非常有效。宝宝睡反觉以后，妈妈可以经常跟宝宝唠叨唠叨："现在是白天，白天是玩耍的时间，不能睡太多了。"或者"现在是夜里，是睡觉的时间，不能再玩了"。可能会起到意想不到的效果，两三天之后，宝宝就可能不再睡反觉了。

第一章 宝宝篇

宝宝独睡好还是跟妈妈睡好

宝宝单独睡，每次醒来，妈妈不能那么方便、及时地给予安慰，所以宝宝能尽早学会自我安慰，自己再次入睡，也就能尽早学会一觉到天亮，对培养宝宝的独立性有好处。宝宝跟妈妈睡，能时刻感受到妈妈，醒来也能及时得到安慰，跟妈妈睡的宝宝更有安全感，跟妈妈的亲子依恋也更牢固。所以，独睡和跟妈妈睡都有一定的好处。

但是，对新生宝宝来说，安全感比独立性可能更重要。毕竟他刚刚离开温暖、熟悉的子宫，来到一个完全陌生的世界，已经很不安了，既然妈妈的味道、心跳、皮肤可以给他些许安慰，那就尽量给，如果连这也剥夺了，未免太残酷了。所以如果可能，还是建议在新生儿期让宝宝跟妈妈一起睡。事实上，早期安全感比较强的宝宝，在长大后独立性也更强。

跟妈妈睡的宝宝要注意安全

不过，宝宝跟妈妈一起睡的确有些弊端，宝宝有可能被大人四肢压到或者被子捂住，引发悲剧，妈妈一定要特别留意。

首先，不要让宝宝跟自己睡同一个被窝，要各睡各的。妈妈搂着宝宝睡，一般会让宝宝睡在自己腋下的位置，如果妈妈的被子盖到了自己的肩膀处，宝宝的口鼻就会被捂上。

其次，宝宝要跟妈妈离开一定的距离，至少有一臂远，避免不小心把手臂搭到宝宝的颈部或胸部，引起窒息。

最后，不要让爸爸搂着宝宝睡。一般妈妈在宝宝出生后，夜里睡觉都会特别警醒，爸爸则没有这样的状态，所以由爸爸引发危险的可能性要比妈妈多很多。

当然，如果妈妈自己睡觉也很不老实，总是喜欢动来动去，那就最好不要让宝宝跟自己一起睡了，让他睡单独的小床更好。

分床不分房同时照顾妈妈和宝宝的需求

把宝宝的小床放在妈妈的房间，挨着妈妈的床，宝宝睡小床，妈妈睡大床，但两个人距离不远。这样分床不分房，既能一定程度上满足宝宝的安全感需求，又能避免同床而眠可能发生的一些危险，妈妈照顾起来也比较方便，是比较好的一种方法，可以考虑这样做。

金牌月嫂主张

等宝宝满月了或者满3个月以后，就可以分房睡了，这样既不耽误宝宝建立安全感，也能适时培养独立性。

培养睡觉好习惯

宝宝的睡觉习惯，要从小培养，越小越容易培养。

新生儿期的宝宝，首先要培养的睡觉习惯就是自然入睡。宝宝困了，就把他放在床上，不摇、不拍，让他学会自己睡着。不要因为宝宝啼哭，就惯他一些不好的毛病，比如摇和拍，其实宝宝睡前啼哭是因为困意让他感觉心情烦躁，哭有助于他宣泄这种烦躁情绪，是很自然的。宝宝宣泄完了情绪，就会睡着了。

而一些看着很正常的睡觉方式，其实对宝宝很不利：

首先，抱着宝宝睡觉，宝宝睡不踏实。抱着宝宝睡觉，宝宝虽然睡的时间长，但始终都睡得不沉，睡眠质量较差。另外，抱着睡对宝宝骨骼发育没好处。如果宝宝是在怀里睡着的，等他睡熟了，就一定要把他放在床上，不要一直抱着。

其次，含着乳头或者奶嘴睡觉，影响肠胃功能。宝宝有时候吃着吃着就睡着了，乳头或奶嘴一定要拔出来，不要让他始终含着。如果放任不管，宝宝含着乳头或奶嘴，什么时候醒来就再吃两口，然后再睡。这样进食没有规律，对肠胃不好，而且口腔中始终有奶液残留，也不卫生。如果得不到及时纠正，延续到上牙，会影响牙质，导致牙列不齐。

有的宝宝因为之前习惯了抱着睡或者含着奶嘴睡，刚开始改变这种习惯的时候会睡不着、睡不稳，但一定要坚持几天，否则以后越来越难改变。

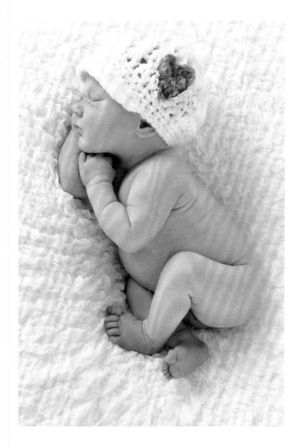

金牌月嫂主张

在宝宝睡的时候可以给他唱唱歌，放点音乐，宝宝注意力被吸引，就不会那么烦躁了，有助于他自己入睡。

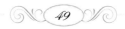

第一章 宝宝篇

宝宝需要穿多少衣服

宝宝该穿多少衣服

大人总觉得宝宝小，耐寒能力差，应该多穿点。这完全是大人的一厢情愿，对宝宝来说其实没有多大好处，反而是有坏处的。平时穿得过多的宝宝因为抗寒能力差，而且身上经常容易有汗，所以特别容易感冒，比平时穿得少的宝宝生病概率要高。

事实上，宝宝代谢快，脂肪层相对较厚，反倒并不是那么容易怕冷，却特别怕热。所以，宝宝应该少穿点，比大人少一件是比较正确的做法。

如果实在担心宝宝会冷，那就让他和大人穿一样多也就足够了，如果比大人都多，显然太多了，一定要减少。宝宝穿得到底是多了还是少了，还可以看宝宝的表现，然后根据他的表现增减衣物。

怎样给宝宝换上衣

新生儿一团柔软，新手妈妈最不敢做的恐怕就是给他换衣服了，尤其是换上衣。其实，宝宝并不像想象的那么脆弱，只要方法正确，换衣服是不会弄疼或弄伤他的。

脱上衣：新生宝宝适合穿前开口或侧开口的上衣。先解开扣子或系带，提着宝宝一只手的袖口轻轻向上提起，宝宝的手臂会自动缩回，袖子很容易就脱出来了，然后将宝宝上身轻轻抬起，把衣服从后背抽出，把另一只袖子脱出就可以了。

穿上衣：先穿一边的袖子，将宝宝的拳头握住，送入袖子中，然后轻推宝宝的肘部，让宝宝伸展手臂，胳膊就完全进入袖子中了，然后轻抬起宝宝上身，将衣服后背平铺在床上，把宝宝放平，然后把宝宝的另一

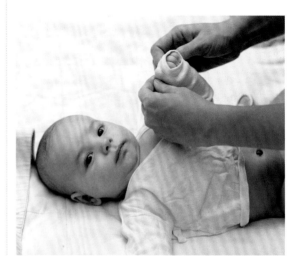

金牌月嫂主张

在冬天比较冷的时候，宝宝上身最好穿上小背心，保护背部和腹部不受凉，外面再穿跟大人一样多或者少一件就可以了。

只胳膊抬高，伸入袖子中，同样的方法推肘部，让宝宝伸展手臂进入袖中，然后整理衣服，扣上扣子或系上带子就完成了。

穿衣服的时候最应注意的是，不要拉着宝宝的拳头钻过袖子，一旦宝宝不配合，挣脱或者向相反方向用劲，容易拉脱臼。

只要学会穿上衣、脱上衣了，裤子穿脱就不是什么难事了，很容易就能做好。

准确判断宝宝冷暖的方法

宝宝穿的或盖的是否合适，是不是冷了或是热了，有几个判断方法：

1 摸宝宝的手脚。平时常摸摸宝宝的手脚。手脚温热，宝宝一般是舒适的，如果较热，那就穿得太多了。不过如果手脚略凉，也不见得就是宝宝冷，因为手脚部位血液循环不像其他部位那么快，容易显凉。

摸手脚不能确定时，还要摸摸后颈下的位置，如果这里温热无汗，说明宝宝是舒适的。如果有汗，就有点热。如果这里不那么暖，那宝宝就真的有点冷了。

2 看宝宝的脸色。如果脸色泛红，就太热了，如果脸色泛青白，就太冷了。

3 听宝宝的哭声。如果宝宝哭声显得非常烦躁，一般都是热了。如果同时脸色红，有汗，一定要减少衣服或减少被盖了。如果宝宝哭声瑟瑟缩缩的，可能是较冷，需要加衣服。

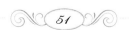

怎样管理新生儿的大小便

24小时内排胎便、排尿

胎便是宝宝在子宫里的时候，吞下的羊水中所含的杂质积存在宝宝大肠内形成的，在出生24小时内会排出，呈暗绿色，黏稠状，每天排3~5次，2~3天以后排完。胎便排尽后，会排出过渡性大便，颜色较胎便浅了很多，呈黄绿色。过渡性大便是个好消息，这说明宝宝已经开始消化配方奶或者母乳了，肠道功能运转正常。再过1~2天，随着宝宝吃母乳和配方奶增多，大便就会完全变成黄色。

如果在24小时内没有排胎便，要报告医生，宝宝可能存在消化道畸形，需要做进一步检查治疗。如果3~5天以后，胎便还没有排完，也要尽早咨询医生，做检查，宝宝可能存在其他较严重的疾病。

新生宝宝第一次排尿一般在出生6小时后，也有在第二天排的，但都不会超过24小时，如果超过24小时没有排尿，要引起注意，及时报告医生。

金牌月嫂主张

胎便颜色深，而且黏稠，粘在尿布上很难清洗干净，所以建议在宝宝刚出生的前几天用纸尿裤，用完即丢弃，不必费力清洗。

大小便反映身体状况

妈妈们都会特别重视宝宝的大小便，因为大小便的确能反映宝宝的身体状况，尤其是消化道是否健康，饮食是否合理。正常情况下，宝宝的尿液颜色清亮、透明，也可微微发点黄，没有异味。排完胎便之后，宝宝的大便开始变成黄色。吃母乳的宝宝大便金黄，糊状，不成形，偶尔有乳凝块；吃配方奶的宝宝大便黄色，可成形，乳凝块较多。吃母乳的宝宝每天排便4~6次，吃配方奶的宝宝每天可排便1~2次。

看似异常却正常的大小便

不过也有些大小便看上去很不正常，却没有任何问题，不必太吃惊。

首先看看宝宝的小便。如果宝宝小便颜色变白，而恰恰又是冬天的话，宝宝也没有发烧等现象，那么是正常的，这是因为小便中的含钙物质遇冷凝结所致；如果尿布上出现少量粉红色小颗粒，而当时是夏天，也是正常的，这是因为小便中的尿酸结晶形成的。

再看宝宝的大便，排完胎便后，宝宝如果连续3~5天都没有排大便，可能是正常的，因为此时的宝宝进食量小，食物残渣少，自然无便可排。另外，这样的宝宝可能消化好，也就是俗称的"攒肚子"，他在婴儿期体重增加会比较快；宝宝大便次数多，但精神好，大便也不是很稀，是正常的，这只是

消化功能还较差的表现；宝宝两次大便次数间隔时间长，但每次大便不干，而且宝宝也不费力，那也是正常的，并非便秘。

表示宝宝身体异常的大小便

大小便不正常，可能是喂养方式有问题，也可能是宝宝身体出了毛病，要尽早发现，并对症处理。

先看宝宝的小便，如果量较少，同时颜色发黄，宝宝可能是缺水了。妈妈要看看宝宝是否有发烧现象或出汗量太大，要及时补水；如果小便量少并伴有腹泻或呕吐，宝宝随时可能脱水，要及时看医生；宝宝如果小便颜色发白，同时伴有发烧现象，可能泌尿系统有感染，小便发白是因为其中含有脓性物质；如果小便颜色发红，很有可能是血尿，泌尿系统也可能有疾病或畸形；如果宝宝小便次数增多，但量少，有可能患病了；如果宝宝的新鲜小便有异味，也可能是疾病的表现，都要看医生。

再看宝宝的大便，如果大便干结，很难排出，宝宝缺水了，要多喂水；如果大便呈绿色，带有大量黏液，这是饥饿性大便，

要加强喂养；如果大便像蛋花汤、豆腐渣或水样或者红色果酱样或者是洗肉水样血便或者排出柏油样的黑色大便，肠道有疾病，要及时就医；如果大便灰白，有可能是肝胆疾病，也有可能是配方奶摄入过多，而糖分较少的缘故，需要往奶粉里加些糖。

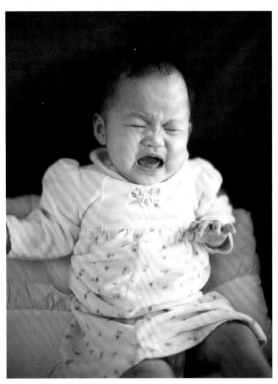

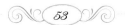
金牌月嫂主张

宝宝的大小便不能确定是否异常时，不要带宝宝到医院，建议用干净的小瓶子取一些新鲜大小便，以便化验用。宝宝有必要去医院的时候再去。

❧ 新生儿能把便吗

宝宝刚出生时没必要把便，但到了4~5个月的时候，就可以开始训练了。这样做可以帮助宝宝早早建立起排便规律，实现对宝宝尿便的管理就容易多了。

要给宝宝足够的力量支撑

宝宝的脊柱承受力还很小，所以把便的时候，一定要给他足够的支撑力。先让宝宝背对着大人坐在怀里，让他上身向后仰，后背完全靠在大人身上，臀部和腿部都坐在大人的腿上，然后把他的双腿分开，开始把便。同时，嘴里发出"嘘嘘"声催促他小便，"嗯嗯"声催促大便。

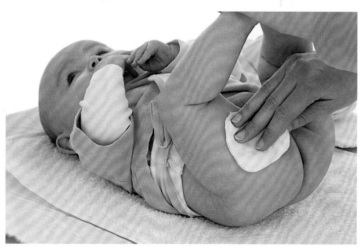

把便时间不能太长

给宝宝把便，时间不能太长，最长为5分钟。在这5分钟里，不管宝宝排便了还是没排，都要把他放下，一方面是预防宝宝太累，脊柱受损，另一方面把便时间太长，容易造成宝宝脱肛。

找出排便规律，把便容易成功

新生宝宝排便前一般很难有所表示，所以要看他的表现把便不太可能，掌握时间节点更容易。一般，宝宝吃完奶后、睡醒后，排便的可能性很大，这时候把便，成功的概率更高。妈妈看看，宝宝有没有这样的情况。另外，宝宝白天两次小便的间隔时间在1~2小时，可以看着时间把一把。

宝宝的大便，看着他的规律进行把便的同时，更重要的是要帮他建立规律，最好每天早上都给他把把大便，让他逐渐习惯在早上起床后都排大便。

> #### ❧ 金牌月嫂主张 ❧
>
> 如果宝宝小便不太配合，甚至每次都是把完后放到床上就排，可以在卫生间把便，把便的时候打开水龙头，让流水声刺激宝宝排便。这招对有的宝宝非常有效。

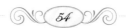

❧ 新生儿用尿布好还是纸尿裤好

尿布和纸尿裤各有优劣，尿布胜在透气性好，纸尿裤对宝宝来说最大的优点是尿湿了也不那么难受，不会影响睡眠。所以，都要准备一些，看时间选用，并且用起来要注意趋利避害。

如果是白天，建议给宝宝用尿布，湿了就换，宝宝的臀部始终是干的。而且，每次换尿布，宝宝的臀部都能透风，所以不容易生尿布疹。如果是夜里，可以给宝宝用纸尿裤，不会频繁打扰他睡觉，而且夜里的宝宝排尿不像白天次数那么多，用纸尿裤比较合适。

如果使用尿布，建议用过之后一定要认真清洗，定时消毒，并且要尽量避免化学品残留，以免刺激宝宝皮肤。如果用纸尿裤，不能太长时间不更换，尽管质量好的纸尿裤的确尿过之后还能保持表面干爽，但毕竟透气性差，宝宝的屁屁长时间包在里面，容易温度过高。穿纸尿裤的时候，2~3小时就应该换一次。

❧ 金牌月嫂主张

如果要带宝宝外出，最好还是用纸尿裤，不容易发生措手不及的尴尬情况。

❧ 尿布应该一湿就换吗

原则上，尿布湿了就应该换，不过有些时候不适合换，就不要换了。宝宝在睡梦里尿湿了，可以先不换，以免打扰他睡觉；宝宝吃奶时尿湿，不必要马上换，以免打断吃奶。而且有的宝宝是直肠子，边吃边拉，有可能刚换完，奶没吃完又尿了；宝宝刚吃完，也不要急着换尿布，以免折腾太过，导致宝宝溢奶，而且刚吃完就换尿布，容易让宝宝腹部着凉，导致腹泻。

一般来说，宝宝刚睡醒时换尿布最好，这时的宝宝心情很好，也喜欢别人跟他玩，不会因为换尿布而哭闹。

怎样包尿布

给宝宝包尿布或纸尿裤时，要让宝宝仰卧，单手握着宝宝的双脚腕，抬起他的臀部，把尿布或者纸尿裤正确的一端垫在宝宝的腰部以下，拉平，然后放下宝宝的腿，让他的腿保持自然姿势，将尿布或者纸尿裤另一端折回来，尿布覆盖住宝宝的外阴即可，纸尿裤则要将这一端拉到腹部，将两边腰带粘上，检查下腰贴，不要太紧也不要太松。太紧不舒服，太松则会漏尿。

需要提醒一点，宝宝过了15天以后，腿部有力了，换尿布的时候，可能不太配合，比如要提起他的双腿时，他用劲挣脱，这时候就不能再提着腿换了，以免导致宝宝髋关节脱位。可以先让宝宝侧卧，垫好尿布或者粘好纸尿裤的一侧腰贴后，再让他仰卧，整理尿布或者粘好另一侧腰贴即可。

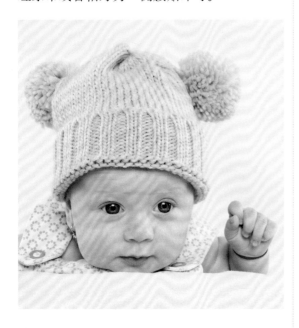

☀ 保护宝宝屁屁皮肤

新生宝宝尿便特别多，而皮肤又特别娇嫩，长期被尿便刺激，宝宝的臀部皮肤很容易发红、生疹子，严重时还会出现裂口、破溃等现象，一定要保护好。

1 宝宝每次大便或者小便之后，都要用清水清洗屁屁和外阴，将残留尿便彻底清洗掉，避免残留物对皮肤的持续刺激。

2 清洗过后，不要急着包新尿布，反正一时半会儿也不会再拉或尿了，正好可让宝宝的臀部晾一会儿。多见见风、透透气，更容易保持这里的皮肤健康。然后蘸取少量爽身粉，轻轻拍打在宝宝的肛门处或者外阴处。

3 尿布或纸尿裤的表层要足够柔软。清洗、晾干后的尿布一般都发硬，用之前要先搓揉一会儿，使之变软，也可在清洗的时候使用衣物柔顺剂，但一定要清洗干净。如果是冬天，则要在使用之前先放在暖气等上面将尿布温一下。

☙ 金牌月嫂主张 ❧

垫尿布时，建议在尿布上再加垫一层小尿布，男宝宝垫在上面，女宝宝垫在下面，能吸收更多尿液。

☙ 金牌月嫂主张 ❧

买支鞣酸软膏，每次给宝宝清洗完臀部，都擦一些，可以有效隔离尿便的刺激，对皮肤能起到较好的保护作用。

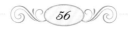

新生儿哭闹代表了什么

❀ 宝宝哭闹是因为不舒服了

宝宝哭闹很正常，但也不会无缘无故地哭，除非他是需要运动一下。运动性的啼哭时，宝宝哭声响亮，但没有眼泪，还富有节奏，抑扬顿挫的，这样的啼哭一天中有几次，这时候没必要打扰他，他自己哭一会儿就会好了。除此之外，宝宝啼哭不是身体不舒服了，就是心里不舒服了，只要妈妈及时安抚，他就会很快停止。

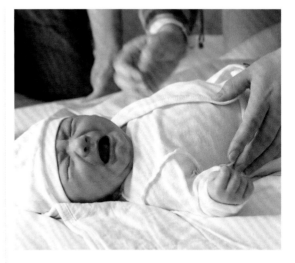

1 饿了：宝宝哭的同时，头向左右转动寻找食物，同时嘴唇也蠕动，这时把手指放在他嘴角或者嘴唇上，他立刻会寻找手指并就势去含，这就该喂奶了。奶到哭声停。如果是吃配方奶的宝宝，出现这样的表现也可能是渴了，如果刚刚才喂过奶，那就可以喂水试试。

2 太饱了：宝宝吃完奶后啼哭，哭声尖锐，同时两条腿乱蹬，那就是吃得过饱了，由着他哭一会儿就好了，啼哭有助消化。这时候妈妈最好不要去抱他，抱起的时候，压到他肚子，他会更不舒服，因而会哭得更凶，也许还会吐奶。

3 不舒服了：如果衣服太紧、太热、尿布湿了、有蚊虫叮咬他了，宝宝啼哭的同时身体也会扭动不安，并且显得烦躁，哭声刚开始大，逐渐会变小。妈妈帮助排除不适，就不会再哭了。

4 想要抱了：宝宝有时候会一直看着大人哭，哭声洪亮，涕泪齐下，如果一个人不理就会转向另一个人继续哭，这就是想要人抱了，如果始终没人抱起，宝宝的哭声会逐渐弱下去，人也变得没精打采。

5 肠痉挛：如果宝宝突然号叫不安，同时脸色苍白、出汗，可能是肠痉挛了。随着肠痉挛缓解，宝宝哭声就会停止。新生宝宝容易肠痉挛，但随着长大会逐渐缓解并消失。

6 病了：一般来说，正常情况下宝宝每天啼哭时间加起来约有两个小时，如果哭得太多，有可能是生病了，经常性啼哭或者持续性啼哭，无论如何安抚都不能停止，说明宝宝身体可能有炎症或病变，要咨询医生，及时治疗。

高要求儿很能哭

大部分的宝宝只要无病无痛，吃饱喝足，舒舒服服的，就不会哭闹，但也有的宝宝不是这样的，即使一切都妥当，还是会时不时地大哭，这种宝宝被称为高要求儿。

高要求的宝宝一般都是本身比较敏感，希望别人多陪伴，不愿意自己待着，不仅白天喜欢人抱着，不抱就哭，夜里也会多次醒来，要确定有人陪着。

照顾高要求的宝宝，妈妈会比较累，但要多些耐心，白天有空的时候多抱抱他，当然也不是说要一直抱着，最好是时间短但次数多地抱一抱。在不抱的时候多陪他说说话，握着他的小手玩一玩，让他感受到妈妈的爱护。夜里宝宝醒了之后，也要及时拍一拍、哄一哄，拍哄都不能睡着的时候，还需要抱起来再哄睡着才放下。不要试图让宝宝自己哭累了睡着，一般很难成功。哭得脾气上来了，再哄就要费更多的时间和精力了。

金牌月嫂主张

宝宝哭闹的时候，妈妈不要发脾气，呵斥或者责骂宝宝，虽然宝宝听不懂，但能感受到妈妈的情绪，不但不会停止哭闹，反而会哭闹得更凶。

及时安抚哭闹的宝宝

既然宝宝哭闹都是有原因的，那么就应该及时安抚他，发现他的问题并帮他解决，尿布湿了换尿布，衣服多了减衣服，饿了喂，想要抱了抱一抱，宝宝的需求能够得到及时满足，心情好，安全感足，对他以后的个性成长很有益处。

如果妈妈不能及时给予帮助，比如奶粉一时半会儿冲不好，需要暂时缓一缓，没有问题，但一定不要对宝宝不理不睬，可以持续跟他说话，让宝宝知道妈妈已经知道他的需求，他没有被忽略。妈妈的声音对宝宝也有很好的安抚作用，有的宝宝听到妈妈的声音后就会安静下来，让妈妈能从容地做出安排。但也有的宝宝听到妈妈的声音不但不能安静下来，反而哭得更厉害了，这也不用懊恼，说明宝宝也已经听出妈妈的声音了，他用更大声的啼哭在向妈妈诉说委屈，撒娇呢，让妈妈尽快来帮他，也是好现象。

宝宝哭的时候，妈妈最好不要跟他作对而不抱他，虽然有的宝宝哭闹时得不到及时的安抚，会自己慢慢停下来，慢慢学会自我安慰，但大部分的宝宝则会越哭越起劲，越哭越伤心，根本不能自己停下来，一定要安慰。宝宝哭得太多、太久对身体、心灵也是一种伤害。

当宝宝哭得厉害时，妈妈抱起来后，宝宝可能会慢慢停下来，但也可能会大发脾

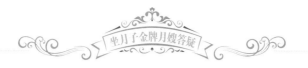
气。如果发脾气了，很难安抚，可以在抱一会儿后再把他放下，放下一小会儿后再抱起来，宝宝就会安静了。

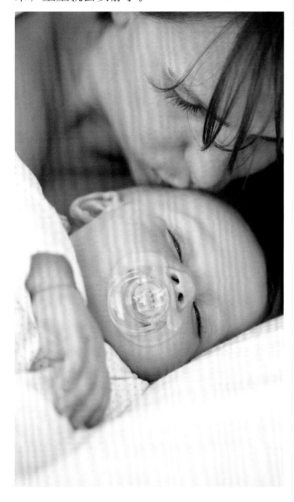

哭不抱，不哭才抱合理吗

有人认为宝宝哭的时候抱他会把他惯坏，变得特别喜欢哭。现在也有一种流行的观点，认为宝宝哭的时候不能抱，什么时候等他不哭了才抱起，这样宝宝会慢慢知道，只有自己不哭才可能被抱起，因而就不再爱哭了，这也得到了大部分妈妈的认可。我们乍看觉得这种想法不错，但是这对宝宝来说似乎并不公平。

首先，哭是宝宝唯一的语言能力，他想让妈妈抱一抱，也只能通过这种语言来表达，如果妈妈坚决认为他哭就是无理取闹，在他索抱的哭声中绝不抱他，是不是太武断？

其次，新生宝宝没有任何移动自己的能力，他一个姿势躺久了，难免会累，一个地方待久了，难免会腻，那就也有要求动一动、换一换的权利，这也会用哭声来表达。这种要求不应该被拒绝，如果妈妈换位思考，是不是就会理解宝宝的啼哭，愿意抱一抱他呢？

我们可以想想，每当宝宝有需求时，想要妈妈帮忙解决的时候，提出要求也就是哭的时候，妈妈都不理不睬，久而久之，宝宝会不会变得没有欲望，也不懂提要求了？这对他的个性培养很可能不利。而且，宝宝的要求总是得不到回应，对他的感情也是一种伤害。

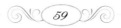
第一章 宝宝篇

所以，我们认为宝宝啼哭，如果排除了其他不适原因，还是抱一抱。

奉行不哭才抱的理论，那么不哭时一定要抱。

会哭的孩子有奶吃，这是常理，宝宝不哭，一般人都不会去抱他，所以如果妈妈奉行了哭不抱、不哭才抱的理论，那么在宝宝不哭的情况下，一定要多抱抱他，不要变成哭也不抱，不哭也不抱，那样对宝宝的伤害太大，不仅是心理上的，而且经常被抱起的宝宝各项身体能力发展都要比经常不抱的宝宝更快。

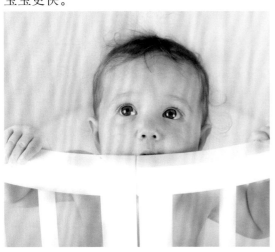

不要猛烈摇晃止哭

宝宝哭闹时，妈妈会忍不住大力摇晃宝宝，希望能快速止哭。快速摇晃的确能止哭，但是存在潜在危害，一定要避免。宝宝的大脑发育不完善，1岁以前呈果冻状，摇晃时，大脑撞向头骨，很容易受损或者受伤，造成内伤如脑部出血或脑细胞死亡，最终造成宝宝残疾甚至死亡，这被称为"摇晃婴儿综合征"。即使没有形成严重伤害，也可能会使智力减弱。

因此，宝宝哭闹时，千万不要用力摇晃，摇晃后即使睡着了，也是因为头晕眼花而昏睡过去的，并不是自然睡着。这时候应该是轻轻、缓缓地左右摇摆。如果宝宝哭闹厉害，妈妈很心烦了，最好换个人去哄宝宝，避免因为太烦躁而猛烈摇晃他。

金牌月嫂主张

主张多抱抱宝宝，这并不是说一直抱着，长时间抱着，更重要的是说抱的次数多一些，而每次抱的时间则可短一些。抱几分钟就放下，宝宝的心愿满足了，会再愿意自己待着。

金牌月嫂主张

在宝宝长大一些后，也不要玩太多"举高高"这样的游戏，也会导致"摇晃婴儿综合征"，造成宝宝大脑受损。

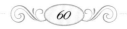

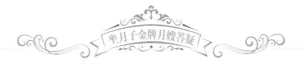

怎样抱宝宝更舒服

❧ 抱起宝宝的方法

抱着宝宝，宝宝听到妈妈胸口熟悉的心跳声，会获得很大的安全感，所以要适时地抱抱宝宝。

横抱宝宝的方法

新生宝宝全身柔软无力，抱起来的时候一定要小心，不要伤害到他尤其是他的头颈部。头颈部不能过度屈曲。

抱起新生宝宝之前，要让宝宝仰卧，如果宝宝本来侧卧或者俯卧，要先翻成仰卧位。然后，大人弯腰或下蹲后，将一只手插入宝宝头颈下方，另一只手从反方向插到宝宝臀部下方，形成环抱的姿势，然后直起腰或者站起来，双手同时用力，宝宝就抱起来了。抱起后，托着头颈部的手肘向外，手掌向内转，让整个手臂与身体平行，这时宝宝的头颈就会被送到肘弯处，背部会躺在前臂上，而托着臀部的手则正好相反，手掌向外转，手肘向内转，与身体形成夹角，这时候宝宝的臀部正好在这只手的前臂，而手掌则与另一只手掌共同托住了宝宝的背部。

新生宝宝能竖抱吗

新生宝宝前15天不建议竖抱，但过了15天就可以试试每天都竖着抱几次，每次抱几分钟。竖抱宝宝可以锻炼宝宝头颈部的力量，而且竖抱时，宝宝的视野更开阔，对促进视力和智力发展都有好处。

竖抱宝宝的时候，头颈部和腰背部都要有足够的支撑力。可以这样做：宝宝仰卧，大人双手都从内侧插入宝宝身体下，一手托着头颈部，一手托着臀部，先将宝宝托起来，然后大人上身后仰，把宝宝转成和大人身体垂直，顺着后仰的劲，将宝宝向上送，让宝宝的后背紧紧贴着大人的身体，头颈略向后仰靠着大人的胸膛，托着头颈部的手抽出来，像安全带一样从宝宝胸前穿过，搂住宝宝，宝宝的臀部则正好坐在了大人另一只胳膊上，就像坐在椅子上一样。为更省力，妈妈搂住宝宝的手可以向下穿过宝宝双腿间，拉住宝宝坐着的那只手臂。这时候宝宝就像坐在安全座椅上一样，安全又舒适。

❧ 金牌月嫂主张

抱大一点的宝宝的时候，我们习惯夹着宝宝的腋下将他提起来，但抱新生宝宝可千万不能这样做，会严重伤害他的颈部肌肉和骨骼。

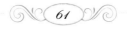
第一章 宝宝篇

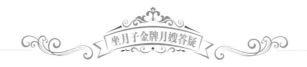

❀ 不要长时间抱着宝宝

有的妈妈或者其他家人，恨不得时时刻刻抱着宝宝，简直是爱不释手，如果家里人多，大家还会争着去抱，连宝宝睡觉也是抱在怀里，让宝宝都没有多少时间自己躺下。其实这样并不好，宝宝不能长时间地抱着，尤其是新生宝宝。

在大人怀里的宝宝，身体并不能完全放松。如果睡着了，大人微小的活动也会影响到他，使其深度睡眠较少。所以，抱着睡觉的宝宝往往休息不好，睡眠时间长，但睡眠质量不高。

另外，宝宝骨骼、肌肉也没发育完善，被长时间抱在怀里，骨骼可能变形，如果大人抱宝宝的时候，总是习惯于同一个方向，时间久了宝宝的颈部肌肉、脸颊肌肉张力会不对称，出现歪脖子和大小脸等毛病。

一般来说，宝宝躺着不高兴了，就可以抱抱，抱5~10分钟以后就可以放下了，对刚出生没几天的宝宝来说，更是如此，他的觉醒时间很短，也就是10分钟左右，抱一会儿放下他，让他睡觉才是最好的。之后，虽然觉醒时间长了，但也应该保持这样的规律，让宝宝习惯抱一会儿、睡一会儿的生活，避免他形成只愿意被抱着，放下就哭的毛病。

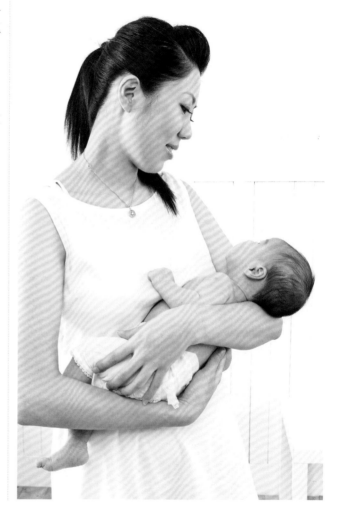

❀ 金牌月嫂主张 ❀

宝宝有时候被抱着无缘无故就哭起来了，且难安抚，很可能是因为长时间抱着，他感觉累了、不舒服了，此时应该把他放下，让宝宝躺下来休息休息，他就会平静下来了。

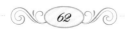

新生儿出院需注意什么

出院前要确认的事

如果宝宝出生后一切都好，3天以后就可以出院。出院前，家人要和医生确认宝宝可以出院了，再办理出院手续。

首先，要给宝宝进行全身检查，看看头部有没有肿包，四肢是否均能活动，大小便是否正常，皮肤是否有疱疹，皮肤是否有发硬的部位，体温是否正常等，一切都正常就可以出院。

其次，宝宝吃奶后72小时要抽血进行新生儿疾病筛查，要跟医生确认是否已经抽过血了。

最后，宝宝出生后会打卡介苗和第1针乙肝疫苗，打完后会给交接单，这些单据都要收好，以后要交到有关医院。

金牌月嫂主张

每个医院办理出生证明的手续和时间可能略有不同，出院前也可以咨询清楚，出院前可以办好，就出院前办好；需在以后某个时间段内办理的，就在这个时间段办理好即可。

给宝宝准备舒适的居家环境

宝宝出院回家前，家人要把家里收拾干净，为宝宝创造一个合适、舒适的生活环境。

第一，要通通风，保证室内空气新鲜。在宝宝回家后，居室也应该每天通风2~3次，每次5~10分钟，不要让对流风直吹宝宝就可以。也可以将与宝宝所住房间邻近的房间窗户只开一条缝，让空气实现细水长流的交换。

第二，调节室内温湿度。新生宝宝居住的房间室温22~24℃，湿度55%~65%最好。可以在房间里挂一支温湿度计作为参照，用空调和加湿器调节房间温湿度。

第三，宝宝睡觉的床铺要清理干净。塑料袋、纱巾等轻质的东西不能有，以免飘起来蒙到宝宝脸上，引起窒息；硬质的东西不能有，如玻璃制品、不锈钢制品等，以免宝宝挥舞手臂、腿脚撞上去撞伤；细小的东西如纽扣、钉子等不能有，以免宝宝无意识抓到，掉落入口、耳等。总之，大人要把一切可能引起的危险因素都想到，不要抱侥幸心理，该清除掉的就要清除掉，哪怕只是一闪念的事，也要去做，不怕一万，就怕万一。另外，宝宝的床要离开窗户两米以上，如果需要用空调，也不要正对着空调出风口。

第四，宝宝住的房间最好向阳。向阳的房间光线充足，宝宝有什么问题比如肤色有

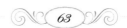

第一章 宝宝篇

变化，黄疸了，严重了还是减轻了，都能比较容易发现。而且，睡在阳光充足的房间，宝宝会感觉心情愉快，也有助于他认识白天和夜间的区别。

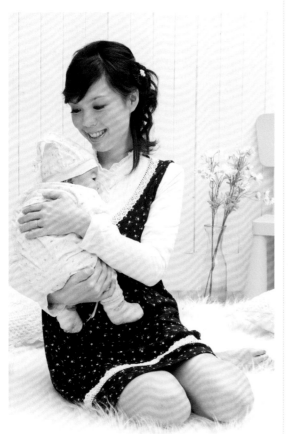

第五，宝宝住的房间装修不要太花哨，也不要太灰暗。宝宝的视觉功能发育还不完善，太花哨、太繁复的色彩或图案会导致宝宝视觉混乱，而比较灰暗的色彩则对宝宝的视觉起不到应有的刺激作用，而且灰暗色彩不利于大脑发育。图案简单，色彩鲜明如有较大面积的黄、绿、蓝、红色的房间最好。

第六，不要让宝宝住在刚装修的房间里。宝宝出生前，有的爸爸妈妈会给宝宝精心装修一间婴儿房。如果刚刚装修好，没有超过3个月，不要让宝宝住进去。新装修的房间甲醛、苯、重金属等污染都较严重，会极大地危害宝宝的健康和成长。即使已经超过3个月了，也不建议宝宝长时间待在这样的房间里，而且这样的房间要更加勤快地通风。

第七，宝宝的房间里不要摆放绿色植物。宝宝体质敏感，这些绿色植物很可能引起过敏。而且，绿色植物会吸收氧气，放出二氧化碳，降低房间空气含氧量，对宝宝也不利。

还有一点，最好用湿布将房间整体擦拭一遍，减少灰尘飘浮，对宝宝呼吸道健康是种保护。

出院手续办好了，家也收拾好了，就可以带着宝宝回家了。

金牌月嫂主张

出院前一定要征得医生同意，如果医生认为还不适合出院，不要执拗坚持，以免宝宝出问题不能及时发现和救治。

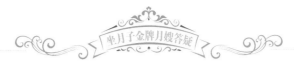

不要给宝宝包裹太严

要出院了，妈妈首先想到的可能就是把宝宝严严实实包裹好，别着风、别冻着。要提醒妈妈包裹宝宝不能太严实了，尤其是宝宝的头部，一定要能通风进去，以免宝宝窒息。另外也不能包裹得太厚、太紧。宝宝体温调节功能较差，包裹太厚，容易体温过高，发生"婴儿蒙被综合征"，严重的会导致死亡。

一般来讲，只要给宝宝穿上一层内衣，冬天外面包上棉被，夏天包上夹被或者毛巾被就足够了。

正确的包被子方法是先将小被子一角对着自己，平铺在床上，然后将宝宝放在小被子的一条对角线上，然后将宝宝脚底的被角折回来盖在宝宝腿上，再把身体两侧的被角折向中间，把宝宝的身体包住，最后将宝宝头顶的被角折回来盖在头顶即可。头顶的被角一般松松拢着就好，要让宝宝的口鼻和包被之间留有一定的空间，不能紧紧贴着。

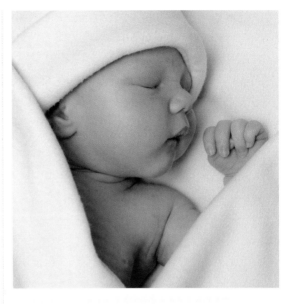

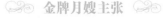

在抱着宝宝回家的路上，要时不时把头伸入包被看看宝宝，是否有脸色发红、出汗、呼吸急促等问题，如果有说明宝宝太热了，要适当松松包被，让宝宝透透气。如果情况没有缓解，要回医院急救。

出院后交接《母婴保健卡》

一直跟随妈妈产检的《母婴保健卡》在生产后，有的医院会直接交给对应的社区医院，有的则会交回给妈妈，需要由家人交给社区医院。社区医院接受了《母婴保健卡》后，会给一本体检本和一本疫苗接种本，以后宝宝体检和接种疫苗就都可以在这里做了。

交接《母婴保健卡》的同时，要把卡介苗接种卡片和乙肝疫苗接种卡片都交到社区

医院。要咨询清楚下次接种疫苗的时间以及注意事项等。

疫苗接种的小本是全国通用的，带宝宝出门最好连疫苗本也带着，只要到了接种时间，在哪里的社区医院都可以接种。另外，这个小本是宝宝上学必需的，要保存好。

第一章 宝宝篇

怎么搞新生儿卫生

✿ 亲密接触宝宝的人要搞好自己的卫生

宝宝刚来到这个世界，对一切的感染因素都没有抵抗能力，因此若要与宝宝亲密接触，一定要搞好自己的卫生，尤其是要勤洗

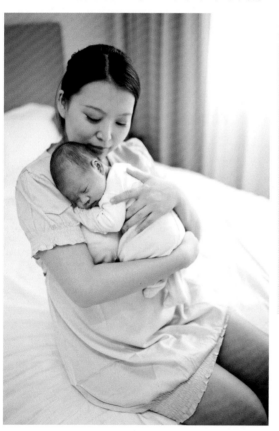

手，避免感染宝宝。如果患有感冒或其他会传染的疾病，一定要远离宝宝。妈妈要特别注意以下4点：

首先，残留的乳汁因为营养丰富，所以特别容易滋生细菌，妈妈的乳房在给宝宝喂奶前，最好先用温开水擦洗。同时洗手。

其次，尿便中细菌都比较多，给宝宝处理完尿便后一定要洗手，以免在接触宝宝奶瓶或给他喂奶时，带入宝宝口中。

再次，大人口腔中细菌较多，所以亲吻宝宝的时候，不要直接亲嘴，可以亲脸蛋、手等部位。患有胃肠道疾病的人不要亲吻宝宝，因为胃肠道疾病的人口腔中也有致病菌。

最后，一定要多提醒爸爸，如果他刚从外面回来，最好脱掉外衣，洗完手和脸之后，再接触宝宝。如果爸爸留着胡子更不能直接亲吻宝宝的嘴，胡子也是细菌比较集中的藏身地。

✿ 金牌月嫂主张 ✿

要尽量减少探访的人数，最好仅限于自己的至亲，其他人可以请他们改到宝宝满月后再来。接触宝宝的人越多，宝宝被细菌感染的概率越高。

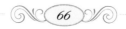

彻底清洗、消毒宝宝的奶瓶

新生宝宝的奶瓶，如果是母乳宝宝，仅仅偶尔用来喝喝水，清洗、消毒的要求低一些，如果是吃配方奶的宝宝，一定要次次清洗，天天消毒。

宝宝喝完奶后，要尽量及时清洗奶瓶。先将奶瓶、奶瓶盖、奶嘴都分开，然后泡入清水中，滴入一些奶瓶专用的清洗液，然后用奶瓶刷将奶瓶外壁、内壁、螺纹口、奶瓶盖都仔细刷洗干净，奶嘴搓洗干净，外面搓洗干净后，把里面翻出来搓洗，最后一件一件放到流动水下里里外外冲洗干净，冲洗完都倒扣在干净的托盘上，放在通风的地方，自然晾干。

宝宝的奶瓶每天都要消一次毒，同样将奶瓶、奶嘴、奶瓶盖都分开，可以直接放在开水里煮10分钟，也可以放在笼屉上隔水蒸10分钟，都能起到很好的消毒效果。消完毒后也要倒扣晾干。

金牌月嫂主张

衣服、尿布可以用开水烫洗，奶瓶、水杯可以用开水煮，加热消毒是消毒宝宝用品最好、最安全的方法。尽量不要用消毒水，即使是宝宝专用的消毒水，也难免有残留，对宝宝造成伤害。

怎样给宝宝洗澡

出院的时候，医生或护士会叮嘱妈妈要每天给宝宝洗澡。洗澡在清洁皮肤的同时可促进血液循环，还能给宝宝一些安全感，因为宝宝出生前就是在水里生活的，回到水里他会感到熟悉而安全，所以洗澡对新生宝宝既有保健作用又有心理安慰的作用，很有益。再说，宝宝新陈代谢旺盛，而宝宝皮肤防御功能又差，如果不经常洗澡，积聚的汗液等排泄物会刺激皮肤，容易引起感染。最好坚持每天洗一次澡。

不过，给宝宝洗澡对没有经验的新手妈妈来说也是一件难事，不要担心，按照步骤一步一步慢慢来。洗过一次，以后就很轻松了。

第一步，调节室温。给宝宝洗澡的时候，室温不能低于24℃，以免宝宝着凉。如果无法保证较高的室温，最好别让宝宝全裸入水，可以把他抱放在腿上，用浴巾包着进行擦洗，先揭开包裹上半身的浴巾，擦洗上半身，洗完上半身，包裹上浴巾，再揭开包裹下半身的浴巾洗下半身。

第二步，调好水温。宝宝洗澡适宜的水温在38℃左右，可用冷热水勾兑。先用开水把澡盆烫一遍，然后放水。记得要先放冷水，后加热水，形成习惯。这样做是为了避免万一疏漏，先放了热水，忘记加冷水，烫伤宝宝。兑完水，量量温度，也可用手腕内侧感知，感觉热而不烫就可以了。

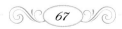
第一章 宝宝篇

第三步，准备洗澡用具。把3条毛巾、沐浴液都放在伸手可及的地方。一条毛巾用来洗屁屁，一条洗脸，另一条洗身体其他部位。沐浴液不要天天用，1星期用1次即可。

第四步，开始洗澡。可在脱衣服之前先将头和脸洗了，这样洗澡的时候头发已经干了，可避免头部着凉。洗头时，让宝宝躺在大人腿上，大人一手扶着宝宝的头，另一只手撩水将头洗干净，用毛巾擦干，然后洗脸。脸上先洗眼睛，用毛巾蘸水，由内眼角擦向外眼角，擦完一只换一个毛巾角，擦洗另外一只，然后擦洗全脸，从脸部中央向两侧擦洗。

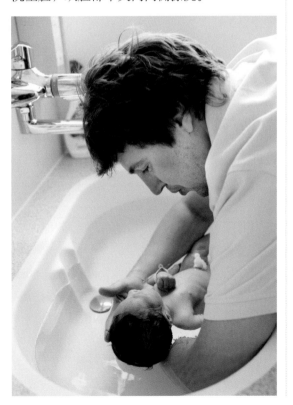

头和脸洗完后，把宝宝衣服脱掉，放入水中，让宝宝后背靠在妈妈手臂上，脖子以上露在水外面，就可以开始洗身体。洗到大腿的时候，要扒开腹股沟上的褶皱清洗，这里容易积存汗液。然后，换一条毛巾，清洗外阴。如果是女宝宝，要从前向后擦洗，但注意只把外面洗洗即可，不要翻开洗里面。

第五步，出浴。洗完后，一手扶着宝宝，一手将浴巾铺在腿上，把宝宝从水中抱起，放到浴巾上，并立刻包裹起来。

第六步，穿衣服。洗完澡，不要立刻给宝宝穿衣，此时身体上的水汽还没有彻底干透，穿上衣服不舒服，而且容易感冒。待身上水汽干透了，给宝宝在身体上扑上爽身粉，褶皱处要扒开扑上。然后就可以穿衣服了。

这样，洗澡就完成了。与洗澡相关的事宜要注意以下几点：

1 洗澡持续时间不能太长。刚出生的宝宝洗澡，每次5分钟就可以了，以免太长时间宝宝感觉劳累。以后可以逐渐延长到10~15分钟。所以动作要快，每个部位几乎过下水就可以，一个部位不需要多次重复擦洗。

2 饥饿或饱腹状态不要给宝宝洗澡。宝宝饥饿的时候容易烦躁哭闹，不适宜洗澡，而且洗澡消耗大，饿着肚子洗澡，宝宝会感觉不适。刚吃饱洗澡则可能导致吐奶，而且洗澡时供给消化道的血液会减少，影响宝宝消化。一般在宝宝吃完奶1小时的时候洗澡比较好，也就是两次奶之间洗澡最好。

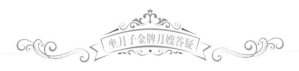
3 新生宝宝洗澡时间在上午10点钟左右比较好。上午10点，室内光线明亮，温度也比较好控制。在稍大些时，可以改到晚上洗澡，洗完澡后睡觉，宝宝比较舒适。不过，不管哪个时间，每天最好选择固定的时间，这样宝宝比较容易适应。

4 给宝宝洗澡，不要开浴霸的灯暖。灯暖光线刺眼，会损害宝宝的视觉能力。如果不注意，让宝宝正对着灯暖，时间长了可致宝宝失明。

5 洗澡时要保护宝宝的耳朵不进水。洗头洗脸的时候，耳朵容易进水，可用手将两耳朵耳郭按下，堵住耳孔，避免进水。耳朵进水可引起宝宝中耳炎。如果已经进水了，洗完澡要用棉签把耳朵里的水吸干净或者让宝宝向着进水一侧的耳朵躺着，让耳朵里的水自然流出。

6 洗澡用具要干净。洗完澡后，宝宝的所有洗澡用具都要清洗，然后放在通风的地方晾干，最好能在阳光下暴晒干，然后收在干爽地方，留待下次再用。用过3~5次后，澡盆要用专用消毒水消毒，毛巾则需放到开水锅里煮10分钟消毒。

7 澡盆里放洗澡水，不要太多。大人一个不小心，可让宝宝翻倒，这样太多的水可导致宝宝呛水，不太安全，一般水没过脚丫即可。

金牌月嫂主张

如果感觉一手扶着宝宝，一手给他洗，有点困难，妈妈可购买一个小浴床，放在澡盆里。宝宝躺在浴床上，头高脚低，妈妈双手都解放出来，会更自如些。

怎样去掉宝宝身上的胎脂

宝宝出生时，有的部位还残留着一层黄色的油脂，一般在肩胛、腋下、眉毛、额头等处，看上去感觉有点脏，这是胎脂。宝宝在子宫里时，这层胎脂保护了宝宝皮肤不受羊水浸润，刚出生时，这层胎脂还起到了保温的作用。

出生2~3天后，大部分的胎脂都会被身体吸收或者因为衣服摩擦消失，不过有的部位胎脂较厚，可能不能自行消失。妈妈可以弄些干净的植物油脂，烧熟后放凉，用棉签涂在有胎脂的地方，过一会儿用棉签或者直接用手指腹轻轻按摩、搓揉，胎脂就可被搓起来，原本被胎脂覆盖的皮肤变得白皙。

金牌月嫂主张

给宝宝擦胎脂的植物油一定要用烧熟的，生油未经过加热，里面可能含有细菌，容易造成感染。

第一章 宝宝篇

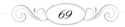

❧ 新生儿长乳痂怎么办

有的妈妈在宝宝出生一段时间后会发现宝宝头皮上有圆圆的淡黄色痂皮，这是乳痂。新生宝宝头部皮脂腺分泌旺盛，分泌出来的皮脂很容易积聚，形成乳痂。乳痂轻微的时候只有额头上方的头皮有，严重时在脖子和脸上都会有。

乳痂是因为给宝宝洗头次数太少或者清洗不彻底导致的，如果出现乳痂以后仍不注意勤洗头、洗脸，乳痂会变成黑色。虽然这些乳痂在宝宝长大后，会自然脱落，但在脱落之前，灰尘、脏污黏附在上面，对健康是种威胁。所以，应提前预防出现乳痂，如果已经出现，就要及时清理。

预防乳痂出现的方法就是勤洗头、洗脸，而且不能只用清水，皮脂是很难用清水清洗掉的，必须用婴儿用的洗发水。如果已经出现了乳痂，洗发水也清洗不掉了，需要在长有乳痂的部位涂抹些烧熟放凉的植物油，过几个小时后，再用梳子轻轻梳头，已经松脱的乳痂就会脱落了。如果乳痂已经较厚，一次是处理不完的，需要多做几次。

注意，清除乳痂时不能直接用手抠、扯、拉，以免伤到宝宝皮肤。另外，囟门的地方最容易长乳痂，清理的时候一定要轻柔。不过不能因为怕伤到囟门就避开这里。

❧ 怎样清理宝宝的鼻腔

新生宝宝鼻腔比较短小，几乎没有下鼻道，并且没有鼻毛，而鼻腔黏膜又很柔嫩，鼻腔中血管分布也比成人要丰富，众多原因决定了宝宝鼻腔容易受感染，易发生鼻黏膜充血肿胀，因此宝宝三天两头就可能会出现鼻塞现象。

宝宝鼻塞会引起吃奶困难，哭闹、呼吸不畅、烦躁不安等问题，此时妈妈要想法帮宝宝解决这些不适。

观察宝宝鼻腔，如果有干的鼻衄，宝宝啼哭的时候，可暂时不去哄，让他哭一哭，眼泪会软化干燥的鼻衄。鼻衄软化后，宝宝一般会打个喷嚏，把它排出鼻腔。如果宝宝没能自己把鼻衄排出来，妈妈可以用滴管往宝宝鼻腔里滴一滴植物油，帮助鼻衄软化，然后用吸鼻器吸出来，或者将纸巾搓成条，缓缓塞入鼻腔，然后边旋转边退出，将鼻衄带出来。

❧ 金牌月嫂主张 ❧

乳痂特别容易积聚细菌、灰尘等脏污，一旦皮肤有破损，很容易造成感染，所以一旦有乳痂一定要及时清理。如果乳痂长得特别厚了，自己没办法处理干净，还需要请医生来处理。

❧ 金牌月嫂主张 ❧

预防新生宝宝鼻塞，家长要注意保持房间内一定的湿度，不能太干燥。空气干燥是形成鼻衄、导致鼻塞的主要因素。

❀ 新生宝宝少使用洗浴用品

新生宝宝皮肤娇嫩、敏感，特别怕刺激，洗浴用品即使是宝宝专用的，用得太频繁也可能会刺激到他，而且宝宝皮肤上有一层油脂保护物，洗浴用品用多了，会破坏这层保护，导致宝宝皮肤过度干燥。一般情况下，沐浴露每周用1~2次即可，平时用清水。不过洗头的时候，差不多每次都要用洗发露，宝宝头部油脂分泌特别旺盛，如果不用洗发露，这些油脂会聚集成乳痂，很难清理。当然，这些产品一定都要是宝宝专用的，千万别给他用大人用的东西。

另外，新生宝宝不需要涂抹护肤品，他自己皮肤上的一层油脂就可保护自己皮肤滋润了，而护肤品多多少少都可能造成刺激。如果天气特别干燥，必须要用，要选择那些不含香料、色素的宝宝专用产品。正式使用之前，先涂抹一些在宝宝耳后，观察一两天看是否会过敏，不过敏就可以在其他部位使用了。

❀ 金牌月嫂主张 ❀

宝宝使用了一个品牌的洗浴或护肤品，如果很适合，就不要再经常更换了，换得太频繁可能造成敏感性皮肤。

❀ 宝宝指甲定时剪

宝宝的指甲长得很快，每周大概能长0.7厘米，而宝宝经常挥舞手臂，指甲太长有可能抓伤自己的脸，同时指甲也是藏污纳垢的好场所，一旦抓伤还可能引发感染，所以宝宝的指甲要经常剪，一周需要剪2~3次。

给宝宝剪指甲时，注意不要伤到他。可购买婴儿专用的指甲剪，这样的指甲剪前面有护套，不会剪得太深，可避免伤害。

最好等宝宝睡着以后剪指甲，操作起来比较容易。让宝宝平躺，妈妈坐或躺在宝宝的一侧，妈妈的手和宝宝的手最好保持同一方向，同一角度。这样看得清楚，不会剪得太深。然后一手抓住宝宝的手，分出一只手指，开始剪。第一下先剪掉指甲中间的一部分，确定要剪的长度，然后修剪两边。修剪之后，会留下两个尖角，再次修圆就算基本完成。最后用指腹摩擦指甲试试是否足够光滑了，不光滑需要再磨磨。

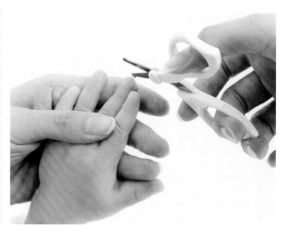

需要注意，指甲两侧的角不能剪得太深，否则新指甲长出来之后容易嵌到肉里去，形成"嵌甲"。"嵌甲"长出可损伤周围皮肤，导致化脓，引发甲沟炎。

还有，指甲旁边可能有肉刺，不要去揪扯，以免伤及周围皮肤，也可用指甲剪从根部剪下。

宝宝的脚趾甲长得比较慢，不必要修剪太频繁，一般一个月一次就可以了。不过，只要看到长长了，就应该剪，宝宝很喜欢蹬腿，太长的脚趾甲很可能挂到小被子，反过来被小被子拉断，伤及皮肤。

宝宝的口腔需要清理吗

大人不刷牙，感觉黏黏腻腻的，不舒服。宝宝不清理口腔，会不会也不舒服？新生宝宝的口腔应该每天都清理吗？定时清理肯定更卫生，对口腔健康有好处。然而问题在于宝宝的口腔黏膜非常脆弱，大人稍微用力不当，就可能弄破，反而会损害口腔健康。一般来说，在宝宝每次吃完奶以后，给他喂些水，口腔里的奶液就会被冲刷、稀释得不剩多少了。所以不去专门清理口腔，基本上没有什么危害。

如果宝宝有什么特殊情况需要清理口腔，也不要来回擦，一个部位最多只能擦一两下。擦的时候要掌握好力度，下手不要太重。如果宝宝不肯张嘴，可以用手指轻轻按他的下巴，迫使他张开。注意，不要捏宝宝的脸颊，以免损害齿颊垫，导致宝宝流口水。

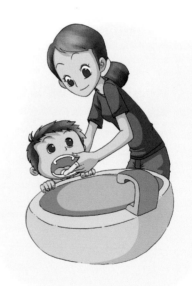

金牌月嫂主张

宝宝6个月以后，开始吃辅食了，也开始长牙了，口腔环境变复杂了，就不能再不清理口腔了。

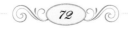

宝宝的衣服怎么洗

宝宝的衣服在第一次穿之前都需要认真清洗一下，穿过后的也要及时清洗，洗的时候要注意方式方法，最大程度上保持清洁。有几个洗衣原则，妈妈尽量遵守：

1 单独清洗。宝宝的衣服不要混入大人衣服一起洗，大人衣服上的细菌、病原体有可能传染到宝宝的衣服上，影响宝宝健康，因此最好分开洗，避免发生交叉感染。

2 尽量手洗。洗衣机筒内经常性潮湿，容易滋生细菌，而且经常洗大人衣服，也容易残留细菌，所以宝宝的衣服不要放到洗衣机里去洗。如果需要，可以购买迷你洗衣机，专门用来清洗宝宝的衣服。

3 选择婴幼儿专用洗涤剂。给宝宝洗衣服最好不要用普通的洗衣粉，洗衣粉呈碱性，而且比较难漂清，残留物对宝宝皮肤刺激较大，可能会引起过敏。所以要尽量选择婴幼儿专用产品，刺激较小。没有专用洗涤剂，也可以用肥皂。肥皂是中性的，对皮肤刺激相对较小。

洗衣服的时候可以用温水加入适量洗涤剂，把衣服浸泡10~20分钟再清洗。

4 除菌剂、消毒剂少用。除菌剂、消毒剂一般都比较难清洗干净，更容易残留，可能在消毒、除菌的同时又造成了新的污染，所以还是不用为好。如果要用，尽量用婴儿专用的，并且多漂几次。

其实，最好的消毒方法是太阳底下暴晒，此外还可以用开水烫泡30分钟之后再洗。

5 多漂洗几遍。无论是何洗法，在清洗之后都要多过几遍清水，直至水中已经不再起泡泡了为止。这样可以将残留降到最低，否则宝宝的皮肤很容易受损伤。

6 晾晒在有阳光、通风的地方。宝宝的衣服洗过之后最好能放在阳光下晒干，最少2小时，有非常好的消毒作用。如果没条件暴晒，也要尽量放在通风的地方，挂在卫生间阴干是最要不得的。

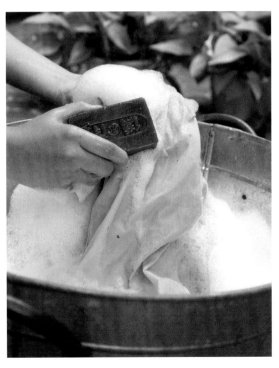

宝宝过满月应该注意什么

满月照怎么拍

成长的每一个瞬间，父母都想留下纪念，满月照几乎所有父母都会给宝宝拍。况且，满月时的宝宝比刚出生时漂亮了很多，还比较容易逗笑，拍出来会很好看。

不过拍满月照一定要照顾到宝宝的情绪和身体状况，别让他累着，只有宝宝情绪好、身体舒适，才能拍出阳光灿烂的满月照片。

刚满月的宝宝还不适合出门，也不适合去陌生的环境，所以如果可以最好约摄影师到家里来拍。家里环境舒适又熟悉，宝宝情绪比较稳定。

跟摄影师约的时候，要问清楚，自己需要提前准备些什么，比如需不需要背景布，自己准备更干净，需要多大的房间，需要怎样的光线等，都要问清楚。之后，拍摄过程中要注意以下问题：

第一，在宝宝自然睡醒以后开始拍摄。在约定的拍摄时间前两小时，让宝宝睡觉，睡前可给他洗个澡，增加睡意。如果宝宝不肯睡，可抱着他睡，总之要在拍摄前保证充足的睡眠。如果摄影师来的时候宝宝还在睡觉，不要叫醒他，可以等一等，尽量自然醒，自然醒来的宝宝情绪才能好。

第二，随时给宝宝喂水，让他适时休息、吃奶。拍摄的时候，摄影师可能会打开俗称"小太阳"的光源，宝宝被照着，很热，所以一定要随时喂水。如果拍摄过程中，宝宝累了、饿了，要适时抱起来休息一下，喂点奶。宝宝不太配合的时候，要先中断拍摄，抱起宝宝哄一哄，等他情绪好转再拍。

第三，不用闪光灯。一般摄影师都不会在给宝宝拍照时用闪光灯，如果发现他用了，一定要提醒他关掉。宝宝的视力发育不完善，闪光灯光线强，会刺激到他，另外可能会让他受惊吓。

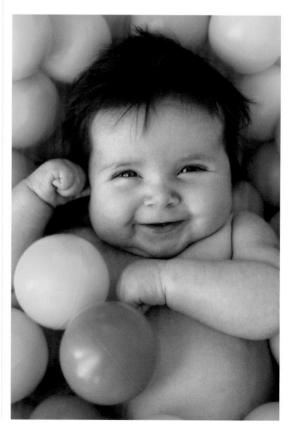

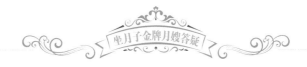

第四，尽量穿自己的衣服，保证干净。如果需要穿影楼的衣服，一定要提前考察一下，看他们是否会给宝宝的衣服定时清洗并消毒，避免发生感染。

如果约不到摄影师或者摄影师不方便上门拍摄，需要去影楼先确认一下环境，是否干净、安静，另外是否能保证合适的温度，以免宝宝换衣服的时候着凉感冒。去拍照的时候，尽量选择上午，上午宝宝情绪比较好，可以在宝宝睡着的时候出门，到了影楼不需要等多久他就会醒来。还要记得随身携带水，吃配方奶的宝宝还要带奶粉。

金牌月嫂主张

尽量找专门拍摄儿童的摄影师给宝宝拍照，效果会更好。拍成人照片和儿童照片有很大的不同，能拍出很好的成人照片的摄影师不一定能拍出好看的儿童照片。

❀满月头要不要剃

老传统要在满月这天给宝宝剃满月头，包含了多种对宝宝的祝福，有一种仪式感在里面。不过科学又告诉我们，实际意义不大，剃头发可以让以后的头发又浓又黑的说法也没有科学依据，而胎毛则会随着宝宝长大自己褪去，以后的头发质量好坏主要取决于营养和遗传，跟剃不剃头没关系。反而因为宝宝头皮敏感，如果不小心剃破头皮，容易出现感染。

不过，毕竟剃头可以满足老年人的愿望，如果很想剃，只要多加小心，完全可做到两全其美。

第一，剃头工具要选好。不要真的用剃刀去剃头，用剃刀离皮肤太近，宝宝又总是乱动，很容易割伤，引起感染。可以用婴儿专用的理发器，理发器的刀口外有护套，可隔离头皮和刀口，非常安全。

第二，卫生要做好。最好自己家里买把理发器。理发前，将可能跟宝宝头皮接触到的部位用酒精擦洗一下，消消毒。不要去理发店，如果非得去理发店，要求理发师将所要用到的理发器上收集头发的盒子清理干净，并且清洗一下，避免以前残留的别人的短发掉到宝宝头上。

这样处理后，剃头一般不会有什么不好的后果。不过，如果宝宝头部有感染、外伤等，最好就不要剃头了。

金牌月嫂主张

如果宝宝因为有外伤、湿疹、感染等，不能剃满月头，让妈妈觉得很遗憾，可以用剪刀把宝宝鬓边、耳后、颈窝的比较长的头发剪齐整，完成这个仪式。

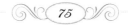

第一章 宝宝篇

早教启智

Zaojiao Qizhi

给宝宝准备什么玩具

✤ 手摇铃

宝宝还没出生，爸爸妈妈恐怕就已经给他准备了一大堆玩具了，但未必都适合新生宝宝玩，对宝宝能起到适当刺激作用的玩具才是好玩具。可从中挑出几样，其中，手摇铃就非常适合。

宝宝出生后，听觉非常灵敏，对任何声音都会关注，只要听到手摇铃的声音就会安静下来认真听，并且还能跟着声音转头、转眼珠等。

当然，跟手摇铃类似的玩具也可以，只要能发出响声，而响声又不是很大，不会吓到宝宝的都可以。妈妈也可以自己制作，比如拿一只纸盒子，里面放入十来颗黄豆，轻轻摇动就能发出"哗啦哗啦"声音，宝宝也会很喜欢。

> **✤ 金牌月嫂主张**
>
> 给宝宝听的声音一定要温和，并且不要太突然地出现，要由弱到强，让声音慢慢增大，避免吓到宝宝。

✤ 红色卡片、黑白图、肖像图

进入视野的东西，宝宝对其中一些很感兴趣，对另一些就无动于衷了，这是因为他的视觉发展还不是太完善导致的选择性的观看。

首先，新生宝宝很喜欢红色。这大概是因为他在子宫里的时候，阳光照进来，他看到的血液颜色就是红色的，看得多了，熟悉了，所以喜欢。妈妈可以给宝宝准备一些红色的卡片或者红布。

其次，新生宝宝喜欢黑白对比鲜明的图。妈妈可以给宝宝准备一些类似黑白棋盘格、靶心图、黑白环形图等图片看，也可以在白纸上方方正正地写上黑字。

最后，宝宝特别喜欢人脸，在视线范围内的人脸都会盯着看。妈妈可以准备一些肖像图，最好是黑白肖像图，宝宝也会聚精会神地看。

> **✤ 金牌月嫂主张**
>
> 准备了宝宝喜欢看的图片，还要搭配一些其他的，逐个拿给宝宝看，做个对比，更容易看出宝宝对哪些感兴趣。

怎样才能给宝宝足够的安全感

宝宝离开温暖的子宫，来到陌生的世界，最基本的心理特点就是缺乏安全感，最需要的也是安全感。给宝宝足够的安全感，也是妈妈育儿过程中的一项重大任务。

所谓安全感，也就是要让宝宝无论在身体还是在心理方面都不感到危险与伤害，也不会感到孤独和无助。因此给宝宝安全感，最重要的就是及时满足他的需求。

❧ 及时满足宝宝的需求

宝宝自己什么都做不了，甚至身上痒了，自己也不会抓，有任何不舒服都需要妈妈来帮他解决，这就要求妈妈要及时发现宝宝的需求并及时满足他，饿了给他吃的，困了让他睡觉，热了减少衣物，冷了添加衣物，委屈了给予安慰，病了悉心照顾。宝宝的需求得到满足，他的安全感就会建立。

❧ 给宝宝足够的尊重

在亲子关系中，宝宝处于弱势，妈妈处于强势，亲子关系是不对等的，所以及时满足宝宝要求的基础应该是对他的尊重，让亲子关系对等起来。尊重宝宝，妈妈就不会因

为心情不好或者精力不济而有意无意地忽略宝宝的需求，更不会把怨气撒在宝宝身上，这样对宝宝的照顾就会是持续而耐心的，宝宝的需求就能始终得到及时满足。

所以，妈妈要放低自己的姿态，抬高宝宝的地位，把宝宝当作一个独立的个体，看成一个平等的家庭成员对待。

❧ 了解宝宝是满足宝宝的前提

妈妈对宝宝有足够的尊重，愿意满足宝宝的一切需求，但如果不了解宝宝，不知道宝宝出现什么表现时是有什么需求，那么满足他的要求就是一句空话，所以从宝宝出生起，妈妈就要认真观察宝宝、研究宝宝，最终做到完全了解自己的宝宝，能够在宝宝刚出现需求表现时满足他。

当宝宝有了足够的安全感，他对他人和这个完全陌生世界的信任会建立起来，他自己的自尊、自信也会在这个基础上建立起来，而且这份安全感也会让宝宝有勇气去自由探索，将来能与他人、与社会更融洽地相处。

❧ 金牌月嫂主张 ❧

和谐、温暖的家庭气氛是满足宝宝安全感需求很重要的环境，所以爸爸妈妈要和睦相处，不要争吵，不要互相埋怨，更不要因为夫妻闹矛盾而把气撒在宝宝身上。

多跟宝宝交流、接触

帮宝宝建立安全感，除了及时满足他的需求之外，还要多跟宝宝交流、接触。这种交流和接触能让宝宝感到自己是被重视的，从中获得极大的满足感。这种满足会给他带来安全感。

多做眼神交流。宝宝喜欢看妈妈的脸，母爱可以用眼神传达。当宝宝看着妈妈的时候，妈妈一定要给予回应。宝宝看到妈妈温柔的眼神时，会感到平静和满足。

在平时照顾宝宝的时候，要尽量多地跟他对视，换尿布、洗澡、喂奶时，都可以边看着宝宝的眼睛边做。尤其是喂奶的时候，有妈妈的注视，宝宝会吃得又多又快。

多用语言交流。妈妈温柔的声音也能给宝宝有效的安慰，建议妈妈平时也要多跟宝宝说话，就把他当作能听懂话的大孩子一样，该说什么说什么，不要在乎他听得懂或者听不懂，他只要听到妈妈的声音就会满足。比如换尿布的时候，可以问他尿湿了，是不是不舒服，告诉他马上就要更换干净的了，换好后再问他是不是舒服多了。

多进行身体接触。宝宝喜欢温柔的身体接触，摸摸他的小手，挨挨他的脸，挠挠他的肚皮，抱抱他，都会让他感觉到愉快和满足。另外规律地给宝宝做做抚触，对宝宝安全感的提升效果非常好。

用喂母乳的姿势喂宝宝配方奶

吃母乳时，宝宝靠着唇边敏锐的触觉，感受妈妈的温度和味道，心里会有极大的满足感，所以给宝宝喂母乳，既是满足他胃的需求，也是满足他心灵的需求。所以，喂母乳本身就是满足宝宝安全感需求很好的一个渠道。

而没有吃母乳的宝宝就会缺乏这样的一个渠道，所以我们建议要用喂母乳的姿势喂宝宝，尽量给宝宝接近于吃母乳的感觉。妈妈的搂抱和抚摸也会让他感到愉快和安全。

喂配方奶时，妈妈把宝宝搂抱在怀里，让他的头靠着妈妈的臂弯和胸部。另外建议要在喂奶的过程中多跟宝宝进行眼神交流，如果愿意，妈妈可以撩起衣服，让宝宝的手或脸可以直接接触到妈妈的皮肤，给予他更多的满足感。

金牌月嫂主张

吃配方奶的宝宝相对于吃母乳的宝宝对妈妈依赖性不太强，不黏缠，对妈妈的要求不太多，所以得到的关注客观上没有吃母乳的宝宝多。妈妈不要因为宝宝不索取就顺水推舟不给予，反而应主动给宝宝更多的关注，最好让自己变得喜欢跟宝宝腻歪。

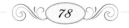

怎样给新生儿抚触

❧ 给新生儿做抚触有益身心健康

抚触是一种新的育儿手段，对宝宝的身心都有好处。

首先，抚触能刺激血液中褪黑激素升高，褪黑激素能提高宝宝的睡眠质量，也有助于他建立正常的睡眠周期，所以抚触可提升宝宝睡眠质量。睡眠不稳的宝宝在睡前做做抚触，效果会很明显。

其次，抚触可以促进肠胃蠕动，可提升宝宝的消化能力。吃完奶容易腹胀、打嗝的宝宝，每次喂完奶之后可以帮他抚触一会儿腹部，可减轻宝宝的不适感。

再次，抚触可刺激到神经末梢的感受器，让宝宝产生松弛、舒畅的感觉，有助于调节情绪。比较爱哭闹的宝宝，妈妈也可以学着经常帮他做做抚触。

最后，抚触可以保持妈妈和宝宝长时间的肌肤接触，可提升宝宝的安全感和对妈妈的信任感，有助于建立亲密的亲子关系。

因此，妈妈可以学学专业的抚触手法，每天定时给宝宝做。

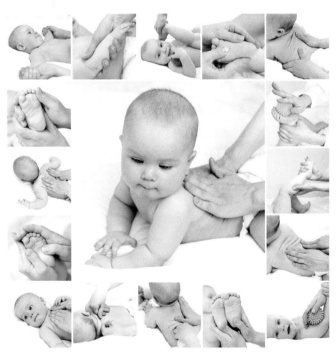

❧ 金牌月嫂主张 ❧

即使不是专门抽时间做全套的抚触，随意地、不时地用各种手法如揉、抓、弹、压、拉、捏等接触宝宝身体各部位，都可起到保健作用。

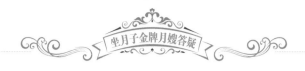

给新生儿抚触的方法

做抚触前要脱掉宝宝的衣服，让宝宝仰卧在床上，然后在双手上倒些润肤液匀开，让手部保持润滑，以免摩擦力太大，让宝宝不舒服。之后抚触开始，从面颊开始，抚触到宝宝身上每一处肌肤。

抚触面颊手法

第一步：让宝宝仰卧，将两手拇指放在宝宝的前额中央，轻轻按压一下后，指腹紧贴皮肤，然后沿着眉骨向鬓角方向滑动，最后停在太阳穴上，略加按压。

第二步：两手拇指指腹紧贴下颌中央，轻轻按压一下后，沿着下嘴唇，向两边脸颊滑动，把嘴角拉起，把宝宝的脸拉成微笑的样子。手指停在腮部，略加按压。

第三步：两只手平放，掌心贴着前额发际线，顺着宝宝的头骨向后滑动到后发际线，然后回转到耳垂后，略加按压。

胸部抚触手法

第一步：左手掌掌心贴着宝宝的胸部左侧靠下的位置，轻轻向上、向右滑动，斜着滑过宝宝胸部，到右肩处停下。

第二步：右手掌从相反方向滑动抚触。最终两只手的动作就像在胸部画"×"一样。

腹部抚触手法

将一只手放在宝宝的腹部右下侧，掌心紧贴皮肤，竖直向上滑，滑到上腹部，然后水平向左滑动到左上腹，最后向下滑动到左下腹。如果妈妈是在宝宝脚的位置，做这个抚触就像画倒的"U"形。

切记，做腹部抚触的时候，一定要从宝宝的右边向左抚触，这样符合肠胃蠕动的方向，只有这样才能促进消化。另外，也可以顺时针打圈按摩。

四肢抚触手法

第一步：左手抓着宝宝的右手手腕，右手呈环状握住手臂，从肩部向手腕运动，边运动边挤压。运动到上臂、前臂的肌肉群以及肩部、肘部关节时，略作搓揉再继续。挤压到手腕以后，再从手腕滚搓，直到肩部。换左手抓着宝宝右手手腕，左手抚触宝宝的右臂。

第二步：左手抓着宝宝左脚脚腕，右手呈环状握住腿，用和按摩手臂同样的方法抚触腿部。抚触完左腿，换右腿。

手脚抚触手法

第一步：把拇指放入宝宝掌心，指腹贴着掌心轻轻按一下，然后慢慢从掌心滑动到大拇指，轻轻打圈按揉大拇指指腹。同样的方法从掌心滑动到其他手指，按摩指腹。

第二步：将大拇指指腹紧贴宝宝的脚跟，缓缓向脚趾方向滑动，依次滑动到各个脚趾，打圈按摩趾腹。

背部抚触手法

第一步：让宝宝俯卧。两手掌大拇指相对，掌心向下放在宝宝脊椎处，由脊椎向两侧滑动，边做边向下移动，直到臀部。

第二步：食指和中指从尾骨两侧开始按压，沿着脊椎向上，边移动边按压，直到颈椎处。

每个部位抚触2~3遍。力道要掌握好，太轻，刺激作用小；太重，宝宝不舒服。建议第一遍的时候力道要轻柔，第二遍稍稍加力，第三遍力度最大。

金牌月嫂主张

妈妈做抚触的时候，如果爸爸在身边，也可以让爸爸帮做几下，让宝宝感受不同的力道和皮肤触觉。

抚触注意事项

抚触对宝宝好处多多，但如果做法不恰当，反而会造成伤害，要注意以下几个细节：

1 做抚触时，需要宝宝裸体，所以需要调节好室内温度，以免感冒，最好在24~26℃。另外，如果把宝宝放在有阳光的地方，他会感觉更舒服些。如果温度条件达不到，可以分部分进行，用毛巾盖住暂时还做不到的部位保暖，将要做的部分露出即可。

2 将宝宝将要换的衣服、尿布等准备好，放在手边，做完抚触就可以马上给宝宝穿上，避免着凉。

3 注意观察皮肤的颜色来估计力道是否适合，如果一遍抚触做完，宝宝皮肤已经红了，说明力道有些大了；如果三遍做完，肤色还没有变化，说明力道太轻，需要加重。

4 注意观察宝宝的反应，如果宝宝表现出烦躁情绪或者皮肤颜色出现了变化，比如发紫，说明他有些不舒服，最好马上停止。

5 一次抚触的时间不要太长，否则宝宝会劳累，一般10~15分钟之内结束比较好。

6 抚触放在宝宝洗完澡后比较方便，刚吃完奶或者饥饿的时候不适合做抚触。刚吃完奶做抚触，压到宝宝的腹部，容易造成溢奶。饥饿时做抚触，宝宝消耗大，会很不舒服。

7 抚触的同时给宝宝放一点音乐，宝宝伴着音乐抚触，他对音乐、对抚触的感受都会更深刻，而且会感觉更舒服。

金牌月嫂主张

在抚触的时候，妈妈不要一言不发，可以多跟宝宝交流，告诉宝宝自己正在做什么。能持续听到妈妈的声音，对宝宝来说是莫大的安慰，抚触会更顺利。

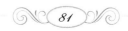
第一章 宝宝篇

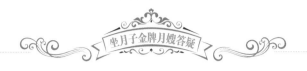

新生儿适合游泳吗

新生儿游泳好处多

让新生宝宝游泳也是一种育儿新手段。研究表明，游泳对宝宝的发育有很明显的促进作用，不仅能使身体健壮，还能让头脑更聪明。如果有条件，就让新生宝宝多游泳吧！

宝宝出生前是生活在水中的，游泳让他再次回到水中，水的浮力、压力，水流的冲击力都作用在宝宝身上，这种感觉让他很熟悉，熟悉感会给他提升安全感。单从这一点来说，游泳对宝宝就非常有意义。然而游泳的好处不止这一点，水流对身体皮肤的抚触会让宝宝产生愉快的情绪，帮他摆脱悲伤或者厌恶等不良情绪。

宝宝进入水中后，立刻就会不由自主地做全身的运动，挥舞双臂，蹬双腿，迅速开始划水。这个运动的过程中，宝宝的血液循环速度会加快，肺活量增大，因此，宝宝的骨骼和肌肉会得到更多营养，生长速度也就被促进了，将来运动能力会比没游泳的宝宝更强。

宝宝一切的身体活动都会刺激大脑皮层神经，游泳这种对新生宝宝来说相对较激烈、较大量的活动，自然也会促进大脑快速发育，使大脑反应更加灵敏。

有观察发现，早下水游泳的宝宝，胎便排尽时间、黄疸消退时间都比没游泳的宝宝更早。

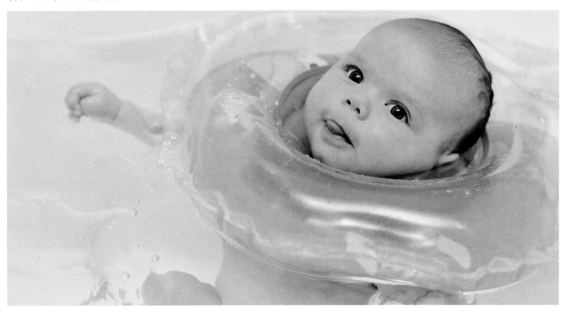

有些新生儿不适合游泳

新生儿游泳好处多，但有的新生儿却不适合，建议不要勉强而为，那样不但起不到保健、锻炼的效果，反而会伤害宝宝的健康。所以，新生儿游泳要征得医生的同意，看体质和发育情况合适才能去游。

新生儿出生后，通过一小段时间的观察，医生会根据几项标准就宝宝的发育和健康情况给出一个评分，现在通用的是阿普加评分。如果阿普加评分在8分以下，说明宝宝发育情况、健康状况不是很好，这样的宝宝不建议游泳。

另外，如果宝宝出生时胎龄小于32周，体重小于2000克，发育水平明显低下，都要给予特别的保护，游泳这种运动量较大的活动不适合这样的宝宝，就不要做了。

还有的宝宝有并发症，不适合大量运动，或者皮肤有破损、感染等问题，不适合下水游泳，以免加重感染。

当然，等宝宝的发育水平、健康水准都赶上其他宝宝了，就可以游泳了。

第一次游泳需有专业人士陪伴

宝宝出生4个小时，如果没有明显禁忌证，就可以下水游泳了。有的医院里就配备了新生儿游泳的场地，每天让宝宝游1次，出院前都可以游2~3次了。

在医院里游泳，有专门的护士陪伴，这些护士都受过专业训练，知道宝宝哪些反射动作表示害怕，哪些动作表示喜欢，然后根据宝宝的反射动作给予安抚或者鼓励，可以跟着学一学。如果医院里没有游泳场地，宝宝第一次游泳可在出院后带他到专业的婴儿游泳场馆，这些场馆都有专门的设备以及专业的人员配备。

总之，宝宝第一次游泳一定要有专业的人员陪伴，不要自行在家里操作，以免发生意外。

金牌月嫂主张

宝宝第一次游泳前一定要请医生做全面检查，获得允许才能去，以免在游泳过程中发生意外。

金牌月嫂主张

宝宝在医院或专业场馆游泳时，要多跟护士或其他陪护人员请教一下有关的安全事宜以及出现意外的急救办法，方便以后宝宝游泳时自己照护。

第一章 宝宝篇

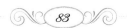

新生儿居家游泳安全事宜

总带着宝宝去专业场馆游泳，可能不那么方便，但又不想让宝宝失去游泳的机会，所以大多数家庭都会选择让宝宝在家里游泳。如果在家里游泳，之前跟专业人士学习过的知识就派上用场了，以下所有的事都是要特别注意的：

第一，游泳时间安排合理。宝宝吃完奶1小时之内不要游泳，激烈的动作容易引发溢奶，而且太多的精力用在游泳上，会影响宝宝消化。即使在合适游泳的时间，如果宝宝表现不太舒服，比如烦躁、哭闹、生病等，也最好不要游泳了。

第二，不要让宝宝在浴缸、塑料盆或木桶里游泳。这些器具壁太过坚硬，要预防宝宝动作猛烈时损伤皮肤韧带、肌肉、关节等。比较好的选择是买一个塑料充气的

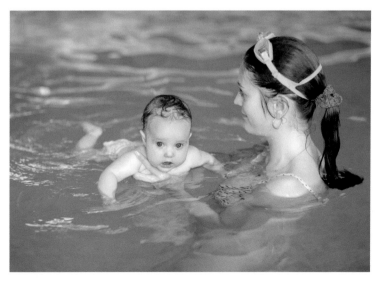

专业婴儿泳池。平时注意保持婴儿泳池的干净和干爽，每次用之前，建议先用开水烫一遍，消消毒。

第三，控制好室温和水温。室温要在28~30℃，水温在38~40℃。放水时先放冷水后放热水。记得一定要充分搅拌，使水温完全均匀之后再把宝宝放进去，以免冷热不均，导致部分烫伤。

第四，控制水的深度。游泳池里加水要视宝宝的身高决定，以宝宝入水后脚不会触及泳池底部为原则，不能太深了。

第五，游泳前后注意给宝宝保暖。游泳前脱掉衣服后，要先用大浴巾包好，然后撩些水在宝宝身上，让宝宝适应一下水温，然后再拿走浴巾，将宝宝放入水中。宝宝游完泳后抱上来，也要第一时间包上大浴巾保暖，待宝宝身上干透之后再给他穿衣服。

第六，给宝宝戴上婴儿游泳专用的游泳圈。婴儿专用游泳圈是套在脖子上的。给宝宝戴游泳圈之前，要先用手挤压一下或者放入水中看一下是否漏气，不漏气才能给宝宝用。检查完漏气情况后，两个人合作，一人扶着宝宝的身体和头部，另一人戴泳圈、扣搭扣。戴上泳圈

后，检查下耳朵和下巴是否都在泳圈以上，然后把手指插入泳圈和宝宝脖子之间试试，泳圈戴得适合的话，颈部和泳圈之间还可伸入一根手指。如果不能伸入一根手指，说明太紧了，会影响宝宝呼吸甚至导致窒息，要换大号的泳圈，如果能伸入不止一根手指，说明太松了，宝宝的头有可能从中脱落，沉入水中，引发危险。

第七，一次游泳时间不能太久。新生宝宝每次游泳，一般5~10分钟就可以了，稍大些可以延长到20分钟。不过，也并不是一定的，如果宝宝很喜欢，可以适当延长一会儿，如果宝宝不喜欢，可以少游一会儿。同时，时刻观察宝宝，如果脸色有了变化或者呼吸急促，可能已经累了或冷了，游泳要马上结束。

第八，及时补水。游完泳后，要在15~20分钟后给宝宝喝些水，补充游泳时流失的水分。一般宝宝身体擦干，穿上衣服就差不多可以喝水了。

积极引导宝宝游泳

宝宝游泳时，有大人引导、鼓励，能起到更好的锻炼效果，宝宝不但活动充分，而且不容易紧张。所以宝宝游泳时，大人不要只是待在那里看着，应该努力逗引宝宝，让他更积极地活动身体。

1 在宝宝入水时，不要一下子放进去，否则宝宝会感觉紧张。最好从脚开始，一点一点往里放，边放边跟宝宝说话，告诉他要游泳了，现在哪部分进入水里了，告诉他水带给身体的是什么感觉，等等。

2 宝宝进入水里后，如果待着不动，大人可以带动宝宝。不过要注意，不要拽着他的泳圈晃动，而是拉着他的手或者脚游动，或者把着他的手脚划水，让他体会游泳的感觉，等宝宝习惯了，他就会自己划水了。

3 宝宝自己游动起来以后，大人要在不同的方向呼唤宝宝，鼓励宝宝把握游动的方向："宝宝，你游得真棒，过来，到这里来。"另外，也可以用红色玩具等吸引宝宝试着去改变游动的方向。

4 把手伸入水下，在水下挠宝宝的脚底、肚皮等，用欢快的语气跟宝宝说："挠痒痒啦，挠痒痒啦。"迫使宝宝转身、缩脚等。

金牌月嫂主张

宝宝的游泳圈是跟着脖围走的，要购买正适合的或者稍大的。随着宝宝长大，游泳圈也要换大号的。为避免宝宝耳朵进水，要选择气室比较大，而且后气室比较高的。

金牌月嫂主张

新生儿期，宝宝游泳的时候，妈妈还不宜太劳累也不适合总往房间外面跑，所以尽量让爸爸带着去。

第一章 宝宝篇

新生儿视觉能力开发

❧ 视觉能力关乎审美水平

视觉能力也就是用眼睛观察的能力，包括对色彩、线条、图形、空间等的感知能力，对宝宝来说是非常重要的，不仅会影响到他将来的学习，也会影响他的生活品质。

首先，视觉能力强的人，观察能力强，视觉敏感性和准确性更高，这样在将来的学习中出现疏漏的概率就会低很多，一般不会出现总是抄错题目、抄漏题目或者写反字等的错误。

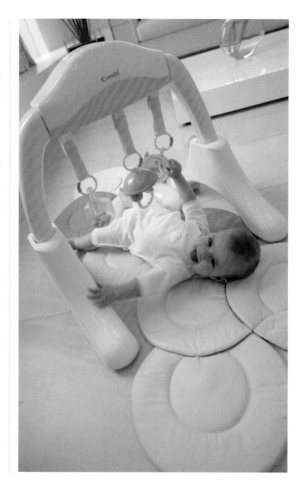

其次，视觉能力强的人，审美能力强，具备一定的艺术细胞，知道什么颜色、图案搭配会好看。培养这项能力对宝宝将来塑造自己的外在形象用处不小。

最后，视觉能力强的人，空间感好，不会总是迷路，这在如今大城市中错综复杂的交通面前已经是一项重要的能力。

当然，视觉能力强的好处不止上面3点，但仅从这3点出发，也应该努力开发宝宝的视觉能力。

❧ 金牌月嫂主张 ❧

锻炼宝宝任何一方面的能力，并不是说要让他将来从事与此相关的工作，所以锻炼目的不要太功利，只把专注点放在提高宝宝素质上就可以了。

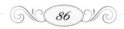

❧ 追视、凝视

新生宝宝有一定的追视和凝视能力，妈妈多跟宝宝做做这样的游戏，开发他的视觉能力，提升他的注意力。

方案一：找块红布蒙在手电筒上，打开手电筒，又红又亮的色彩会一下子就吸引住宝宝的眼睛。当宝宝注视手电筒了，将手电筒向宝宝的左右移动，吸引宝宝向左右转动眼珠追视，然后再将手电筒从宝宝的脚部缓缓移动到头部，引导宝宝上下移动眼珠追视。在移动的中间，不时停顿一下，让宝宝凝视。

如果宝宝看着看着不看了，很可能是看不到了，目标已经出了他的视力范围，要再重新调整一下，离宝宝眼睛近一点，角度小一点，直到他明显开始注视了，就说明又看到了。

方案二：找个红色的气球拿着，先展现给宝宝看，然后说："飞走了！"把气球突然拿开，离开宝宝视线范围，然后又说："飞回来了！"把气球再拿回宝宝的视线范围内，让宝宝重新看到，反复几次，可以增加宝宝视力反应的敏锐度。

当宝宝的视觉能力提高了之后，可以跟宝宝玩"小蜜蜂"的游戏，把气球当作蜜蜂，拿着一会儿落到宝宝的手上，一会儿落到宝宝胸前等部位，落下来之后说："小蜜蜂来了，小蜜蜂落到宝宝手上了。""小蜜蜂来了，小蜜蜂落到宝宝胸口了。"让宝宝把他的视觉感受和触觉感受联系起来。在这个过程中，宝宝重新发现气球的速度越快，说明宝宝的追视能力越高，看的时间越久说明注意力越集中。

宝宝的肌肉调节神经还不是很好，所以训练视觉能力的时候，时间不能太久，一次训练2~3分钟就可以了，以免宝宝视觉疲劳。

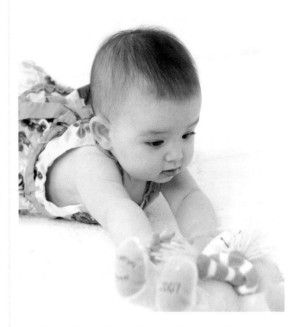

❧ 金牌月嫂主张 ❧

跟宝宝玩游戏的时候，大人一定要全身心投入，不要心不在焉。大人心不在焉，宝宝也玩得不起劲，起不到应有的开发效果。

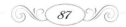
第一章 宝宝篇

❀ 看颜色、图形

妈妈准备的彩色卡片和黑白对比图形，都是用来开发视觉能力的，宝宝出生后就可以每天都给他看了，看看他是不是对红色和黑白对比明显的图特别感兴趣。

方案一：把一张红色卡片和一张绿色卡片同时举到宝宝眼前，观察宝宝的眼睛，看他注视红色卡片的时间长还是注视绿色卡片的时间长。一般都是注视红色卡片的时间更长，甚至全程都在看红色卡片。

方案二：把红色卡片混入3~4张其他颜色的卡片中，一张一张依次展现给宝宝看，看展示到红色卡片的时候，宝宝是否明显兴奋起来了，红色卡片拿走，是否情绪明显低落下来。

方案三：把准备好的黑白对比图或肖像图拿一张到宝宝的面前展示，停留20~30秒，让宝宝注视，当宝宝的注意力转移了，就再换一张给他看，看他是否会重新集中起注意力。

❀ 金牌月嫂主张 ❀

宝宝的衣服、被褥，妈妈的衣服，家里的装饰色彩是宝宝每天都会看到的，会影响宝宝的视觉能力开发，所以要多加注意。家里可以挂些画或者养些花，衣服、被褥尽量选亮丽的颜色，如红、黄、蓝、绿，都对宝宝有益智作用，黑、灰、白则会起到反作用，最好少用。

❀ 保护宝宝眼睛

开发宝宝的视觉能力重要，保护眼睛健康更重要，只有眼睛健康，才有可能实现视觉敏锐。

预防眼睛感染

新生宝宝的眼部是比较容易感染、发炎的部位，可能经过产道时被感染也可能出生后护理不当被感染，需要做好预防。

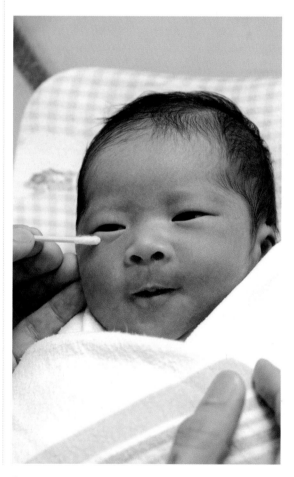

一般，宝宝出生后，医生会配一瓶眼药水给宝宝用，要每天给宝宝滴眼睛，可有效预防感染。给宝宝滴眼药水不那么容易，要认真学习，慢慢操作：用一支消过毒的小棉棒，轻轻压在宝宝上眼皮的眼睫毛上方，平行向上推眼皮，将宝宝的眼睛扒开，然后滴入一滴眼药水。滴眼药水的时候，药瓶口要离开眼睛一定距离，不要跟眼睛接触到，以免在一只眼睛感染的情况下，将病毒传感给另一只。换一支棉棒扒开另一只眼睛滴眼药水。

另外，新生儿期宝宝眼屎是比较多的，需要经常擦拭，可以这样操作：用干净的毛巾或者消毒纱布包住手指，蘸一点温开水，从内眼角向外眼角轻轻擦拭，将眼屎带离眼睛。给宝宝擦拭眼屎也要注意擦完一个部位要换一个纱布角，不要一个角反复用，以免相互感染。

避免伤害眼睛的不当做法

如果不懂保护宝宝的眼睛，无意间做出一些不当行为，可能会严重伤害宝宝的视力甚至导致失明。以下的行为都要注意：

1 刚出生不久的宝宝眼周肌肉调节不良，眼球还没有固定，如果长时间盯着一侧的物体看，可形成斜视。所以挂在宝宝床头的玩具不能始终都在一个位置，要经常变化，带动宝宝的眼睛向不同方向运动。

2 宝宝身体两侧光线强度要对称，如果一侧光线总是太强，而另一侧较弱，宝宝会出现生理性的保护反应，光线强的一侧眼睛经常眯起，同时瞳孔缩小，时间久了可导致双侧瞳孔调节功能不协调，出现斜视或者其他视力障碍。所以，让宝宝躺着的时候不能左侧或者右侧对着强光的一面，而应该脚底或者头顶对着强光。

3 不要给新生宝宝看颜色、图案太繁杂的物品，包括电视、电脑以及手机屏幕都不应该给宝宝看。这些东西色彩变化太快，而且亮度较高，会造成宝宝视觉疲劳和视觉混乱。

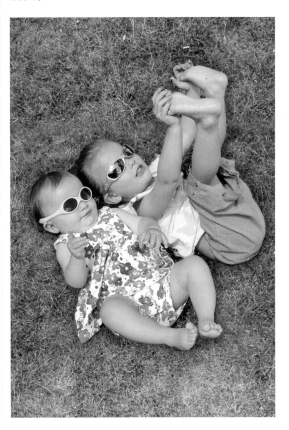

4 不要用强光手电照射宝宝的眼睛，也不要让太阳光长时间直射宝宝的眼睛，更不要在洗澡的时候开浴霸的灯暖或者拍照时开闪光灯，以免损伤尚未发育完善的视网膜，严重的可造成失明。

5 不要遮挡宝宝的眼睛。宝宝的视觉神经尚未发育完全，如果较长时间遮挡宝宝的眼睛，可造成失明。如果宝宝有眼疾需要蒙纱布，不要长时间蒙着，要隔两个小时左右就摘开纱布一会儿，让宝宝的眼睛接受一定的刺激，然后再蒙上。具体可咨询医生。

6 宝宝出生的头两年，是眼睛焦距调节功能发育的关键阶段，处在光明与黑暗环境中的时间对比可能会影响视力发育，夜里睡在灯光里的宝宝比睡在黑暗里的宝宝近视可能高出3倍，所以，夜里睡觉时，不要给宝宝开着灯。

及时发现异常

除了要避免一些不正确的做法，保护宝宝眼睛外，还要经常注意观察宝宝的眼睛，包括看大小、外形、位置、运动、色泽等。如果出现异常，要及时咨询专业人士或者请医生检查治疗。正常的情况下，宝宝的眼睛清澈明亮，眼球大小适中，黑白对比分明，活动自如。如果宝宝不能正常凝视或者追视，对眼前物品、人物变化没有反应或反应较迟钝，很可能视力有问题，要及早检查。

自己也可检查宝宝是否斜视，可以这样做，把宝宝抱到比较暗的地方，用一个小手电筒在正前方50厘米处照射宝宝的眼睛，如果两个光点都落在瞳仁的位置说明宝宝没有斜视，否则要积极就医。

另外，新生宝宝有眼屎很正常，但如果眼屎特别多，多得宝宝连眼睛都睁不开了，有可能是发生了结膜炎、红眼病等疾病，需要及时就医。如果长时间不治疗，泪囊中的脓性物质就会排到眼睛里，引发角膜炎，再严重角膜形成白斑，对宝宝的视力就会造成很严重的影响了。

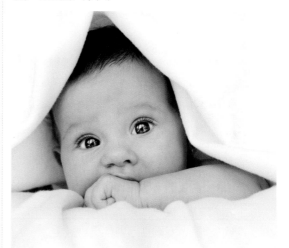

金牌月嫂主张

宝宝先天有斜视，是正常的，但通常先天的斜视不是时时刻刻都斜视，而是斜视一会儿很快就会转为正常，3个月以后会完全消失，如果不是这样就要就医。

新生儿听觉能力开发

听觉能力好的人记忆力强

听觉能力指对各种声音的感知和辨识能力，尤其是对音乐的感受和理解能力。一个听觉能力高明的人，会关注各种自然发出的声音，能区分它们细微的不同，耳朵特别敏锐。而且，更主要的对音调、韵律、节奏等都特别敏感，听一两遍就能记住，并表现出来，而且听觉能力高明的人还能合理运用音调、韵律、节奏等，把它们应用到记忆某些较难记忆的内容中，比如把一段内容有意或者无意地配上旋律或者编入节奏，很容易就记住了。

所以，听觉能力如果开发得好，宝宝将来的记忆能力会较好。另外，听觉能力好的人喜欢唱歌、听歌，一般情绪都比较明朗，会成长为一个好个性的人。另外，节奏感好，有助于宝宝身体的协调性发展，所以对促进宝宝运动能力有好处。

听声辨位

刚出生的宝宝就有一定的追踪声音的能力，会把头或眼睛转向声音发出的方向，听声辨位的游戏会让他的反应更加灵敏。

方案一：拿着手摇铃或者装着黄豆的盒子在距离宝宝耳朵10厘米的地方摇响，看宝宝是否会突然间眼睛发直，然后慢慢把头转向发出声音的方向。待宝宝转向后，再把手摇铃或盒子拿到另一边耳朵10厘米的地方摇响，看宝宝是否会把头再转向。然后，持续摇动手摇铃或盒子，边摇动边移动，从宝宝的一侧耳朵处经过眼睛移动到另一侧耳朵处，看宝宝是否会眼睛和头一起跟着转动。

方案二：把铃铛、拨浪鼓、风铃、音乐盒等能发出声响的玩具挂一两件在宝宝的不同方位，轮换着弄响，看宝宝眼睛是否会看着发出声响的玩具，是否会听出是哪个玩具在发出声响。

方案三：妈妈在不同的方向喊宝宝的名字，并且说"我在这里，在你的左边"等，看宝宝是否会准确把头转到妈妈所在的方向并看着妈妈。

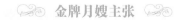

金牌月嫂主张

音乐是听觉能力最重要的部分，但不是全部，所以开发宝宝听觉能力的时候不能仅限于音乐，各种声响只要能制造出来就可制造出来给他听一听，有助于提高听觉辨识力。

金牌月嫂主张

虽然用耳朵听更多是被动地接受，但也需集中注意力，听久了也会累，所以训练宝宝听力时，每次大约3分钟即可。

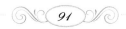
第一章 宝宝篇

❧ 听音乐

即使刚刚出生没几天的宝宝，都能听得出来音乐和其他声音的不同，对音乐的好感几乎是与生俱来的，可以多让他听听。

方案一：如果规律地给宝宝做过胎教，宝宝对胎教时候听的音乐是有一定的记忆的，在宝宝出生后可以继续听，看宝宝会不会听到这些音乐时安静下来。给宝宝听一会儿胎教时听的音乐，再换成没听过的音乐，看看宝宝的表现，是否变得不安，注意力也不集中了，再换回胎教音乐看看。宝宝要是对两种音乐表现得明显不同，说明他是能听出两者的不同的。

方案二：没有什么能比妈妈亲自唱歌给宝宝听，让宝宝感觉更舒服的，所以妈妈要用心找一首歌，不限于儿歌，只要节奏舒缓，旋律悠扬就好，《世上只有妈妈好》《妈妈的吻》都可以。可以抱着宝宝边摇边唱，也可以让宝宝躺着，在他的耳边唱。

给宝宝听音乐或唱歌，曲目不要频繁变换，毕竟宝宝的记忆能力有限，只有经常听到的他才会逐渐熟悉并记住，才能起到开发智力的作用。

给宝宝听音乐，时间一定不能太长，每天听两次就可以了，每次不能超过20分钟。从小太长时间听音乐的宝宝容易患自闭症。

❧ 金牌月嫂主张 ❧

放音乐的时候，关注宝宝的表现很重要，宝宝的表现是给他继续播放还是停止播放一首曲子的唯一标准。如果宝宝每次都很注意地听就可以继续播放，如果宝宝一点都不注意去听，最好换支曲子。

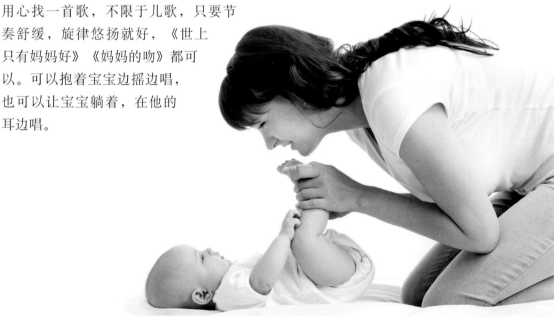

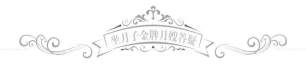
✤ 保护宝宝的耳朵

严重的听力损伤比较少，但多多少少的听力损伤在每个宝宝身上都可能会存在，使得听力不再能发展到本可以达到的程度。而听力不仅是听觉能力的基本保证，还对语言的发育起着决定性的作用，所以保护宝宝的耳朵健康非常重要。

1 不要让宝宝生活在太过嘈杂的环境中，太多噪声会影响宝宝听觉的灵敏性，靠近工地等噪声比较大的房间要做好隔音或者给宝宝换个相对安静的房间。当然更不能让他听太大的声音如鞭炮爆炸的声音，可直接导致耳聋。如果赶上了过年、过节，到处都有鞭炮声避免不了时，要用棉花、耳塞等塞住宝宝的耳朵。

2 避免硬物撞击宝宝耳朵，更不能用手击打，有可能引起耳鼓膜破裂，直接损伤听力。也不要给宝宝掏耳朵，万一宝宝突然动了，很可能捅破耳鼓膜。宝宝有耳屎，吞咽咀嚼动作可把这些耳屎推送到外耳道，只要用棉签轻轻把外耳道的耳屎揩去即可。

3 如果宝宝需要用药，要注意避开那些可损害听神经的药物如链霉素、庆大霉素、卡那霉素等。

4 不要让污水、异物进入宝宝耳朵。洗脸、洗头、洗澡时要特别注意，最好用手按压住耳廓，洗完后及时用棉签清理外耳道。一些细小的物件一定要远离宝宝，不怕一万就怕万一，预防万一掉入宝宝耳中，引发感染。

另外，平时要注意观察宝宝的耳朵，如果分泌物有异，比如出现了水性或脓性分泌物，那就说明宝宝耳朵感染发炎了，要尽快看医生。需要说明，刚出生的宝宝因为耳朵里有羊水残留，耳屎有些发黏，这是正常的。

但是如果宝宝对周围声音没有反应或者反应轻微，甚至有较大的、突然的声音出现也没有惊吓的反应，可能是听力有问题，要及时看医生。

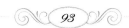
金牌月嫂主张

宝宝出生24~48小时内有个听力筛查的检查。此时筛查如果不达标，可能是分泌物过多或者羊水未干引起的，可在满月时复查。满月时仍不过，需在3个月时再复查，如果真有疾病，需要尽早进行干预。越早干预，对语言能力的影响越小。

第一章 宝宝篇

新生儿运动能力开发

❀ 运动能力好的人表现力高

有目的、有计划地锻炼宝宝手脚，开发运动能力，可以为宝宝将来运用身体语言表现自己打下良好的基础。小时候运动能力开发得好的宝宝，将来不仅在运动方面高人一筹，而且表演、跳舞、做手工等才能也会强一些。

另外，运动可让人快乐，有改善情绪的作用，爱运动的人心胸更开阔，所以开发运动能力有助于把宝宝培养成具有更乐观、开朗性格的人。

大脑指挥身体运动，身体的运动反过来又刺激大脑发育，从这个角度来说，经常锻炼宝宝的手脚，开发运动能力，可以间接刺激大脑发育，能让宝宝更聪明。

金牌月嫂主张

能力开发是个需要长期坚持的事，三天打鱼两天晒网很难取得良好的效果，所以妈妈一定要坚持，不要三分钟热度。

❀ 新生儿被动操

被动操意思就是大人把着宝宝的手脚帮他做操，宝宝完全是被动的。做被动操可以锻炼宝宝骨骼、肌肉运动的协调性和灵活性，也可促进宝宝循环系统、消化系统的功能，对身体很有好处，每天都可以给宝宝做两次。

被动操的做法

做被动操，要力图活动到宝宝全身的大肌肉，具体可以操作如下：

第一节：扩胸运动。握住宝宝的双手，将双臂屈曲，双手于胸前交会，然后打开双臂，向身体左右两侧平伸，与身体呈90°角。

第二节：伸展运动。握住宝宝双手向上举，举至头两侧再慢慢放下，贴在身体两侧。

第三节：屈腿运动。握住宝宝的双小腿，将双腿膝关节向上抬，使大腿和小腿屈曲成90°角，然后将双腿慢慢伸直并并拢。

第四节：抬腿运动。握住宝宝的双小腿，令双腿伸直，然后向上举起，使腿与身体呈90°角，再慢慢放下双腿。

第五节：转手腕。一手握住宝宝的前臂，一手握手掌慢慢顺时针转动手腕，再逆时针转动。转完一只手换另一只手。

第六节：转脚腕。一手握着宝宝的小腿，一手握脚掌，顺时针缓缓转动脚腕，然后再逆时针转动。转完一只脚换另一只。

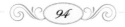

第七节：翻身。宝宝仰卧，一手掌心向下平放在宝宝腹部，另一手插入肩背部下方，稍用力向上推，将宝宝推成侧卧位，再稍用力向前推，将宝宝推成俯卧位。过一会儿，一手放在腰部，一手放在胸前，再将宝宝翻回仰卧位。

以上每个动作刚开始的时候可做1~2次，以后可以慢慢增加到4次。全套动作，刚开始时每次做5分钟，以后可以逐渐增加到15分钟。做完之后如果宝宝表情很愉快，那就说明做得比较成功。

做被动操的注意事项

新生宝宝骨骼、肌肉柔嫩，承受力弱，所以做被动操的时候，动作要轻柔，别让宝宝感觉到疼痛。除此之外，还要注意几个细节：

1 做操时间不要太长，以免宝宝太过劳累，出现肌肉酸痛问题，那样宝宝会睡不好、吃不好。

2 宝宝如果情绪不佳，比较烦躁，就先不要急着做，要先把情绪调节好。如果在做操的过程中，宝宝哭闹起来了，那就要马上停下。

3 宝宝饥饿或者刚吃饱的时候不要做操，最适合的时间是吃奶后1小时左右。其实这个时候的宝宝无论精神还是身体都比较舒适，配合度会比较高。

4 做操的时候，衣服不能太紧，要尽量宽松，否则会影响锻炼效果，而且因为总是被勒到，宝宝会感觉不舒服。如果室内温度比较适合，在28℃左右，也没有对流风，可以给宝宝脱了衣服，只留一个小背心，做操效果会更好。

5 做操的幅度不应太小。大人有时候会担心伤到宝宝，所以做操的动作幅度较小，这样其实是起不到应有的锻炼效果的。其实每个动作都应该做到充分的屈曲或伸展，当然只要充分即可，不要过度，否则宝宝也会不舒服。

金牌月嫂主张

给宝宝做被动操的时候最好放一些音乐，跟着音乐的节奏做操，宝宝会更安静。当然，也可以自己一边打节奏一边做操。

❧ 抬头训练

新生宝宝颈背部肌肉力量很弱，以至于他自己连头都抬不起来，大人要帮他训练。抬头训练可增强颈背部肌肉力量，还能增大肺活量以及宝宝的适应能力。

方案一：仰卧抬头。宝宝仰卧的时候，大人在宝宝对面，把双手拇指分别对应塞入宝宝的双手，让他握住，其余四指抓住宝宝的手腕，稍向上用力提起，这时候宝宝会努力把头抬起来，好像是要坐起来的样子。这个训练可在宝宝出生15天以后做。

方案二：俯卧抬头。让宝宝俯卧，把他的手臂垫到胸部下方，宝宝会努力地想把头抬起来。开始时，宝宝再怎么努力，也仅仅是能稍微离开一下床面，而且维持时间特别短，慢慢地可以将头抬离床面15°，并坚持5~6秒。宝宝俯卧着，妈妈在左右呼唤宝宝或者拿着玩具逗引宝宝，让宝宝练习向左右转头。

注意，在宝宝俯卧的时候，要严防窒息。要把宝宝身边的杂物清理干净，并时刻关注宝宝的口鼻是否被堵住了，如果妈妈要离开一下必须先将宝宝翻成仰卧位才能走开。

方案三：竖抱转头。宝宝像坐安全座椅一样竖直坐在妈妈身前的时候，让爸爸或者其他家人在左右叫他，引导他向左右转头。

❧ 爬行训练

新生儿后期，宝宝将要满月的时候就可以试试训练他，让他学习爬行了。不过，此时的宝宝爬行准确地说更像是蠕动或向前拱。

让宝宝练习俯卧抬头的时候，看看宝宝是否有爬行的意愿，如果他在俯卧的时候，会把双腿向腹部收回，并且头部用力向前拱，妈妈就可以用手顶着宝宝的双脚，给他借点力。宝宝蹬着妈妈的手，会向前蹿一段距离，并再次把腿向腹部收回，臀部高高翘起，妈妈的手可再次跟进。

刚开始训练爬行的时候，宝宝能往前蹿两三下就可以了，到满月后每天可以向前爬行5~10米。

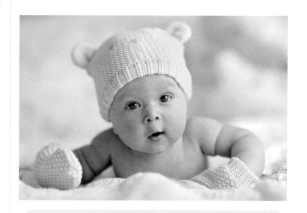

❧ 金牌月嫂主张

宝宝刚开始爬的时候，可能会哭，边哭边向前爬，妈妈要给他加油、打气，哭得厉害了就要抱起来，好好安慰安慰了。

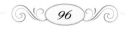

❀ 抓握训练

宝宝刚出生1周以内存在抓握反射，只要用物品触碰他的手，他就会将拳头张开，所以能顺利地把玩具或手指放入他的手里。过了1周以后，这种反射就会消失。以下几种方法可以继续训练宝宝的抓握能力。

方案一：张合手掌。在宝宝醒着的时候，妈妈一边对宝宝说话、唱歌，一边抓着宝宝的手，将宝宝的手指轻轻地一根一根打开，轻轻按摩，手指的背部、腹部、两侧都要按摩，重点要按摩指尖。指尖上感觉神经分布密集，感觉非常敏锐，按摩指尖对大脑皮层刺激作用非常明显。然后再一根一根合拢，反复进行，锻炼宝宝的关节。

方案二：抓握训练。掰开宝宝的拳头，把手指或者一支笔放入宝宝手心，让他抓住，然后用力拉出手指或者笔，再让他握住再拉出，反复进行。注意，不要每次都从一个方向拉出，可以多变化，可多方锻炼宝宝手部肌肉力量。

方案三：引起抓握愿望。在宝宝的手腕上戴一个会发出响声的手镯或者拴一条红颜色的布，红色或者宝宝挥舞手臂时发出的声响会吸引他的注意力，让他有去抓住的意愿。

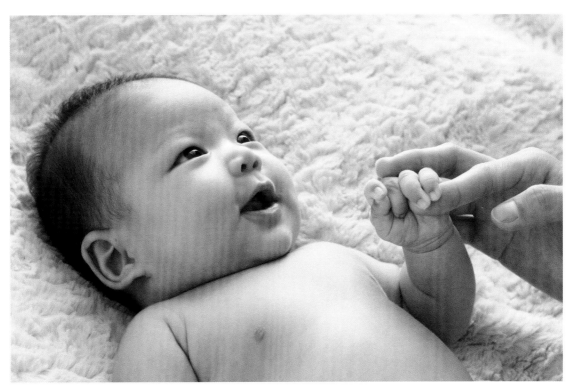

新生儿语言能力开发

多说就能促进宝宝语言能力发展

新生宝宝什么都听不懂，有的妈妈可能觉得对着什么都听不懂的宝宝说话有点难为情，而且家里老人也可能会笑话："你跟他说这些，他懂什么呀？"但事实上，妈妈应该多跟宝宝说话。只要妈妈平时多认真地跟宝宝说话，宝宝将来开口说话的时间就会比别的宝宝早，对语言的理解能力、运用能力也会比别人更自如。

此时跟宝宝说话，不是为了让宝宝听懂，更不是为了彼此交流，仅仅是给宝宝一个学习的机会。妈妈可以发现，在对宝宝说话的时候，宝宝会目不转睛地盯着妈妈的嘴唇看，其实他的耳朵也在注意地听，他是在学习。妈妈说着说着可能就会发现，宝宝嘴唇嚅动，也想说话了。

> **金牌月嫂主张**
>
> 有些妈妈不知道该跟宝宝说什么，其实跟宝宝说话的内容不必限定，五花八门什么都行，家长里短、新闻故事、天文地理都没问题，只要把宝宝真真正正地看作家庭中平等的一员，平时怎么跟别人说话，也怎么跟他说就是了。

亲子对话

跟宝宝说话，可以专门抽出点时间做，也可以随时随地随便说几句，并没有什么限制。

方案一：悄悄话。宝宝觉醒的情况下，妈妈可以凑近宝宝的脸，确保让宝宝看到自己，然后温柔缓慢地低声跟宝宝说一些话，比较好的内容是表达自己对他的感情，比如可以跟他说："宝宝，妈妈爱你，很爱很爱你。"也可以说出祝福以及自己的希望等，比如可以说："宝宝，你要快快长大，健健康康、平平安安地长大。"

方案二：日常对话。适当的时候给予宝宝适当的问候，醒了就问问他："宝宝醒了，睡得好吗？"尿湿了就问："宝宝尿了，湿湿的，很不舒服吧？妈妈马上帮你换尿布"等等，就把宝宝当作大孩子去跟他说话就行。

跟宝宝说话，每次说话时间不要太长，2~3分钟就可以了，尤其是宝宝明显已经困了，就不能再说了。

> **金牌月嫂主张**
>
> 跟宝宝说的话，尽量简短，同样的内容可以多次说，重复率越高越好，宝宝理解、记忆都更容易些。

❀ 口唇游戏

虽然是新生宝宝，但在不断的引导下，也可能会做出模仿的动作或者至少表现出模仿的愿望。

方案一：口型模仿。宝宝情绪好的时候，把宝宝抱起来或者妈妈趴在宝宝上方，面对面，让宝宝能清楚看到自己的脸。妈妈可先跟宝宝说两句话，调动他的情绪。然后，就可以开始口唇游戏了。

口唇游戏就是对着宝宝活动口唇，比如咂嘴、吐舌、张嘴、鼓腮等。妈妈要一个动作一个动作地慢慢做，动作的幅度尽量做到足够充分，足够夸张，好让宝宝能看得清楚。

方案二：发音模仿。宝宝最先掌握的语言技能是发音，妈妈也可以多带动宝宝做做发音的模仿练习。比如对着宝宝张大嘴，持续、稳定地发出"a"、"o"、"e"等音节，让宝宝感受。

妈妈边做可以边看着宝宝的嘴，当然，新生宝宝绝大多数还做不到模仿，但有的宝宝会偶尔蠕动一下嘴唇，这说明他有模仿的愿望。妈妈这时候就可以跟他说："宝宝也会玩嘴了？"让他明白自己做的是什么。

❀ 金牌月嫂主张 ❀

宝宝有时候会碰巧做出和妈妈一样的动作，但并不代表学会了，只能说是碰巧了，所以下次再教他不做了，也不要失望。

❀ 给宝宝创造优美的语言环境

家人经常跟宝宝说话，说话内容不限，越丰富越好，这样可以满足宝宝的语言环境要丰富的要求。另外开发宝宝语言能力，还有个要求就是宝宝所处的语言环境要优美。

妈妈是宝宝的第一任老师，宝宝将来的语言习惯受妈妈的影响非常大，如果宝宝小的时候，妈妈不注意纠正自己的语言问题，延续下去，宝宝开始学说话了，就会全盘学去。

第一，用语要规范。跟宝宝说话尽量用词规范，语法正确，语音清楚、准确，不要有太多口头禅或者是加点前缀后缀之类的内容。

第二，不说粗话、脏话。不论是跟宝宝说话还是家人之间对话，哪怕是跟别人在打电话，都不要用粗话或者脏话，很容易影响到宝宝。

当然，妈妈还要督促家里其他人说话时也要顾及宝宝，尽量为他创造一个优美、干净的语言环境。

❀ 金牌月嫂主张 ❀

我们主张应该跟宝宝说规范的普通话，但如果家里爷爷奶奶不会说普通话，那也不要限制，丰富的语言环境比语言规范更重要，而且方言对宝宝学会普通话影响不大，当宝宝学说话的时候，他自己有能力区分普通话还是方言。

第一章 宝宝篇

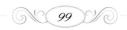

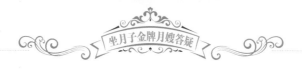

❀ 经常叫宝宝的名字

如果还没有给宝宝取好名字，要抓紧了，宝宝办出生证、户口等都需要用名字。更重要的是取了名字要经常叫，这对开发宝宝的智力也是有意义的。

叫宝宝名字有助于语言能力开发

给宝宝取好名字以后，每次叫他就会都用这个名字了，这样时间久了，宝宝慢慢就会把这个名字和他自己联系起来。如果父母做得好，宝宝4~5个月的时候就能听到名字就转头了。这可让他知道语言都是有所指的，有助于他理解语言功能。

经常叫宝宝的名字也可以让宝宝更早知道自己是独立存在于他人之外的个体，是跟别人有区别的，这可以提高宝宝的人际交往智能。所以要尽早给宝宝取个名字，并且要经常呼唤。

不要用太多种方式叫宝宝

有的家庭叫宝宝的方式有很多，同一个人也可能随着心情不同用多种方式去称呼宝宝，比如有时候叫名字，有时候叫"宝宝"，有时候是"宝贝"，有时候是"臭蛋"等，这对大人来说没有任何问题，但是会影响宝宝的判断，他会不确定自己跟这些词有什么联系，不确定别人喊出哪个词就是叫自己，被这样对待的宝宝，做到叫名字回头的时间往往要晚一点。

因此，尽量给宝宝早早起名，并经常用固定的名字呼唤他。

不过，名字会伴随宝宝的一生，所以取名时要尽量认真想想，要注意以下几点：

名字要响亮：名字读起来最好抑扬顿挫，有开有合，这样更顺口，听起来也更响亮。首先，在字音上韵母尽量选择开口较大的a、ai、ao、an、uan、ang、iang等，开口较小的i、e、u叫起来就不响亮，少用为好。其次，名字的最后一个字最好用第一声或者第二声，这样叫起来音调上扬，余音较长，比较响亮，第三声或者第四声叫起来短促，就少用。最后，名字中各个字不要用同一个韵母，比如姓赵，就不要再在名字里带有"ao"这个韵母的字了，如果叫"赵浩涛"就比较拗口，也不响亮了。

名字不要太特别：很多父母为了让宝宝的名字不落俗套，有特点，就设法选取比较特别的字做名字。这无可厚非，但一定要注意不能太特别，太特别反而容易造成一些困扰。比如女孩名字太男性化，别人一听就以为是男孩，还要纠正；有的父母取了一些生僻字，很多人不认识，就随便猜，可能会造成一些尴尬。而且有些生僻字在很多字库里没有，办证时可能会遇到麻烦；还有的父母给宝宝取的名字比较复杂，很难写，这会在宝宝上学后形成一定困扰，也不建议这么做。

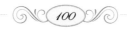

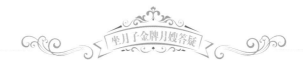

名字意义要优美：给宝宝取的名字意义非常重要，尽量要优美，不要用粗俗的字。如果比较擅长诗词，从诗词中选字来给宝宝取名字非常好，既文雅又有意义。从诗词中选字做名字的一定要注意字的意义，可以查查字典，问问文学修养较高的人，不要只顾着好听，有可能会闹出笑话。

另外，要注意字的谐音，如果谐音的意义不好，也最好不起。

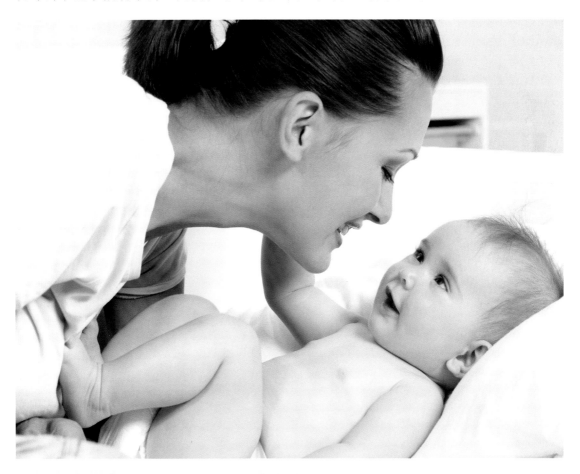

金牌月嫂主张

在宝宝学名之外，最好再起个乳名。乳名就没那么多讲究了，只要叫着亲切就行，可以寄托父母的祝福、愿望，也可以形容宝宝的特点。

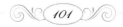

第一章　宝宝篇

培养良好亲子关系

✤ 亲子关系是社会关系的基础

亲子关系是宝宝出世以后的第一份人际关系，他在这份人际关系中体会到的内容将对以后融入社会，与他人相处的过程起到决定性的作用。宝宝在亲子关系中感觉放松、安全，将来与社会、与他人相处就会融洽。如果他在亲子关系中感觉紧张、焦虑，那么以后也将很难与别人相处。因此，亲子关系对宝宝非常重要，从宝宝出生起就应该让他从中感受到舒服。

和谐的家庭关系是良好的亲子关系建立的基础，家庭关系不和谐，家庭成员之间不懂得互相尊重、体谅，那么对一个毫无能力，事事依赖大人的宝宝就更不能尊重、体谅了，甚至会把气全部撒在宝宝身上，那和谐的亲子关系就无从谈起了。而和谐的家庭中，妈妈更愿意去体会宝宝的需求，更能及时给予宝宝各方面的满足，亲子关系建立就会容易很多。

所以，妈妈在宝宝出生以后还要注意调节家庭关系。争取让家庭成员之间做到互相尊重，不要相互埋怨，不要争吵，更不能互相谩骂，让他们了解不良的家庭气氛会对宝宝产生什么样的不良影响。

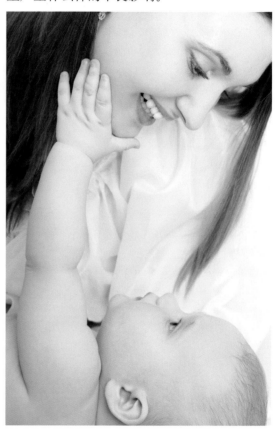

✤ 金牌月嫂主张 ✤

当家庭关系出现问题的时候，要先想想宝宝，并请求对方看在宝宝的份上，有话好说，好好商量，调节效果往往比较好。

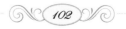

❧ 逗笑宝宝

妈妈在满足宝宝生理需求之外，还要多跟宝宝玩，让宝宝在跟妈妈的相处中始终是愉快的，宝宝对妈妈的依恋就会更多，亲子关系就更牢固。经常地逗宝宝笑一笑，就是稳固亲子关系重要的手段。

有的宝宝在出生1周就会笑了，大多数在出生后15天会笑，不过一般都是不用逗就出现的，这是自发的微笑，是肌肉神经的牵动出现的，跟宝宝的情绪关系不大。但是如果宝宝是被逗笑的，那就不一样了。研究认为宝宝越早出现逗笑就越聪明，这说明条件反射形成时间早。

从宝宝出生第一天，逗笑就可以开始了，可以用手挠挠宝宝的脸、胸、腋下、脚心等，边挠边微笑着跟宝宝说话，语气愉快，或者握着宝宝的手臂挥舞，用他的手碰触自己的脸等，并用"咯咯咯"、"笑一笑"等逗宝宝。说不定哪一天宝宝就嘴角上扬被逗笑了。如果出生两个月了，宝宝还不能被逗笑，就要去医院检查，可能是脑发育有问题。

逗笑的时间不能太长，每次3~5分钟就可以，以免宝宝劳累。

❧ 金牌月嫂主张 ❧

逗笑宝宝要注意分寸，不能太大力度、太长时间地给宝宝挠痒，以免感到不适。更何况现在的宝宝即使不舒服也无力躲开。

❧ 表情模仿

妈妈对着宝宝做各种表情，引导宝宝模仿，有助于让宝宝认识情绪，认识并了解人际关系。

宝宝觉醒的时候，妈妈在宝宝对面可视范围内，对着宝宝做出各种表情，包括微笑、�’嘴、皱眉等表情，每做一种表情之前就说下这种表情代表的情绪，比如说"高兴"，然后做出微笑的表情，说"烦恼"然后做出皱眉的表情，等等。宝宝会目不转睛地看，看多了就会有模仿的欲望。

宝宝接受能力较差，所以表情不能做太多，做得太多反而一个都记不住，一般一两个就可以了。

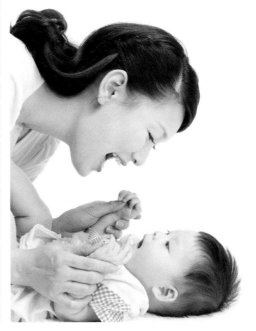

第一章 宝宝篇

触觉能力开发

❧ 新生儿触觉灵敏

宝宝从一出生就有触觉能力，而且非常灵敏。首先，他们能分辨冷热，用较冷的毛巾或者较热的毛巾稍一触碰，他们立刻就会出现收缩身体的动作。其次，宝宝能感觉到疼痛，出生后打预防针时，大多数宝宝都会哭，虽然会比针扎入皮肤延迟一会儿，但他们还是感觉到了。最后，他们也能分辨出尿布、衣服是否舒适，尿布湿了或者衣服稍微粗糙些，就会表现得不高兴。

新生宝宝喜欢那些柔软的物体，喜欢紧贴着别人的身体，所以有人抱着他的时候，会感觉很满足。也喜欢被人拍着，如果哭了，拍拍很快就会停止。他们的手和嘴唇是最灵敏的部位，在出生的很长一段时间内，嘴巴都是最重要的感受器官，他们用嘴巴品尝一切物品，包括能吃的，也包括不能吃的。

❧ 摸一摸

宝宝的手能感觉到不同的质地，他最喜欢皮肤的触感。妈妈经常跟宝宝做肌肤之亲，宝宝最喜欢。比如，吃奶的时候，可以把宝宝的手放在自己胸口，也可以让宝宝用手攥着自己的手指。另外，妈妈还可以多找些不同质地的物品给宝宝摸一摸，丰富他的触觉经验。塑胶的玩具、瓷碗、玻璃杯子、丝绸的手帕、亚麻的衣服等都是触摸的对象，把着宝宝的手去摸一摸，边摸边给宝宝介绍介绍，主要介绍质地和手感，比如："这是玻璃，凉凉的，滑滑的。""这是丝绸，很柔软，对不对？"

给宝宝洗脸、洗澡的时候，可以介绍水的触感，用毛巾擦脸、擦身体时可介绍毛巾的触感，都能给宝宝留下印象。

❧ 金牌月嫂主张 ❧

抱着宝宝的时候，偶尔可加些力道，让宝宝感觉到压力，比如抱着宝宝去亲吻的时候，就可以手臂稍微加劲，表达自己更加强烈的感情。

❧ 金牌月嫂主张 ❧

给宝宝摸的东西要提前洗干净，避免弄脏宝宝的手，他吃手的时候很容易把脏污、细菌吃到肚子里。

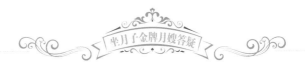
❧ 让宝宝随便吃手

大多数宝宝在2个月的时候会开始吃手，但有的宝宝在新生儿后期可能就会开始了。不管迟早，每个宝宝都要经历吃手的阶段，这是他认识世界的方式。宝宝的嘴巴触觉最敏感，他吃手，就是在用嘴巴感觉手，这是他独特的学习方式，也可能是他主动认识世界的开始，应该尊重。以后他还会再吃玩具，甚至碰到什么吃什么，他就是这样认识世界的。当他的双手能力发展起来以后，就会用手、用眼、用耳朵去认识事物了，就不再用嘴吃了。

所以，当宝宝开始吃手了，不要干涉，不要给他戴手套，不要把他的胳膊压住，就让他自由地吃好了。妈妈所要做的是把他的手洗干净，避免病从口入。

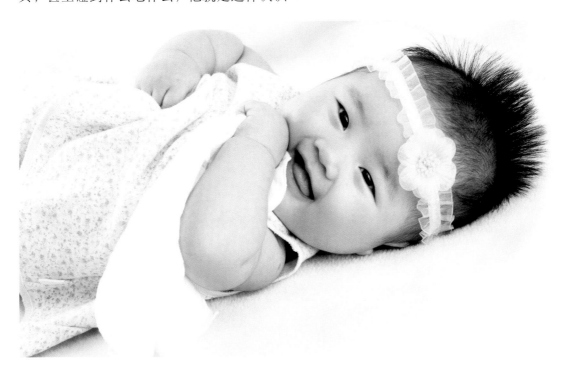

❧ 金牌月嫂主张 ❧

宝宝吃手的时候，会把很多口水带到下巴上，把下巴渍红，所以要随时擦干下巴上的口水，另外可以涂些鞣酸软膏防护。

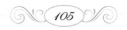
第一章 宝宝篇

安抚奶嘴真能给宝宝心理满足吗

✤ 安抚奶嘴有利有弊

不同的人对安抚奶嘴的看法不一，确实是因为安抚奶嘴用起来真的是有利有弊，所以使用安抚奶嘴的关键在于如何趋利去弊。

安抚奶嘴的确能安抚宝宝

宝宝在子宫里就会吮吸手指了，口腔的吮吸动作会让他们有安全感、满足感。很多宝宝在烦躁不安、难以入睡的时候，给他一个安抚奶嘴，立刻就能安静下来，悄悄入睡。心理专家认为，从出生一直到两岁左右，口腔的活动都能带给宝宝满足感，给他们一个安抚奶嘴，就可适时满足这种需要。从这点来看，安抚奶嘴是有好处的。

使用安抚奶嘴也有些别的好处，比如有安抚奶嘴吮吸，宝宝通过吮吸手指来满足口腔欲望的概率就会低很多，这样可以避免手指因为吮吸而出现皮肤破损、手指变形等毛病。另外，吮吸安抚奶嘴的动作还会促进舌头与唇部的触觉发育。

安抚奶嘴易形成依赖

安抚奶嘴有个公认的弊端，就是容易形成依赖。习惯了安抚奶嘴的宝宝，离开安抚奶嘴就会不安，以至于长大了都很难戒掉。而且长时间使用安抚奶嘴，容易造成宝宝牙列不齐，上颌发育不良，颜面不美观等问题。不过，这些对新生宝宝都还不是问题，主要在于后续使用是否合理，只要注意别太长时间使用，别太频繁使用，到了可以不用的时候就不用，就不会成问题。

对于新生宝宝，用安抚奶嘴最主要的缺点在于宝宝含着就会不停吮吸，时间久了从两边嘴角会进入很多空气到胃里，引起胃部不适或者溢奶。

安抚奶嘴易让妈妈忽略宝宝

宝宝太喜欢安抚奶嘴了，还容易造成一个事实，就是妈妈可能会忽略宝宝。因为安抚奶嘴很好用，很多妈妈把它当成法宝，只要宝宝哭闹就把安抚奶嘴给他，宝宝立刻安静下来了。但是宝宝哭闹的原因有很多，安抚奶嘴太有效，就让妈妈没有耐心去认真领会宝宝哭闹的原因了，容易忽略宝宝真正的需求。这时候，安抚奶嘴就完全是为了妈妈方便而准备的，并不是为满足宝宝需求了。

> ### ❧ 金牌月嫂主张 ❧
>
> 安抚奶嘴可以用，但不能太依赖它。妈妈要检讨自己，如果宝宝一哭就想用安抚奶嘴，就是太依赖它了，应该改一改。多从宝宝的角度出发考虑是否用安抚奶嘴，而不是自己的方便。

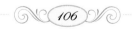

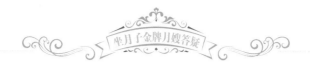
❀ 正确使用安抚奶嘴

给宝宝使用安抚奶嘴的时候，要注意一些细节：

1 宝宝刚出生前几天，吮吸乳头都还是在学习、摸索阶段，所以不要急着给他用安抚奶嘴，可能会干扰他学习正确的咬合技巧。最早要等到宝宝出生3周以后才可以开始用。

2 在宝宝真正需要的时候才用。不要宝宝一哭就马上把安抚奶嘴给他，宝宝哭了，妈妈不管在干什么，都应该先停下来，可以先跟宝宝说说话、抚摸、拍拍他，或者抱起来玩会儿，然后再放下，宝宝可能就安静了，这就不需要安抚奶嘴了。如果什么方法都用过了还不奏效，那就可以试试安抚奶嘴。

3 用安抚奶嘴哄宝宝睡觉的时候，等宝宝睡着了，就把奶嘴轻轻取下来，避免奶嘴自己掉落，把宝宝惊醒。而且睡梦中的宝宝经常会蠕动嘴唇，任由宝宝吸着奶嘴，容易吸入更多空气。

4 安抚奶嘴要保持清洁，宝宝每次吐出后，都要清洗，并且每天用开水煮或者泡来消毒。如果奶嘴出现破裂要马上更换，避免碎块落入宝宝喉咙，引起意外。

5 不要用绳子拴着安抚奶嘴挂在宝宝的脖子上，以免绳子绕住脖子或者胳膊引起意外伤害。

6 宝宝6个月以后，开始吃辅食了，嘴巴有了更多的用武之地，吮吸的需求就有所下降，可以不用安抚奶嘴，及时放弃可避免形成依赖。

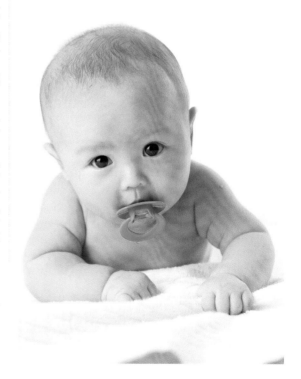

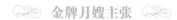
金牌月嫂主张

并不是每个宝宝都喜欢安抚奶嘴的，如果宝宝表现出了抗拒，总是塞进去就吐出来，如果勉强他还会哭闹，先换个别的质地的奶嘴试试，如果宝宝实在不喜欢，那就算了。

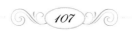
第一章 宝宝篇

怎样选购安抚奶嘴

安抚奶嘴有3种类型：标准型、拇指型和双扁型，不同月龄的宝宝应该用不同的安抚奶嘴。拇指型的适合3个月以上的宝宝，有助于上下齿腭发育；双扁型适合长牙期宝宝使用，有利于宝宝乳牙发育；而标准型接近母乳的形状，口感细腻，硬度适中，最适合给新生宝宝用。除了外形要适合，买安抚奶嘴还要注意以下4点：

1 在材质上，安抚奶嘴有硅胶和乳胶的，应选用硅胶产品。硅胶产品虽然不如乳胶柔软，但是没有异味，产品拉力也较好，不会因为宝宝的啃咬而碎裂，比较安全。

2 奶嘴要选择一体成型的产品，不要多个部位组合在一起的，预防某个部位脱落，引起宝宝窒息。

3 安抚奶嘴上要有气孔。宝宝吮吸奶嘴时，口水容易流出浸润周围皮肤，一款带气孔的安抚奶嘴，通风、透气，能更好地排湿，避免口腔周围皮肤出现湿疹。

4 安抚奶嘴的面板最好是凹陷设计，这样更容易配合宝宝的嘴唇。

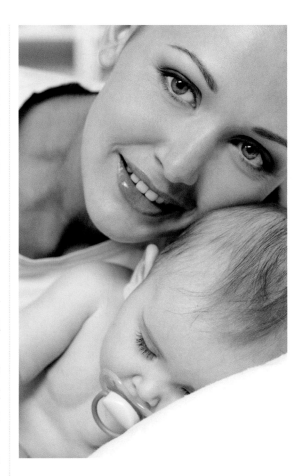

金牌月嫂主张

安抚奶嘴不应该频繁更换，宝宝适应性较差，容易排斥新的产品。但是如果奶嘴上出现裂纹、老化等现象时，一定要及时更换。大部分奶嘴的使用期限为30~40天。

新生儿疾病防护

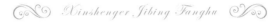
Xinshenger Jibing Fanghu

怎样知道宝宝生病了

❧ 新生儿生病的信号

宝宝生病了，其实是有很多信号发出的，妈妈越细心，发现得越早，治疗起来就越有效。所以宝宝的健康是掌握在妈妈手上的。

首先，宝宝生病了会哭闹。如果宝宝哭闹不止，怎么哄都无法安静下来，或者停一会儿又无缘无故哭起来，很可能是生病了。而宝宝病重了，则可能就不再哭闹了，所以，如果新生儿不哭不闹或者经过几次大哭后突然不哭不闹了，要马上看医生。

其次，大小便可以说是宝宝健康很重要的一个指标，消化道疾病都可以从大小便看出来，具体方法可以参照"管理大小便"一节的内容。

再次，宝宝只要生病，吃奶的量就会下降，如果宝宝吃奶不再像以前一样起劲，吃奶次数减少，吃的时间减少，很可能是身体不舒服了，生病了，如果同时伴有精神不佳、呕吐的现象，一定要看医生了。

最后，身体出毛病，精神状况会受到明显的影响，如果宝宝出现了精神萎靡、面色苍白、嗜睡的现象，需要引起重视，这是生病的信号。

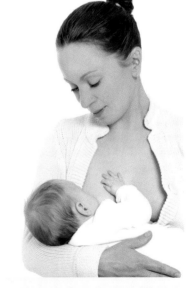

❧ 金牌月嫂主张

有些慢性疾病，没有明显的信号，但可以通过监测体重来判断，如果一段时间后体重不增或者有所下降，需要引起重视。

第一章 宝宝篇

❈ 勤测宝宝体温

如果宝宝出现了感染，体温跟着就会上升，所以测量体温是发现疾病非常及时有效的手段，可以发现一些潜在的疾病。如果宝宝发烧了，而大人不知情，不能加以有效控制，对宝宝的健康会形成较大影响，小则伤及大脑和听力，重则危及生命。新生宝宝建议每天测量2~3次体温。

测量体温方法

一般情况下给宝宝测量腋下体温就可以了。把体温表的水银先甩到35℃以下，然后将水银端放入宝宝腋窝中央，将同侧手臂靠近身体夹紧体温表，过5分钟取出读数即可。新生宝宝的腋下正常体温一般在37℃左右。

相比腋下体温，直肠温度测量更准确，有必要时需要测量直肠温度。测量直肠温度的方法是让宝宝侧卧，膝盖弯曲，然后将体温表慢慢插入3厘米，等3分钟读数。

注意，给宝宝测量体温，要注意时机。第一，不要在宝宝哭闹时或吃奶后立即测量，这两个时间点宝宝体温偏高，容易误判；第二，不要在洗澡后测量，此时宝宝的体温偏低。比较合适的时间是吃奶后半个小时，而最具有对比价值的体温是宝宝晚上睡觉前或起床前，处于平静状态时的数值。

一般情况下，宝宝腋下温度超过37.5℃或者直肠温度超过38℃，就发烧了。不过，还要跟宝宝平时的体温相对比，有的宝宝平时体温较低。如果宝宝平时体温在36℃多一点，测量体温在37.2℃都可算作发烧。

降低体温方法

测量出宝宝体温偏高，还不能果断就说宝宝发烧了，要先看看宝宝的衣服是否穿得太多了，及时减去几件衣服再看。如果宝宝的衣服不多，那么就肯定是发烧了。

宝宝发烧时，身体在跟病菌做斗争，这种斗争有利于宝宝免疫系统的建立，如果一发烧马上用退烧药，会妨碍宝宝免疫功能的强大。所以，当新生宝宝体温在39℃以下时，最好不用退烧药。适合用的降温方法是物理降温法，可以用温水擦浴，也可以用冰敷或者酒精擦浴。只是冰敷和酒精的方法用起来需要更专业一点，否则容易冻伤宝宝或者造成散热过度。综合起来看，还是温水擦浴最适合。把毛巾在30℃左右的温水里打湿，擦拭宝宝的身体即可，重点擦拭颈部、腋下、大腿根。另外，也可以把宝宝放在比体温低1~2℃的温水中洗澡，散热效果也很理想。另外，宝宝退烧也可以用退热贴，方便简单。

如果宝宝的体温超过39℃或连续发烧已经超过24小时，一定要去医院检查治疗，明确引起发烧的原因，并积极治疗，以免发展得更严重。

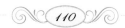

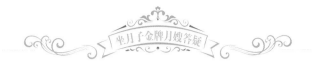

新生儿易患哪些疾病

病理性黄疸

生理性黄疸对宝宝没有任何危害，也不需要做什么治疗，但是病理性黄疸却必须引起重视，因为病理性黄疸很可能是由某种严重疾病比如新生儿败血症、新生儿溶血症、新生儿胆道闭锁等引起的，如果治疗不及时，很可能会伤及宝宝神经，严重者会致命。所以宝宝刚出生，父母一定要注意及时发现病理性黄疸，避免贻误治疗。

生理性与病理性黄疸的区别

病理性黄疸和生理性黄疸有较明显的区别：

1 生理性黄疸一般在宝宝出生2~3天出现，7~14天后减退，而病理性黄疸的出现时间则要么过早，可在宝宝出生后24小时内就出现，要么过晚，要在出生5天以后才出现。

2 生理性黄疸发展缓慢，过几天就消退，直至完全消失。如果经久不愈，足月的宝宝2周之内不消退，早产的宝宝3周之内不消退，持续时间就属于过长的，要警惕；或者减轻之后又加重了，也有很大可能是病理性黄疸。

3 生理性黄疸程度一般不深，大多只在面部和上半身皮肤发黄，且仅为淡黄色，较重的比较少。病理性黄疸则程度较重，经常是全身皮肤都发黄，眼睛巩膜也是黄色，分泌出来的尿液、泪液、汗液都会发黄。

4 出现生理性黄疸的宝宝，除了皮肤发黄，没有其他异常，体温正常，食欲正常，大小便颜色正常，生长发育正常，而患病理性黄疸的宝宝则可能伴随着贫血、体温不正常、嗜睡、吮吸困难或不吃奶、呕吐、大小便颜色异常、呻吟、尖叫、两目斜视、四肢强直、腹胀、腹泻等问题。

当宝宝的黄疸有病理性的特点时，一定要重视，给宝宝做全面检查，找到黄疸太高的原因，对症治疗。

金牌月嫂主张

生理性黄疸对新生儿的身体没有什么影响，不需要特殊处理。在出黄疸期间，母乳喂养的可勤喂母乳，人工喂养的可以多喂点，这样可以增加宝宝大便次数。若是母乳性黄疸，妈妈需要停止母乳一段时间或彻底断母乳，不需要特殊治疗。若是病理性黄疸，新生儿避免和呼吸道疾病人接触，须要尽快治疗

第一章 宝宝篇

❧ 新生儿溶血症

新生儿溶血症及早诊断、及早治疗，治愈率是比较高的，也比较少遗留神经系统后遗症，但是如果治疗不及时，可发生严重并发症，可能会导致死亡，即使侥幸活下来了，也会有严重的后遗症如智力障碍、听觉障碍、抽搐等。所以，及早发现、及早治疗是关键。

新生儿溶血症指的是母婴血型不合引起的免疫性溶血，以ABO血型不合最常见，母亲是O型，宝宝是A型或者B型，发生溶血症的最多。所以如果妈妈是O型，爸爸是非O型的另外3种血型A、B或AB型，宝宝就存在发生溶血症的概率。有以下情形者需注意：

1 母亲为O型血，且有过流产、死胎、输血史或者兄弟姐妹中有生过宝宝曾经患有新生儿溶血症的妈妈，生出的宝宝患溶血症的可能性大，要注意。

2 宝宝患有先天性水肿，面色苍白的，要注意。

如果有以上两种情形，要注意观察宝宝黄疸情况以及相关表现，如果表现符合以下特点，就要引起重视：

1 新生儿溶血症导致的黄疸多于出生后第2天出现，4~5天达到高峰。

2 黄疸程度一般不是非常重，重度黄疸是少数，多为中度黄疸。

3 黄疸严重的同时，呼吸急促，心跳加快。

如果有这样的症状要马上入院治疗，医生会根据病情采用药物、光疗等治疗，留下后遗症的可能性较小。如果宝宝在有以上问题的同时，还出现了拒食、反应差、尖叫、惊厥等表现，已经很严重了，可能已经出现了核黄疸，需要进行换血治疗，神经损伤是不可避免的了。

❧ 金牌月嫂主张 ❧

母婴血型不合，但真正发生新生儿溶血症的比例仅为0.75%~4.7%，所以，如果妈妈是O型，爸爸是A型、B型、AB型血型的时候，不要有太大压力，宝宝健康的可能性更大。不过，也不能太不当回事，一旦发现异常立刻就医。

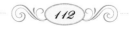

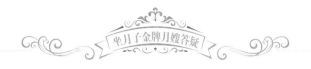

❀ 新生儿败血症

新生儿败血症是比较严重的疾病，进展迅速、病情险恶是其特征，治疗不得力可致命。不过单纯的败血症只要治疗得当，不会有任何后遗症，除非是复杂的败血症合并脑膜炎、坏死性肠炎等，有可能会有脑萎缩、听力障碍、消化吸收不良等问题遗留。

引发新生儿败血症的主要原因是感染，所以有感染可能的宝宝出生后要密切观察。以下3种情况，宝宝都有可能发生感染，引发败血症：

1 宫内感染。妈妈在怀孕期间曾经发生过感染如败血症的，宝宝出生后要密切观察，宝宝在宫内就可能被经过胎盘进入身体的细菌感染了。

2 产程中感染。经历过产程延长、难产、胎膜早破的宝宝，有可能被产道细菌感染引发败血症，也有可能因为吸入或吞下已经污染的羊水而发生肺炎、胃肠炎或中耳炎等，有进一步发展成为败血症的可能。

3 产后感染。宝宝出生以后，如果皮肤、黏膜、呼吸道、消化道、泌尿道等有破损，细菌都可通过这些破损处进入血液循环，从而引发败血症。

有以上3种情况的宝宝出生后都要密切观察，观察宝宝是否有以下情况出现：

1 吃奶减少、吮吸无力。如果宝宝总是没有强烈的吃奶欲望，好像总也不饿，或吃奶量明显减少了，吮吸时间短而且无力，

还容易呛奶，就要警惕。

2 少哭，哭声低微。如果宝宝不哭闹，或者哭闹的时候声音很轻微，很快就不哭了，而且哭声很低微，像小猫叫一样，也要警惕败血症。

3 体温不升，手足发冷。如果宝宝体温很低，在35.5℃以下，手足都发冷，可能是败血症。

4 全身无力，四肢少动。患败血症的宝宝全身都软弱无力，四肢很少主动舞动，如果拉伸他的手臂，只要一松开就会软弱无力地自然垂下，手也不能抓紧妈妈的手指。

5 嗜睡，反应低下。患败血症的宝宝嗜睡，经常昏昏欲睡，醒着也是精神萎靡，同时反应能力低下，不会对刺激做出相应的反应，没有惊醒、注视等表现。

6 黄疸不退或者消退之后又出现了。黄疸持续不消退，还加重了，或者黄疸消退以后又再次出现，要警惕宝宝可能患了败血症。

7 体重不增加。如果宝宝生理性体重降低明显高于正常值，在生理性体重降低期过去以后仍没有出现该有的体重增长，要警惕败血症。

当宝宝出现了异常表现，一定不要忽视，要及时看医生。另外为了预防产后感染，宝宝的护理要特别注意，重点保持口腔皮肤黏膜的清洁，不要挑马牙，不要用粗糙

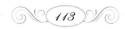

第一章 宝宝篇

的纱布擦口腔，以免损伤口腔黏膜。如果已经出现了感染，要及时处理并用适量的抗生素抗感染。

如果宝宝出现了呕血、便血等，败血症已经非常严重了。

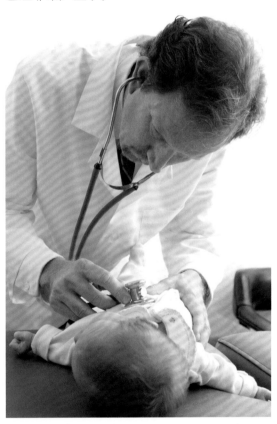

❧ 新生儿泪囊炎

新生儿泪囊炎主要是因为宝宝鼻泪管下段的胚胎残膜还没有退化，阻塞了鼻泪管下端，使得泪液和细菌都潴留在了泪囊内，继而引发感染导致的。

宝宝患泪囊炎，刚出生时不容易发现，到3~4周，泪腺逐渐发育全的时候，如果宝宝没哭，但是眼睛也是水汪汪的，尤其是一只眼睛正常，一只眼睛经常有眼泪，就要注意，可能是鼻泪管不通。

泪囊炎有3个明显的特征，一是可在泪囊部位发现有弹性的肿块。另外一点是眼屎多，可能多到宝宝连眼睛都睁不开。还有一点是眼睑湿疹。因为眼泪里有感染的东西，刺激到了眼睑皮肤。

若肿块没有红、肿、压痛的表现，就不是急性泪囊炎，不必做特别治疗，只要经常性地用手指对泪囊肿块做由上向下的按摩即可，可能在某个时候肿块就突然消失了，这就说明残膜已经被挤破，鼻泪管畅通了，泪囊炎就痊愈了。有的宝宝残膜会自动萎缩，在4~6周泪囊炎可自行痊愈。

但是如果经过按摩没有效果或者已经发展为急性泪囊炎，需要尽快就医，医生会根据情况采取用探针疏通鼻泪管或者切开排脓等措施治疗。

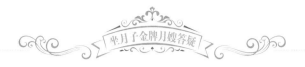
❀ 新生儿呕吐

引起宝宝呕吐的原因有很多，如果尚未开奶就呕吐，呕吐物像泡沫或咖啡色，但并没有其他异常，大多是因为宝宝在分娩时吞入了含有胎便和血液的羊水过多导致的，一般不需要特别处理，待羊水吐完，呕吐也就停止了。如果呕吐严重，可能需要用导管吸出胃内容物，然后用盐水洗胃，待胃里干净了，呕吐也就停止了。

如果吃奶后呕吐，则多数是因为喂养方式不当导致的。吃奶过急、吃奶过多都会导致呕吐，呕吐的宝宝要从这两方面找原因。尽量不要太频繁喂奶，也不要喂过量，喂完奶后恰当拍嗝，能很好地缓解呕吐现象。

不过，有些呕吐是疾病导致的，如败血症、肺炎、脑膜炎都可引起呕吐。如果宝宝除了呕吐还有其他异常，如嗜睡、尖叫、惊厥、前囟饱满等症状，要警惕颅内出血；如果没有胎便排出，可能是消化道畸形或者胎便太稠，都需要医生对症处理。

❀ 金牌月嫂主张 ❀

很多人把溢奶和呕吐当成是一回事，其实两者是有一定的差别的。溢奶是奶液从宝宝口角自然溢出的，宝宝没有任何异常，很安详，而呕吐前宝宝一般会表现烦躁，呕吐时也有痛苦的表情，呕吐物往往是喷射而出。要把二者区分开。

❀ 新生儿腹泻

新生宝宝消化功能差，稀便是比较常见的，不一定都是腹泻。是否是腹泻可从两方面判断，一是排便的次数，如果每天大便超过10次，可能是腹泻；二是大便的性状，如果水分含量大，且含有黏液，可能是腹泻；三是看宝宝的精神状态，即使大便次数较多，水分含量较大，只要宝宝精神好，睡眠好，体重增长正常，那就不需要特别处理，静待宝宝肠胃功能增强了，就没有问题了。

新生宝宝腹泻有可能是胃肠道感染引起的，可以化验宝宝的大便确认，如果非感染，只要调整喂养方式就可以了。

无论是吃母乳还是吃奶粉，宝宝都有可能腹泻。母乳宝宝腹泻有可能是母乳性腹泻，是母乳导致的，只要将来断奶了，腹泻就会停止。在排除了着凉或者感染原因之外就可以不予理会，只要妈妈平时注意不要吃辛辣、生冷的食物，避免过度刺激宝宝肠胃就是了。如果是吃奶粉的宝宝，以下两种原因的可能性比较大：

首先，看喂养是否恰当。如果大便中泡沫多，奶瓣多，带有酸腐味，同时还有呕吐的症状，一般就是喂养不当导致的。奶粉过浓、奶粉中加糖、过早喂米糊都可能是其原因。要向医生咨询科学的喂养方式并严格遵守。

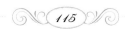
第一章 宝宝篇

其次，看宝宝是否有湿疹、气喘、荨麻疹等问题。如果有这些问题，同时伴有腹泻，很可能是宝宝对乳蛋白过敏，可以换不含乳蛋白的代乳品喂养。

无论是哪种原因引起的腹泻，宝宝都容易缺水，有可能因为腹泻而脱水，所以给腹泻的宝宝常喂水是必需的。

金牌月嫂主张

宝宝腹泻，只有确定了是细菌感染引起的才用抗生素，不要一腹泻就用，要避免扩大化治疗，以免破坏宝宝自身的免疫系统。

新生儿便秘

吃母乳的新生宝宝便秘的比较少，更容易发生便秘的是吃配方奶粉的宝宝。配方奶粉中的皂钙较多，使得大便更容易干结。

吃配方奶的宝宝大便正常呈浅黄色，能成形，但是没有干结，没有排出困难的感觉。如果有干结，排出也困难，宝宝排便的时候会哭闹，那就是便秘了。便秘的宝宝平时要多喂水。一种配方奶粉如果吃了半个月以上，水也没少喝，便秘现象仍然存在，那可能就是宝宝无法适应这种奶粉，最好换另一种试试。

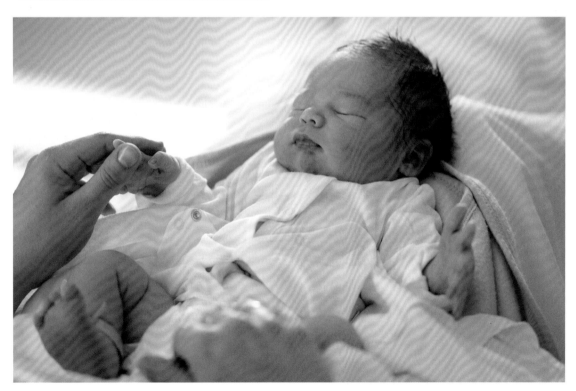

❀ 新生儿脐疝

脐疝是比较多见于新生宝宝身上的一种病症，是因为宝宝的肚脐还没有很好地闭合，当腹内压力增大时，肠管或网膜的一部分受压从肚脐鼓出来而形成的一种疾病。

如果宝宝患有脐疝，可在脐部看到鼓起的圆形小肿块，樱桃至核桃大小，宝宝哭闹的时候会更明显一些。如果用手轻轻按压肿块，能够压回到腹腔中。

脐疝本身没有多大危害，宝宝也不会因此感觉不适。不过脐疝存在隐患，就是肠管卡在脐带处，难以再回到腹腔，发生疝气嵌顿。如果嵌顿经常发生可能导致肠梗阻，所以及早治疗是必要的。

治疗脐疝并不难，只是坚持的时间要长一些。可以用医用胶布或者弹性胶带绑住宝宝脐部，给予一定的压力，使得肠管不能再嵌入脐部就可以了。如果用医用胶布，每1~2周需要更换一次，连续使用3~6个月就会痊愈。如果用弹性胶带，要注意调节好松紧度，白天戴上，晚上松开，戴到肠管不再膨出就可以了。

❀ 金牌月嫂主张 ❀

使用医用胶布时，如果操作不当，可引发并发症，所以最好请医生来做，每1~2周到医院更换即可，最好不要自己动手。

❀ 感冒

新生儿免疫力差，容易受到别人传染而感冒。新生儿感冒建议不要用药，在补充大量液体的同时，也就是多吃奶再加喂点水的措施下，让宝宝好好休息，过几天就会自愈了。母乳中的抗体可起到保护他的作用。

感冒的时候，让宝宝最难受的就是鼻塞了，他会因为呼吸不畅频繁哭泣，而鼻塞现象要持续15天左右。妈妈可以试试几种方法帮他缓解鼻塞。

1 往鼻孔里滴生理盐水。托着宝宝的颈部，让宝宝头向后仰，用滴管往鼻孔里滴几滴生理盐水，稀释鼻孔里的鼻屎，过几分钟后，用吸鼻器将鼻子里的盐水和鼻屎都吸出来，宝宝会感觉轻松一些。吃奶时鼻塞严重的宝宝可在吃奶前15分钟用这个方法清理鼻腔。

2 加湿器湿润鼻腔。处在湿润环境中，鼻塞的问题能得到一定程度的缓解。妈妈可以在房间里放置一个加湿器或者把宝宝抱到有蒸汽的浴室中待15分钟或者给宝宝洗个热水澡都能改善鼻塞。另外也可以用热水打湿毛巾给宝宝热敷鼻子，也能起到很好的效果。

3 头部下方垫毛巾。在宝宝头部下方垫两条毛巾，让头部略高一些，有助于鼻涕顺利从鼻腔流出，避免堆积在咽喉部引起不适。

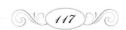

4 按摩相关穴位。宝宝鼻塞，可帮他做做按摩，先让宝宝俯卧，用左右手食指，分别按揉风池穴（在脑后大筋两边2厘米处，高度与耳垂平行）30次，再用两手中指摩擦鼻两侧，从攒竹穴（在眉头内侧边缘凹陷处）摩擦到迎香穴（在鼻翼两侧1厘米处）30次，然后在迎香穴上按揉5~10分钟。

预防宝宝感冒

新生宝宝感冒最主要的原因一是家人有感冒的，也有可能是来探访的人有感冒的，宝宝被传染了。因此，无论是家人还是客人患了感冒，一定要远离妈妈和宝宝，面对妈妈和宝宝的时候要戴上口罩。宝宝感冒的第二个可能原因就是穿得太多了。宝宝穿衣服太多，容易出汗，出汗后一吹风就感冒了。所以给宝宝穿的衣服不能太多，一旦发现宝宝汗多，就要考虑可能是衣服穿太多了，尽快减少穿着。

金牌月嫂主张

放置加湿器湿润空气的时候，建议在加湿器的水里滴几滴薄荷油、桉树油或者松树油，其特殊的气味能减轻宝宝的鼻塞。

❧ 湿疹

湿疹是很多新生宝宝都可能患上的一种皮肤病，初起的时候是散发的或群集的小红丘疹或红斑，逐渐增多，丘疹上逐渐可见小水疱或黄白色鳞屑及痂皮，颜面、头皮、耳后、躯干、四肢都可发生。湿疹主要是过敏引起的，有可能是对某种物质过敏，也可能是遗传。

患湿疹后，由于瘙痒难耐，宝宝经常会哭闹，尤其是夜间，睡眠会很不安，宝宝还会自己经常用手去蹭。

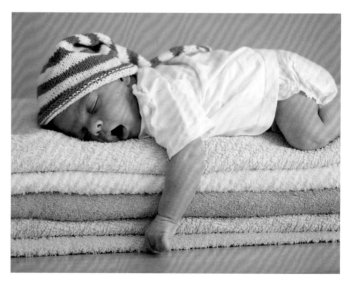

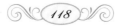
坐月子金牌月嫂答疑

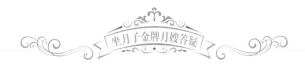
如果宝宝患了湿疹，护理要注意以下几点：

1 勤给宝宝洗温水澡，让皮肤保持清洁。注意不能用过热的水或者用碱性香皂洗，会加重过敏症状。

2 避免刺激长有湿疹的皮肤。大人不要总是去触碰长有湿疹的部位，也不要让宝宝用手抓挠，还要勤给他剪指甲。宝宝穿的衣服尽量是纯棉材质的，不要用化纤的、深颜色的或者毛织品，减少刺激。

3 食物要少刺激物。吃母乳的宝宝，妈妈要注意饮食，尽量少吃辛辣、刺激食物，一些高致敏性食物尽量不吃，如鱼、虾等海产品以及柑橘类水果、花生等。

4 可给宝宝用一些外用药膏。有些专门治疗婴儿湿疹的外用药膏，可以给宝宝擦擦，另外还可以用几味中药如金银花、黄檗等煮水给宝宝洗澡或者外敷，效果比较好。

等宝宝长大些，到了6个月以后，湿疹就会慢慢减轻，直至自行痊愈。

金牌月嫂主张

宝宝患湿疹不是很严重的情况下，可以擦些郁美净儿童霜，滋润皮肤的同时去湿疹，效果很好。

❧ 尿布疹

宝宝臀部、外阴处长的湿疹，叫作尿布疹，也叫作红臀。之所以叫作尿布疹，是因为该病的发生与尿布的关系很大。为预防尿布疹，要多注意尿布的问题：

1 宝宝的尿布要勤洗勤换勤消毒。宝宝尿湿了就要换，不要太长时间湿着，潮湿、尿液刺激都是导致尿布疹的原因。换下的尿布洗完消毒完要用清水多淘洗几次，保证不要有消毒剂、洗涤剂或者柔顺剂残留。如果宝宝用的是纸尿裤，纸尿裤的透气性一定要好，并且每2个小时就要更换一次，确保干燥。

2 让宝宝的臀部多见见风。每次换下脏的尿布或纸尿裤后，不要急着给宝宝包上新的，可让他的臀部适当在空气中裸露一会儿。臀部皮肤裸露机会增多，尿布疹发生概率会小很多。

3 大小便后用清水清洗臀部。宝宝大小便之后都要用清水清洗臀部和外阴，避免尿便残留刺激皮肤引起尿布疹。

4 擦些药膏保护臀部皮肤。给宝宝清洗完臀部后，可适当涂抹些锌氧粉、凡士林或鞣酸软膏，这些药膏可有效隔离大小便对皮肤的刺激，预防尿布疹效果很好。

宝宝患上尿布疹后，有的比较轻，只在很小区域有一些红点或者皮肤稍微有些红，只要加强护理3~4天就可以痊愈，不需要治疗。有的较重，臀部和外阴甚至大腿皮肤上

第一章 宝宝篇

都有反应，可能会有肿块，一碰就痛。如果发生感染就更严重了，会出现化脓、破溃、流黄水等症状，需要抗生素治疗才行。在治疗尿布疹期间，建议不给宝宝包尿布或纸尿裤，这样可以让宝宝的臀部最长时间地处在轻松的环境中，皮肤负担减轻，尿布疹痊愈得就会快。

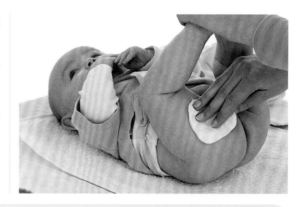

❧ **金牌月嫂主张** ❧

宝宝患了尿布疹，不能包尿布了，为避免尿便弄脏床垫，可在身下垫尿布垫，隔离尿便和褥子、床垫。

❧ 新生儿鹅口疮

鹅口疮是新生宝宝特别容易患上的一种疾病，主要由真菌感染引起，可能是在通过产道时被感染的，也可能是在吃奶时，由于乳房不洁或者妈妈的手指清洁不彻底引起的。

鹅口疮可引起疼痛，如果宝宝吃奶时吃了两口开始哭并拒绝再吃，要检查下口腔，看是否患了鹅口疮。打开宝宝的口腔，看看口腔黏膜或舌头上是否有白色的、像棉絮或者豆腐渣一样的物质，如果有而且无法擦掉，那么肯定就是鹅口疮了。

鹅口疮蔓延很快，可蔓延到咽喉、食管、气管、肺部等，所以一定要及时治疗。

好在鹅口疮治疗起来并不困难。如果症状轻微，用鱼肝油调制制霉菌素涂擦创面就行，症状严重，可以口服制霉菌素或克霉唑，2~3天就可见效，继续巩固3~4天就可痊愈了。

不过，鹅口疮可反复复发，妈妈在以后的喂养中一定要注意卫生，尤其是乳房要保持干净。

❧ **金牌月嫂主张** ❧

宝宝患鹅口疮治疗的同时，可以用消毒棉签蘸苏打水擦洗口腔，可加速痊愈。

❀ 高热惊厥

当宝宝发烧严重时，引起抽搐，也就是惊厥时，多次发生，就会伤害大脑。

宝宝发烧时不要捂汗

如果宝宝发烧了，切记不要再给他捂汗退热，因为宝宝调节自身体温的功能很差，这种对成人有效的方法只会让宝宝的体温上升更快，这是最容易引起惊厥的。

宝宝发烧时，最好的方法还是物理降温。如果已经高热，要用药物降温。注意药物降温的同时物理降温不能停，因为药物起效较慢，如果停止物理降温，宝宝有可能在药效发生作用前发生惊厥。

惊厥症状及处理办法

惊厥发生时，宝宝会有全身抽动发挺、两眼上翻、牙关紧咬、头向后仰等症状，同时失去知觉。这时，大人一定要快速反应，做出处理。

首先，要迅速减少宝宝的衣物、被盖，解开衣领，让宝宝能通畅地呼吸，并把宝宝放在宽敞、通风的地方，头歪向一侧。

其次，用拇指掐压宝宝的人中穴，同时取筷子或笔，包上清洁的纱布或布，给宝宝咬在口中，防止舌后坠引起窒息。不过，如果宝宝已经咬紧牙关，就不宜强行撬开了，以免造成损伤。

最后，及时清除口腔内的分泌物，防止其倒流堵塞气管引起窒息。

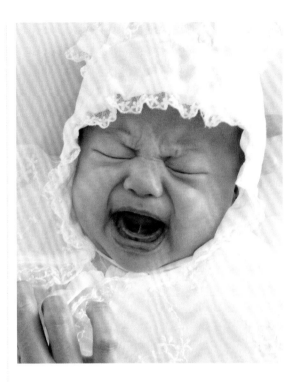

做了紧急处理后，几秒或几分钟之后，惊厥就会缓解，宝宝也会醒过来。

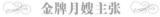

❀ 金牌月嫂主张 ❀

惊厥的宝宝醒来了，但事情不能到此结束，应该把宝宝送到医院检查，因为除了高热可以引起惊厥外，癫痫、脑炎都可以，进一步的详细检查可以避免严重疾病延误。

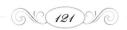

第一章 宝宝篇

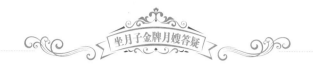

新生儿肺炎

新生宝宝因为呼吸功能还不完善，一旦患上肺炎，很容易引发呼吸衰竭、心力衰竭、败血症等严重并发症，导致死亡，所以及早发现、及早治疗意义重大。

新生儿肺炎症状

新生儿肺炎的症状和普通肺炎的症状不完全一样，基本不会出现咳嗽，而且发烧也不一定，所以不要因为宝宝没有发烧、没有咳嗽就不重视其他症状。

新生宝宝患肺炎的典型症状是呼吸困难、呼吸快，同时精神萎靡、嗜睡，啼哭次数减少或者不哭，也不吃奶，另外口唇周围肤色会泛紫，其他部位皮肤则显苍白，嘴里还会吐出微小的泡沫。其中呼吸快是最显著的判断标准，可以在宝宝平静时，非刚吃奶、洗澡或排便、哭闹之后，连续数2分钟呼吸次数，如果每分钟呼吸次数都超过60次，同时观察胸部，如果吸气的时候胸壁下端明显凹陷，已经是重度肺炎了，要马上就医。

预防新生儿肺炎

生活环境优良可有效预防新生儿肺炎，所以妈妈要设法优化宝宝所处环境。

首先，房间要经常通风。不能因为坐月子就整天关门闭户，每天至少应该通风两次，每次20分钟。不过，宝宝的确不能吹对流风，所以，通风的时候最好先将宝宝移到另外的房间，通风后，待室温恢复后再移回来。

其次，让宝宝远离传染源。如果有家人感冒，要跟宝宝隔离开，最起码要戴上口罩，并尽量远离宝宝。

最后，及时治疗感染。如果宝宝其他部位如皮肤、脐带有感染现象要及时治疗，以免病菌进入血液，这也是会引起肺炎的。

新生儿肺炎的护理

如果宝宝患了肺炎，除了及时看医生，还要加强护理。

1 在治疗期间，妈妈要经常观察宝宝的精神状态和呼吸情况，并勤测体温，略有异常都要及时报告医生。

2 室内空气要新鲜、湿润，所以除了经常开窗通风，如果室内太闷热或干燥，还要放加湿器。

3 患肺炎的宝宝食欲差，要想办法让宝宝吃些奶，另外可输些葡萄糖，补充液体和热量，同时还要多喂水。足够的水分可帮宝宝保持喉部湿润、稀释痰液，有利于呼吸道保持顺畅。

4 宝宝患肺炎都会气喘，吮吸会加重气喘，可暂时改用小勺喂食，给宝宝省些力气。新生儿肺炎愈后不会有任何遗留问题。

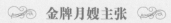

金牌月嫂主张

宝宝患了肺炎以后，妈妈要注意帮宝宝清理鼻屎。患肺炎后，宝宝本来就呼吸困难，如果鼻屎再来作祟，宝宝就更难受了。

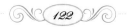

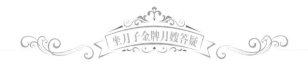
肛周脓肿

宝宝特别容易出现肛周脓肿，有其身体发育不完善的原因，另外跟肛周皮肤不洁也有很大的关系。宝宝本身免疫机能差、抵抗力差、皮脂腺分泌旺盛，这样的身体特点，一旦肛周皮肤不洁，就容易引起发炎、感染。

所以，预防宝宝患上肛周脓肿，最重要的就是要保持肛门部位皮肤的清洁和干爽。要勤换尿布，减少大小便对肛门的刺激，每次大小便完后都要用水清洗肛门，另外尽量少用纸尿裤。还要注意喂养，尽量避免腹泻或者便秘，以免加重肛周负担，引起或者加重肛周脓肿。

平时，妈妈要多注意检查宝宝的肛门周围皮肤，如果发现有小包并且红肿，要考虑可能是肛周脓肿，如果宝宝同时有拒食、发烧症状，可能已经比较严重，一定要到医院检查治疗。

注意，发现肛周脓肿的时候，不要迟疑，更不要等自行痊愈，也不要自行挤破脓肿放脓，那样可能使病情更严重，易引发进一步感染，使脓肿向周围扩散，以致范围越来越大，不但布满肛周，还会蔓延至肛周两侧，这样很容易形成肛瘘或败血症，可能会危及生命。

病情轻微的肛周脓肿，保守方法治疗即可，如果已经严重就要做手术，不要延误。

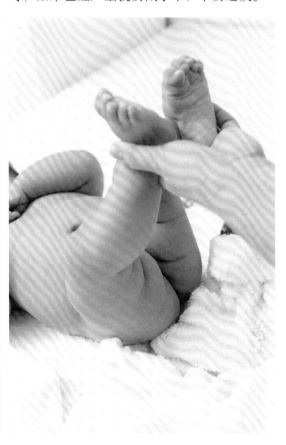

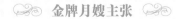
宝宝拉完大便不方便水洗的时候，可以用湿巾擦拭，摩擦力较小，不会造成破损。如果用干纸巾，则最好不要来回擦，轻轻揩或者拍干净即可。

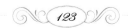
第一章 宝宝篇

满月体检、打预防针要注意什么

❋宝宝第一次体检注意事项

新生儿体检是在42天，如果当天不适合，迟几天也可以，但是建议最好要去做。这次体检不但可以发现一些发育上的问题，另外医生还会指导妈妈一些养育宝宝的知识，学习学习很有好处。

第一次体检内容

宝宝第一次体检，体检内容还是比较多的，包括：

量身高、称体重：看增长是否达到了标准；

检查头部：观察头颅大小和形状，检查头颅骨缝的大小、囟门的紧张度和大小以及有无血肿等；

检查眼睛和耳朵：看眼睛是否能追视；检查耳廓发育是否良好；

检查颈部：看是否有斜颈，看颈部活动是否自如，看抬头能力如何；

检查胸部：观察胸部两侧是否对称，有无隆起，看呼吸动作是否协调，有无呼吸困难，同时听肺部的呼吸音；

检查腹部：看有无胃蠕动波，感觉是否有腹胀或包块，并看脐部有无膨出，有无红肿或渗液；

检查臀部：看是否光滑，观察是否存在脊柱裂；

检查生殖器及肛门：看有无畸形，并看男宝宝的睾丸是否已下降到阴囊内；

检查四肢：看双腿是否能摊平，以确认是否有髋关节脱位。

所有检查完成后，医生会给出结论，并告诉妈妈哪方面应该加强，可以是喂养上的也可以是锻炼上的。同时，医生会指导妈妈一些包括给宝宝做体操、锻炼爬行或者训练排便等知识，妈妈要认真记住。

第一次体检注意事项

带宝宝体检的时候，要在头一天就做好准备，体检当天注意以下3点：

1 早出门。一般早上醒来之后，宝宝情绪较好，较早到达医院，能更好地配合医生。如果医院人比较多，早出门也可以更快地完成体检，避免宝宝劳累、哭闹。

2 带齐宝宝可能要用到的东西。首先是纸尿裤，最少要带3条，宝宝排便频率都是较高的；其次，干湿纸巾都要带一些，宝宝拉了或者尿了或者吐奶了，都用得到；再次要带水，医院可能人多、温度较高也干燥，需要时不时给宝宝喝点水。如果宝宝是喝配方奶的，还要带奶粉和开水，可以把开水凉至适合的温度装到保温瓶里，也可以冷开水热水都带些到时候勾兑。

3 包被、衣服要合适。体检前，不要给宝宝包裹得太严实，因为体检要解开衣服甚至脱光，之前包裹太严实突然解开，容易着凉，宝宝也会不适应，所以应该提前给宝宝松松衣被。

❀ 宝宝体重不达标怎么办

宝宝喂养是否得当，着重看体重是否达标。如果不达标，只要调整喂养方式即可，只要坚持正确的喂养方式一段时间，体重异常的问题就能得到纠正。

体重偏轻要加强喂养

如果宝宝体重偏轻，妈妈不必焦虑，观察下宝宝的精神状态，如果睡得好，醒来时也足够机灵，那就问题不大，只要加强喂养，体重就能很快赶上来。

体重偏轻的主因是宝宝吃奶不太积极或者效率不高，总是吃到中途就停了，没有吃饱。对这样的宝宝可以缩短喂奶间隔，如果现在是3小时喂一次，可以改为2.5小时喂一次，2.5小时喂一次的可改为2小时喂一次，用多次吃奶来积累总的进食量，坚持一段时间，体重就上来了。

另外，如果母乳中脂肪含量太少，宝宝体重也会偏轻，所以喂母乳的妈妈也要检讨下自己的饮食，如果平时吃素较多甚至是完全吃素，就要改变下饮食习惯，增加些荤食。如果母乳很多，宝宝每次都吃不完，可以在哺乳之前将前奶挤出一些，让宝宝多吃些后奶，后奶脂肪含量多，有助于增重。

体重偏重的宝宝要控制食量

体重超标，一般出现在吃配方奶的宝宝身上，吃母乳的宝宝肥胖的较少，不过也不是没有。

母乳宝宝太重，可不必理会，这是宝宝消化、吸收能力强加上母乳营养比较丰富共同作用造成的，等宝宝断奶后，体重会自然回落。所以吃母乳肥胖的宝宝，不需要调整喂养方式，哺乳时间、次数都可以照旧。

吃配方奶的宝宝太重，则可能是喂的量有些超了。吃配方奶的宝宝大多有一种倾向，就是吃得越来越多。其实宝宝的食量是会随着长大增加一点，但不会增加得特别多，从出生到满月增加的量也就是20毫升左右，千万不要加太多。过了新生儿期，配方奶喂养的宝宝一定要形成规律的饮食习惯，定时、定量地吃奶，不要随意加量，不要随意加浓，别让宝宝超量摄入，体重也是可以回落到正常范围的。

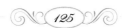

第一章 宝宝篇

避免极端做法

宝宝体重过轻或者过重的时候，妈妈千万不要太焦虑，宝宝这么小，可塑性非常强，调整至正常标准是很容易的。妈妈如果焦虑，难免会有一些极端的做法，有可能对宝宝不太好。

首先，母乳喂养的宝宝，不要因为体重过轻就急着加配方奶粉，这样很可能导致母乳分泌减少，最终只能完全用配方奶喂养。

其次，吃配方奶体重超标的宝宝，不要节食，只要控制住体重增加的幅度就可以，因此当前的喂奶量可以继续，只要不增加就行。

最后，吃配方奶体重不达标的宝宝比较少，但是也有。这样的宝宝不要为了快速增加体重而把奶粉冲得过浓，以免增加宝宝肾脏负担，造成上火、便秘等。最好看一下宝宝的消化吸收情况，如果消化吸收较差，可以考虑换一种配方奶粉。

体重过轻要警惕疾病

如果宝宝体重轻得太多，增长量也较少或者干脆没增长或负增长，要考虑宝宝可能存在某些疾病，比如消化道疾病、心脏疾病等，及时看医生是必要的。

❀ 金牌月嫂主张 ❀

体重只要在上下限之内，相比刚出生时增长量也是足够的，就是合格的，不一定非要达到平均线以上。

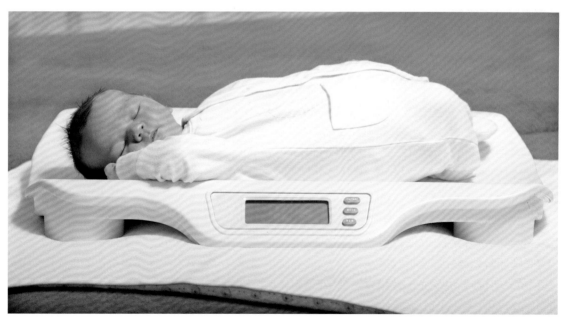

身体健康才能打预防针

满月后，宝宝要再次打预防针，到之前交接卡介苗和乙肝疫苗接种卡的地方即可。去的时候要带着疫苗接种的小本，打什么疫苗，医生都会记录在上面。

去给宝宝打预防针的时候，一定要宝宝身体健康才行，因为注射疫苗后，宝宝的身体负担会加重，如果本身就较虚弱，对宝宝伤害很大。所以，如果有发烧、腹泻、感冒、严重过敏、皮炎、皮肤感染或者疾病已痊愈，但停药时间还没超过1星期的情形，都不能打。必须身体健康或者停药1星期以上才能打。

另外，如果宝宝长湿疹，要让医生看下能不能打，原则上较轻微的湿疹可以打，但较严重时就不能打了。

身体不适的时候，打预防针的时间就要适当延后了。不过这没有任何问题，只是把后面要打的预防针一律推后了而已，不会对宝宝产生不良影响。

金牌月嫂主张

宝宝在1周岁前，打预防针的频率较高，前半年两次预防针之间最少要相隔28天。每次打预防针的时间都只可以在28天的基础上推后，不可以提前。

留下观察30分钟，持续观察3天

给宝宝打完预防针后，不要急着离开，要待在医院观察30分钟。若宝宝一切正常，脸色没有异常，呼吸也顺畅，也没有呕吐等情况，满30分钟就可以离开医院了。

回家后，还要持续观察3天。在这3天里要坚持给宝宝测量体温，有些低烧是正常的，如果高烧超过38.5℃，发烧超过48小时，接种部位红肿，就要就医了。另外，如果宝宝在这3天拉肚子了，很大可能是疫苗引起的，也属于正常，过一两天就会自动痊愈，不必做额外处理。

因为宝宝接种疫苗后，身体负担加重，所以在这3天里要注意让宝宝多休息，不要过度逗他玩，平时经常做的锻炼活动也可以暂停，等过了3天再继续。

还有一点需要注意的，就是接种疫苗后3天内不要给宝宝洗澡，以免针眼处沾到污水，引起感染。如果实在需要，可以给宝宝擦澡，毛巾避开针眼处。

金牌月嫂主张

打预防针的地方一般都有预防接种后的反应及注意事项的宣传材料，妈妈可以要一份拿回家作为参考。如果没有，在其宣传栏上也会有相关内容，妈妈可以记下来。

第一章 宝宝篇

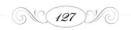

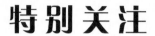
特别关注

Tebie Guanzhu

耐心喂养早产宝宝

母乳喂养新生早产宝宝

宝宝满28周却没有到37周出生的，称为早产儿。早产的宝宝没有充足的时间在子宫里发育，出生时身体素质、器官功能都较足月儿要弱，喂养特别关键，建议尽量母乳喂养早产的新生宝宝。

早产宝宝的妈妈分泌的乳汁最适合早产的宝宝。

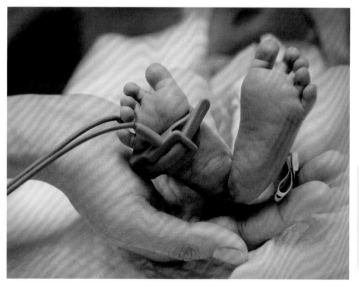

首先，早产的宝宝需要更多的营养物质，而据检测，早产妈妈的乳汁中含有的各种营养物质和氨基酸要比足月儿妈妈更丰富，能更大程度地满足早产新生宝宝的需求。

其次，早产的宝宝消化能力更弱，而早产妈妈的乳汁就比足月儿妈妈的乳汁更好消化。而且，喂母乳有个明显的好处，就是母乳中的免疫蛋白能给早产宝宝建立一个很好的健康屏障。

所以，如果没有什么不得已的原因，尽量给新生的早产宝宝喂母乳。早产宝宝2岁前是关键时期，只要在2岁前合理喂养，身体发育、健康水平完全可以与足月出生的宝宝媲美。

金牌月嫂主张

配方奶中有一类是早产儿配方奶，如果没办法喂宝宝母乳，最好选择早产儿配方奶喂养新生的早产宝宝。

❧ 喂新生早产宝宝吃奶要慢点

早产儿有部分可以自己吮吸母乳，只是吮吸力较弱，吃奶会慢一些，妈妈要耐心些，不要催促他，这会儿吃累了，就歇一歇，过一会儿再吃。另外一部分宝宝是不会自己吮吸的，喂母乳需要先挤出来，放到小杯子中，然后用小勺子或滴管再喂给宝宝。喂配方奶也要用这样的方法。

注意，即使用勺子或滴管喂到了宝宝嘴里，早产宝宝吃奶也是比较慢的，所以妈妈给宝宝喂奶的时候，也要更耐心一点。喂的每口都要少一点，将奶液喂到宝宝的嘴角或者舌根，以便奶液能顺着脸颊流入喉咙，减少宝宝吞咽的困难。喂的频率也要低一点，等宝宝咽完一口，稍歇一下再喂下一口。

新生的早产宝宝吞咽功能相对更不完善，所以更容易吐奶，要更加注意别让宝宝把吐出的奶再吸入，容易造成窒息或吸入性肺炎。

❧ 尽早补充多种营养素

早产的宝宝体内营养素储备不足，只吃母乳有些营养素会供不应求，所以最好额外补充一些，以促进宝宝身体和智力的全面发育。

第一，早产的宝宝要尽早补钙。从宝宝出生后2~3周就开始补充，一般每天每千克体重需要供给钙100毫克，还要同步补充维生素D促进钙吸收，每天需要供给800~1200单位。

第二，早产的宝宝尽早补充多种维生素。从宝宝出生2~3周起，每天需补充B族维生素约65毫克，补充维生素C约50毫克。从出生第10天起，每天补充维生素E约15毫克。出生两周后每天补充叶酸20~50微克。

第三，早产的宝宝尽早补充锌和铁。从出生4~6周起，建议早产宝宝开始补充铁和锌，每天补锌3毫克，每天补铁2毫克。

提醒妈妈，给早产的新生宝宝补充营养一定要认真对待，以免营养不良，影响发育。

❧ 金牌月嫂主张 ❧

由于早产宝宝吃奶慢，所以挤出的母乳或冲好的配方奶，总是在吃完前就凉了，建议妈妈准备一个大热水杯或者恒温的温奶器，将装着奶水的杯子放入保温，让宝宝始终吃到温度适宜的奶。

❧ 金牌月嫂主张 ❧

给早产宝宝补充营养，最终什么时候补、补多少、选择哪种剂型，都要听医生的。根据医生对宝宝身体的检查和判断结果来决定补充量和补充方式，更科学、更合理、更容易满足宝宝的需求。

第一章 宝宝篇

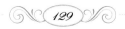

公平喂养双胞胎宝宝

双胞胎宝宝都需要母乳

一个母体同时孕育着两个胎宝宝，无论如何努力，营养供应都可能不足，而且双胞胎的宝宝多数都提前出生，在宫内储存营养的时间不足，出生时大多有营养缺陷。所以，双胞胎宝宝出生时一般都比单胎宝宝体重更轻，对环境的适应能力和抗病能力也都更差些。

两个宝宝体质有别

虽然两个宝宝都较单胎宝宝体质差一些，但是就他们两个来说还是一个壮一些，另外一个弱一些。有个比较有趣的说法是老大一般体质弱一些，老二体质好一些，老大之所以早出世，是被身体更强壮的老二踢出来的。这虽然仅是个笑话，但也的确说出了双胞胎体质一般都是一好一坏这一事实。

两个宝宝都需要母乳

很多双胞胎的妈妈选择了给一个宝宝吃母乳，一个宝宝吃配方奶，而且一般都是体质较强的吃配方奶，体质较弱的吃母乳。

然而，虽然两个宝宝体质有强有弱，但是无论强弱，他们都需要母乳，母乳都是他们最适合、最需要的食物，况且即使体质较强的那个宝宝都没有单胎宝宝强，所以无论哪个宝宝都有权利吃母乳，也都应该吃母乳。

母乳虽然少，但在新生儿期还是够两个宝宝吃的，所以妈妈应该坚持一下，一方面认真安排饮食下奶，另一方面不要限制宝宝吮吸，最少也要保证让宝宝在新生儿期都能吃到母乳。

双胞胎宝宝及早补充多种营养素

双胞胎宝宝也需要比单胎宝宝更早补充多种营养素，比如出生2周起开始补充鱼肝油，满月后开始补充铁、维生素C，如果需要用配方奶，要选用那种添加多种营养元素的营养强化产品，更能满足宝宝需求。

金牌月嫂主张

在母乳方面，建议妈妈不要被"两个宝宝都吃母乳肯定不够"这种先入为主的观点控制，尽量都母乳喂养。事实上有些妈妈通过积极努力，甚至能够让两个宝宝都吃纯母乳到4个月的。

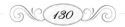

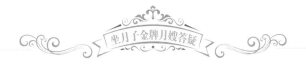
❀ 怎样喂双胞胎母乳

吃奶的时候，喂完一个再喂一个，对妈妈来说可能容易操作一些，不过这样的话，喂奶所耗的时间就要翻倍了，而且这样两个宝宝不容易形成一致的作息时间，妈妈照顾起来比较劳累，所以，建议还是让两个宝宝同步吃奶。

让两个宝宝同步吃奶

不过，同时喂两个宝宝吃母乳，可得讲究些技巧，下面两种方式都可参考：

1 妈妈坐在有扶手的沙发上，怀中垫几个抱枕，两手臂各抱一个宝宝，让他们的身体躺在抱枕上垫高，头部躺在两个臂弯里，两个宝宝的双脚交叠在一起，然后各吃一边乳房就可以了。

2 妈妈坐在中间，两个宝宝在妈妈两侧，脚在妈妈身后，头伸到妈妈身前，宝宝身下垫上几层被子，将他抬高，使他的嘴巴正好可以含住妈妈的乳头，就可以开始吃奶了。

只是有时候两个宝宝并不是同时醒来要吃奶，那也没必要叫醒另一个，就先喂饿了的即可。如果两个宝宝吃奶都比较快，喂完一个再喂一个也没问题。

吃奶优先权要经常调换

让两个宝宝同步吃奶的时候，每次哺乳，每个宝宝都要从始至终只吸一个乳房，不要来回换。但是，下次哺乳的时候对调一下，让上次吃左边乳房的宝宝吃右边，上次吃右边的宝宝吃左边。因为妈妈的乳汁一般都是一边多一边少，这样可以保证公平。

如果是前后哺乳，这次先喂大的，下次就要先喂小的，让吃奶的优先权调换一下，保证公平。并且每个宝宝也只能由始至终只吃一个，到下一次吃的时候再换边。

如果母乳的确不够了，需要加奶粉，不要一个宝宝完全吃母乳，一个宝宝完全吃配方奶，最好仍然维持每个宝宝吃一边乳房的规则，然后不够的部分各补充一部分配方奶。毕竟每个宝宝都需要母乳，吃到一点总比一点不吃强。这样做虽然妈妈会累一些，麻烦一些，但对宝宝好。

妈妈一个人带双胞胎宝宝很困难，最好找个能长期帮忙的人到家里，不要把其中一个宝宝让别人带走照顾，那样对宝宝的身心健康都不利。

给剖宫产宝宝更多身体刺激

✿ 剖宫产宝宝可能出现的问题

分娩对新生宝宝来说也是一次锻炼的机会，被子宫收缩推挤，被产道挤压，宝宝会体验到多种感觉，这些感觉会提升宝宝多方面能力。而剖宫产的宝宝没有经历这个过程，所以会有一些欠缺，妈妈要了解，在以后照顾宝宝的过程中，做些有针对性的锻炼，效果会更好。

剖宫产宝宝容易欠缺的能力

剖宫产的宝宝身体容易欠缺的能力主要在以下四个方面：

1 感觉统合能力较差。感觉统合能力大体上来说就是各感觉器官将感觉到的信息传给大脑，大脑整合这些信息之后，再给身体各部分做出指令的能力。感觉统合能力较差，也就是出现感觉统合失调的时候，宝宝的身体协调性就会较差，视觉能力、听觉能力、触觉能力等有可能都较差或者某一方面较差。

剖宫产的宝宝更容易出现手脚笨拙、动作不协调等。因为剖宫产的宝宝几乎没有任何被挤压、推送等的经验，是直接被取出来的，所以在感觉上缺乏一些必要的神经刺激。

2 适应能力较差。剖宫产的宝宝没有经过产道挤压，触觉神经比较敏感，更容易出现保护性反应过度，所以适应能力较差。爱哭、容易受惊、睡眠不稳都可能是剖宫产宝宝的特点。

3 免疫力较低下。因为没有经历过分娩环境以及产道的细菌群，对细菌的免疫力较低，更容易过敏或感冒。

4 患脑炎和湿肺的概率高。宫缩和产道的挤压会把肺部、鼻腔和口腔残留的羊水和黏液，最大限度地挤出。而剖宫产宝宝没有这样的经历，残留的羊水和黏液更多，可能被他吸入身体，因而患脑炎和湿肺症的可能性更高。

剖宫产宝宝需加强的能力

剖宫产的宝宝，妈妈可以较早地，并较多地、科学地锻炼他，加强他的身体感觉能力。锻炼宝宝的方式有以下3种：

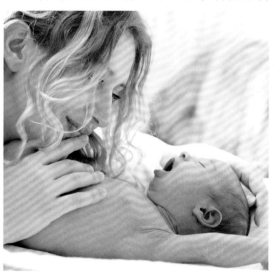

轻摇：平时抱着宝宝或者宝宝躺在摇篮里的时候，可以轻轻摇晃他，发展他的前庭感觉。要注意一定是轻轻摇晃，摇晃太严重可导致脑震荡。边摇晃边看着宝宝，如果宝宝情绪平稳，一直睁着眼睛看着妈妈的脸，那就说明摇晃幅度可以接受，如果摇动的时候宝宝闭上眼了，停下来时又睁开眼，摇晃的幅度很可能是太大了。另外，摇晃的时间不能太久，摇晃几下就可以。

粗毛巾擦身：剖宫产的宝宝触觉过分敏感，可以每天3次用较粗糙的毛巾轻轻擦拭他的全身皮肤，让他的身体皮肤尽量多、尽量大面积地接受刺激。习惯了这种刺激之后，就不会再那么敏感了，保护性过度反应会少些。

按压：妈妈抱着宝宝的时候可以偶尔加加压，紧紧地搂他，过一会儿再松开，再抱紧再松开，可以让他感觉到挤压的力量，体会一下经过产道时的感觉。另外，也可以在他的四肢、胸腹部等处轻轻挤压或者按压。

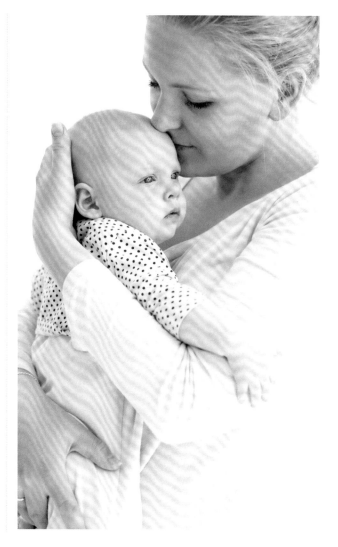

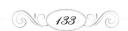
金牌月嫂主张

剖宫产的宝宝，抚触、游泳、被动操等，要比自然分娩的宝宝更加认真地去做。只要认真坚持下去，剖宫产宝宝的身体能力是可以发展得很平衡的，完全不会比自然分娩的宝宝差。

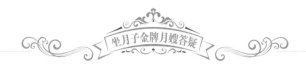
❧ 喂养剖宫产宝宝应注意什么

剖宫产的宝宝当然也是吃母乳最好，除了营养方面的好处，对剖宫产宝宝来说吃母乳时的触觉体验同样重要。吃母乳增强宝宝的触觉感受，增强安全感，可弥补部分神经刺激的缺失，还可减轻保护性的过度反应，改善过度敏感和睡眠不稳的情况。

剖宫产宝宝开奶要经过医生确认

不过给剖宫产宝宝开奶时要经过医生确认，只有医生认为宝宝可以吃奶了，才能开始哺乳。在医生确认宝宝可以吃奶的情况下，开奶要尽早，剖宫产的妈妈下奶较自然分娩妈妈晚而且奶量普遍少一些，早开奶、多吮吸有助于改善这种不利情形。

喂配方奶选添加双歧杆菌的产品

如果没有条件喂母乳，需要喂配方奶，建议给宝宝选择含有双歧杆菌的产品。双歧杆菌能帮助宝宝建立健康、平衡的免疫系统。据研究，食用含有双歧杆菌配方奶的宝宝，其肠道菌群更与自然分娩的宝宝母乳喂养的情况相接近。另外，双歧杆菌的代谢物可以帮助宝宝建立一个酸性环境，这样有助于抑制致病菌的产生，保护宝宝少生病。还有一个好处是双歧杆菌能促进宝宝体内免疫球蛋白的产生，并且可促进黏膜免疫能力，能从多方面增强宝宝免疫力。所以，吃配方奶的宝宝，尽量选择含有双歧杆菌的种类。

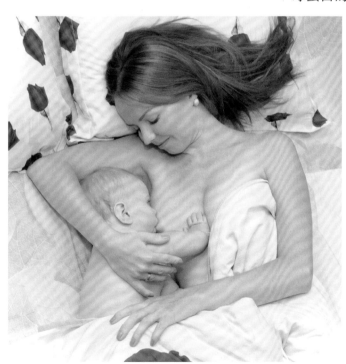

❧ 金牌月嫂主张 ❧

给剖宫产宝宝喂奶的时候，妈妈可多做些小动作，多摸摸宝宝的手、脚、脸，还可以轻轻掰开他的手指，按摩掌心、手指、指尖等，也可以拉着他的手触摸自己的乳房、脸、嘴唇等，增加宝宝的触觉体验。

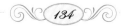

爸爸参与

Baba Canyu

爸爸有必要参与照顾宝宝吗

宝宝还在妈妈肚子里的时候，爸爸可能帮不了多大的忙，但宝宝出生后，就要鼓励甚至要求爸爸积极地参与到各种照顾宝宝的活动当中了。要知道，照顾月子的人不可能太长时间地待下去，如果爸爸不积极参与照顾宝宝，该学会的技能不能掌握，在照顾月子的人走了之后，照顾宝宝的全部重担放在妈妈一个人身上，妈妈可能吃不消的，会给妈妈很大的身体和精神上的压力，这对宝宝的精神健康和安全成长是有威胁的。而且，妈妈压力大，就容易发脾气，容易抱怨爸爸，这对家庭安定也不利。所以，让爸爸早早参与照顾宝宝，学会照顾宝宝是很有必要的。即使过程中没做多少，只要参与了，就对方方面面都有好处。

首先，有助于扩大宝宝的认知。宝宝在胎儿期能感觉到最多的是妈妈，对爸爸的感受一般都比较少，尤其是那些并没有规律地参加胎教的爸爸，宝宝基本上一无所知。爸爸参与照顾宝宝，宝宝会感受到与妈妈的不同之处，这可以扩大他的认知，让他感受到男性和女性之间的不同。

其次，有助于建立父子之间的亲子感情。爸爸可能也注意过这种现象，有的宝宝能很快地接受陌生的女性，却始终不愿意接近自己的爸爸，这主要还是因为陌生感，因为宝宝对男性的不熟悉造成的，而陌生女性的某些特质是跟妈妈接近的。所以爸爸参与照顾宝宝，让宝宝从小就熟悉并适应自己，这对以后爸爸跟宝宝建立起亲密的亲子关系是有帮助的。

其实，不仅是宝宝对爸爸有陌生感，有的爸爸自己也不是太成熟，对宝宝也没有多深的感情。爸爸如果积极参与照顾宝宝，一点点了解宝宝，对宝宝的感情会逐渐加深，自己的责任感也会得到提升，人会变得更成熟。

最后，有助于稳定妈妈情绪，增进夫妻感情。大多数的妈妈看着爸爸笨手笨脚地照顾宝宝，都会油然而生一种幸福感。爸爸照顾宝宝的行为，妈妈会解读为爸爸责任感的加强，也会感觉自己的辛苦孕育是得到爸爸的承认的，会生发出一种自豪感，这样妈妈对爸爸的感情会加深，而且自己的情绪也会更加积极。

所以，从宝宝出生，就可以让爸爸跟着照顾月子的人一起照顾宝宝，从中多多学习照顾宝宝的知识了。

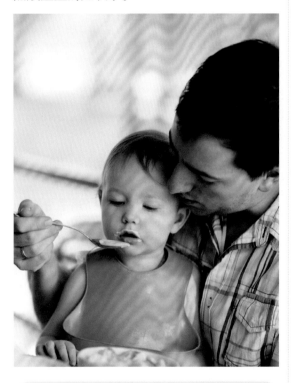

金牌月嫂主张

当爸爸照顾宝宝，某些方面做得不够好的时候，妈妈不要责怪爸爸，以免挫伤他的积极性和信心，可能会让他顺水推舟就不管了。

让爸爸转变观念主动照顾宝宝

虽然，大多数新手爸爸对宝宝的出生其实从心里来说是高兴和自豪的，但是突然间升级做爸爸了，也让他们都有些不知所措，很难适应自己的新角色。所以，很多爸爸并不能主动来参与照顾宝宝。妈妈要及时了解爸爸的心理状态，让他放下负担主动去学习照顾宝宝。

爸爸可能有以下几种心理状态，妈妈可以观察、比较一下，看爸爸更接近哪种，然后对症调整，这样更容易让他尽快适应新角色。

1 如果爸爸总是有意无意，找各种理由躲着宝宝，注视、关注宝宝的时候很少，听到宝宝哭闹会嫌烦，这种爸爸一般是还没有真正做好迎接宝宝的准备，没有做好当爸爸的准备，因此对宝宝没感情。

对这样的爸爸，建议强制性规定他每天跟宝宝相处多长时间，在爸爸与宝宝相处的时候，妈妈可以刻意拉近他们之间的距离，比如指出宝宝哪个地方像爸爸、哪个表情像爸爸等，这样相处时间越长，他越会发现宝宝与自己之间的亲密联系，感情会越来越深。另外也可强制爸爸给宝宝做点什么事，为宝宝付出越多，感情越深，亲子关系慢慢就建立起来了。

2 如果爸爸很喜欢看着宝宝，也喜欢摸他，但就是不抱也不帮他做什么事，很可能是担心自己会笨手笨脚伤到他。

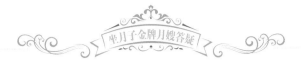

对待这样的爸爸，妈妈千万不要总是跟爸爸说"别伤到他"，那样会让爸爸更紧张，不敢碰宝宝，反而是应该鼓励爸爸，谁也不是生来就会照顾宝宝的，就是妈妈自己也是在慢慢的摸索中越来越熟练的，所以让爸爸放心参与，慢慢积累经验就是了。另外，要让爸爸知道宝宝绝对不是纸糊的，没有那么脆弱，妈妈只要教给爸爸正确的方法，爸爸是完全可以做好的。

不过，刚开始的时候，不要给爸爸太高难度的任务，比如换尿布的时候，宝宝会哇哇大哭，这会增加爸爸的紧张感，让他感到挫败。比较合适的是让爸爸给自己或者照顾月子的人打下手，比如洗澡的时候让爸爸帮忙调水温，也可以让他给宝宝洗洗小肚子、小脚丫等。让他参与的同时观察、学习，过段时间他就能自信地独自完成某些任务了。

3 如果爸爸坚持男主外、女主内的观念，把主要精力都放在工作上，致力于给宝宝创造更好的物质条件，因此而不肯照顾宝宝，妈妈要做的工作可能要多一些。

妈妈可以告诉爸爸让他照顾宝宝是宝宝的需要，让爸爸了解宝宝的婴儿期和任何一个成长时期一样，都需要爸爸，爸爸给予的和妈妈的是不同的，这对宝宝的个性形成有非常大的影响。如果爸爸拒绝参与，宝宝将来更容易出现退缩行为，更容易焦虑，而且和爸爸难以形成和谐的关系，将来更容易出现父子关系紧张的问题。如果爸爸不想将来宝宝不跟他亲，就要从现在开始在宝宝身上付出感情。

不过，对这样的爸爸不能要求他做太琐碎的事情，可以让他做他自己愿意做的事，比如请他给宝宝拍照片、摄像等，慢慢地也可以培养出感情。感情有了，一些力所能及的事就愿意做了。

4 有的爸爸也想照顾宝宝，但插不上手，同时因为妈妈全副身心放在宝宝身上，感觉自己被冷落了，对宝宝有点嫉妒，因此不愿意管宝宝了。

这种情形下，妈妈要更多做的是检讨自己，尽量从宝宝身上分出一点心来跟爸爸交流，暂时脱离关于宝宝的话题，聊点别的，别让爸爸感觉宝宝夺了自己的权利。另外要给爸爸机会照顾宝宝，别整天自己负起全责，让爸爸感觉无从下手。当爸爸能获得妈妈的关注，又有机会接触宝宝，他是很愿意照顾宝宝的。

早期获得了父母同等关注的宝宝，长大后个性更完善，更容易融入社会。

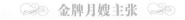

金牌月嫂主张

生活里多了个宝宝，原本的家庭结构被打破，个人的身份也变了，每个人都需要重新适应，所以当爸爸表现得不那么好的时候，妈妈不要太懊恼，给爸爸一些时间，等他适应了，很多问题就都不存在了。

爸爸照顾宝宝需要学习什么内容

爸爸照顾宝宝，并不是主力，多数时候只是妈妈的辅佐，所以照顾宝宝的内容不需要全部学习，只学习一些基本的就行。

第一，先让爸爸学习抱宝宝。先说要点让爸爸记住，比如头颈部是重点，是要最先托稳当的部位。爸爸感觉无从下手的时候，妈妈可以先抱起来，然后手对手地放到爸爸怀里，以后让爸爸慢慢学习自己从床上把宝宝抱起来。

第二，学习给宝宝喂水、喂奶。当中要注意自己握奶瓶的姿势，奶瓶与宝宝的嘴的位置关系，宝宝的体位等。妈妈喂水、喂奶的时候可以让爸爸参考，并给爸爸讲解要点，然后可以妈妈抱着宝宝，让爸爸给宝宝喂食，以后过渡到爸爸独立操作。

第三，学习给宝宝包尿布。让爸爸给宝宝包尿布的时候，需要提醒他注意的是动作不能太慢，以免宝宝腹部着凉。当然也不能太快，动作快的时候容易扇起风，也可能让宝宝着凉。

第四，学着跟宝宝说话、做游戏。很多爸爸都只会看着宝宝傻笑，不知道怎么跟宝宝说话，也不知道怎么玩，可以让爸爸看一些早教的书，了解宝宝喜欢什么样的游戏、什么样的语言，学会和宝宝说话、做游戏。

至于洗澡、洗头、洗脸等比较复杂的活就可以不让爸爸去做了，爸爸可多做的事是给宝宝洗衣服、洗尿布等。

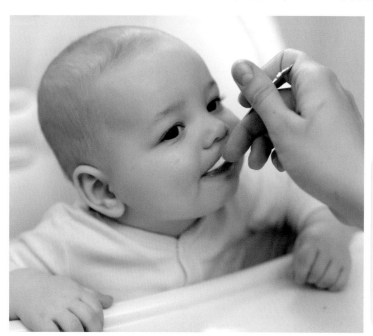

金牌月嫂主张

出生证、户口是宝宝的身份证明，为他办这两个证是最适合爸爸为宝宝做的事。建议爸爸问清楚后，准备好材料，尽早办回来。爸爸不声不响地办好了这两件事，妈妈也会高兴一阵子。

爸爸照顾宝宝要注意什么

相对于妈妈来说，爸爸一般都比较粗线条，这是在照顾宝宝饮食、起居时最需要克服的问题，妈妈要负责提醒，同时要给予适当的鼓励和指导。

首先，照顾宝宝要绝对讲究卫生。爸爸接触宝宝的时候要洗手，如果留胡子最好刮干净，以免亲吻宝宝的时候，胡子里的细菌传染给宝宝，也可避免胡子扎伤宝宝；给宝宝清洗奶瓶不能随随便便冲刷两下就完事，而是要认真清洗各个角落。如果用洗涤剂一定要用奶瓶专用的，找不到要问妈妈或者照顾月子的人，用完之后要彻底冲洗干净，尽量少残留；洗衣服的时候最重要的是最后多用清水漂洗几次。

其次，不要太紧张。爸爸刚开始参与照顾宝宝的时候，特别容易紧张，尤其是当宝宝哭起来的时候，总是感觉手足无措。其实爸爸不必要太紧张，宝宝哭是很正常的，宝宝哭的时候，爸爸手上的动作不必停止，可以边跟宝宝说话边有条不紊地完成操作。

再次，动作要轻柔些。爸爸的力气大，不知不觉就可能用力过度了，所以动作要尽量放轻柔。不过也不用太过小心，总是像捧着瓷器一样，爸爸就太劳累了，其实宝宝并没那么脆弱，所以适当轻柔就行。而且，宝宝有时候也需要不一样的刺激，温柔妈妈给了，爸爸给些力量感也是应该的。

另外，不要太粗心。爸爸相比妈妈来说，总是更粗心，更容易丢三落四，所以照顾宝宝的时候一定要多走心，最好能在做一件事之前比如要给宝宝换尿布了，能把换尿布的程序在脑子里过一遍，按照脑子里过的程序准备用品，到时候手忙脚乱的情形就会少点，宝宝因此受到伤害的可能也相应减少了。

爸爸照顾宝宝整体态度上应该是战略上藐视，战术上重视的，也就是说不要太紧张，但是一定要认真。

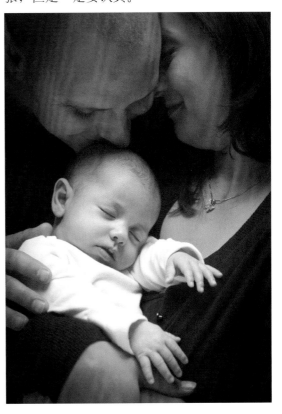

第一章 宝宝篇

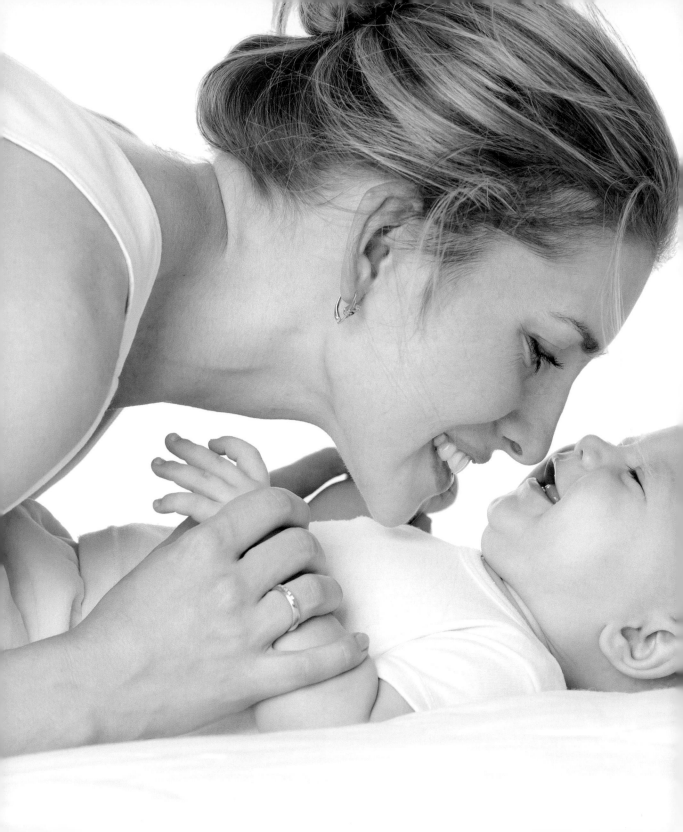

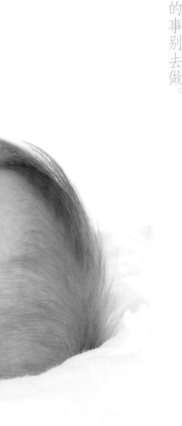

第二章

妈妈篇

妈妈在孕产过程中，身体可谓经历了翻天覆地的变化，身体的消耗甚至比一场大病还要严重，尤其是剖宫产的妈妈，因此应该认真调养。不仅仅是身体上的调养，还包括精神上的调节。

相比于不具备任何能力的新生宝宝，妈妈是大人，所以在月子中要对自己负起责任来，该遵守的规则要遵守，不该做的事别做，别让身体受到进一步的伤害。无论是身体还是精神，出了问题要积极主动地去治疗、调整，别放任它加重。

另外，该对宝宝尽到的责任要去尽，可能会影响到宝宝健康的事别去做。

身体恢复

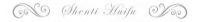
Shenti Huifu

生殖系统

怀孕分娩，变化最大的是生殖系统，分娩完成后，需要比较长的一段时间才能慢慢恢复。

子宫恢复：怀孕时膨胀到不可思议大的子宫会慢慢恢复到孕前的大小，产后第1周变化最明显。

分娩1周后，子宫就变得只有一只拳头的大小了，而且会从肚脐处下降到耻骨联合处；产后2周后，子宫变得会如一只棒球大小，而位置则会逐渐回到盆腔中；产后3周，子宫就会完全进入盆腔中去，从外面已经摸不到了；产后第4周，子宫颈会恢复至孕前的大小，并且外子宫口会关闭；第5周，子宫体积变小的同时，重量持续下降，由刚分娩完时的1000克降到了200克；第6周，子宫颈会完全闭合，与产前状态差不多。

子宫功能恢复不像体积、重量那么变化迅速，在体积与重量完全恢复到孕前状态后，还会慢慢、继续地修复，大约要到产后3个月才能完全复原。

恶露变化：恶露如何是子宫功能恢复状况的一个参照。恶露是产后子宫中的残留物，会经由阴道排出体外。

产后3~4天，恶露呈血液颜色，无异味，内含小血块和坏死的蜕膜组织，叫作血性恶露。血性恶露量较大，但不会超过月经量，如果超过月经量，要及时咨询医生，预防大出血。

恶露量会越来越少，进入第2周后，颜色也会变浅，由鲜红色变为浅红色直至咖啡色。此时恶露叫作浆液恶露。如果此时的恶露仍为血色，而且有臭味，可能存在宫内感染，要及时咨询医生。第3周，恶露颜色再次变淡，成为白色，称为白色恶露。白色恶露颜色可为白色也可为黄色，质地比较黏稠，与白带类似，但量比白带大，中间偶尔会掺杂血丝，属正常现象。第4周，恶露多数已基本排尽，开始出现正常的白带。不过由于体质的原因，有的妈妈仍然有白色恶露，只要无其他异常就不必担心。

到了第6周，有的妈妈一般是不进行母乳喂养的，可能月经就会恢复了，母乳喂养的妈妈月经恢复会晚一些。资料显示，不喂母乳的妈妈有40%在产后6周恢复月经，而喂母

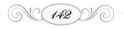

乳的妈妈大多数在产后18周以后才会恢复，更有少部分1年之后才恢复。

阴道恢复：阴道的宽度恢复也是比较快的，在产后第1周就会基本恢复到分娩前的程度，不过一直要到产后4周以后，阴道内的褶皱才会再次形成，外阴部也才能逐渐恢复到原来的松紧度，包括骨盆底的肌肉也将恢复到接近孕前的程度。不过一切要完全恢复，都要等到产后大概3个月。

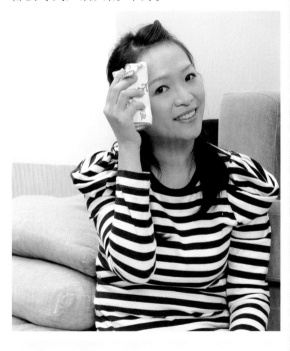

产后，妈妈的体重减轻会经历一个先快后慢的节奏，分娩时，由于胎宝宝、胎盘、羊水等被排出体外，妈妈的体重就会减少5000克左右。进入第2周，体重下降还是比较明显的，因为在第2周里，妈妈排尿量、排汗量还是非常大，水肿减退，加上母乳分泌消耗能量，所以体重减轻幅度还是比较大的。此后，体重减轻幅度就不那么明显了，需要做一些运动、锻炼才能有所消耗而逐渐减轻。

体形的恢复除了肚子一下子瘪下去之后，其他恢复都较缓慢，而且有很多妈妈肚子也不是很瘪，甚至有点像怀孕5~6个月时大小。大腿、胳膊、臀部堆积的脂肪需要慢慢消耗。如果坚持合理锻炼，大多数能在产后半年之后恢复到孕前状态。

金牌月嫂主张

因为身体基本恢复是在产后6周以后，所以建议妈妈坐月子应该到产后42天，而不是传统的30天。只不过是30天以后各项要求可以稍微放宽松一些而已。

金牌月嫂主张

产后修复，方法科学更见效，而且对身体会起到更好的恢复作用，所以如果有条件可以请专业的产后修复教练指导。

头发皮肤

怀孕期间，由于激素的作用，妈妈的皮肤有很大的变化，比如色素沉积，妊娠线明显，有的妈妈妊娠线上的毛发还较严重，脸上有妊娠斑。另外由于激素的作用和子宫的膨胀、脂肪的沉积原因，腹部、大腿、臀部、乳房都有深深浅浅的妊娠纹。由于激素的作用，很多该脱落的头发没有脱落，所以头发变得浓密了很多。这些情形在产后都会重新调整。

首先，在分娩完成后，妊娠线和妊娠斑大约在第6周就会变淡很多了，有的妈妈已经跟孕前差不多了。

其次，妊娠纹难以完全消失，而且减轻的速度也很慢，一般会在一两年后才变成浅浅的银白色，在月子里仍然会是较难看的紫红色。

再次，妈妈腹壁皮肤、肌肉松弛，产后都比较严重，虽然会随着子宫收缩、其他器官回位而有所收缩，但是不能自动恢复如孕前的，需要妈妈坚持不懈地、有针对性地锻炼才能完全恢复紧致。

最后，产后激素水平改变，那些服役超期的头发就会开始脱落，有的妈妈在月子里就开始大把大把地脱发，也有的妈妈要在产后几个月才开始脱，都是正常的。

精神状态

分娩完后，妈妈的精神状态和身体状态很矛盾，身体上非常倦怠，只想好好休息，精神上又非常亢奋，甚至有的妈妈在分娩后的第一天整夜都无法合眼。

第1周，妈妈倦怠感会比较明显，毕竟分娩消耗了大量体力，需要恢复，所以一定要注意多卧床休息，暂时将宝宝交给别人照顾。

第2周，妈妈的身体尚未恢复，却要频繁给宝宝喂母乳，包括晚上也不能好好长时间休息，所以疲倦感会有增无减，要抓紧一切机会休息，最好能跟宝宝保持同样的作息步调。

第3周，经过前半个月的适应，妈妈已经熟悉了喂养宝宝的规律，在第3周妈妈的身体欠佳的状况有所改善。

第4周，妈妈和宝宝的感情越来越深厚，而身体在此时基本恢复了，此时的妈妈一般都心情愉悦、精神饱满，有很多都已经忍不住想到外面走走了。

金牌月嫂主张

有的妈妈遵照老辈人的意见坐月子，越到后来，越难忍受，急着想外出、急着想洗澡、急着想洗头，其实都可以，只要注意保暖就行。

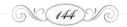

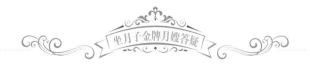

坐月子需要准备些什么衣物

适合月子里穿的衣服

坐月子时大部分的时间待在床上，所以穿的衣服尽量宽松，会更舒服些。另外，可以准备些具有一定功能性的衣物，以下这些都要考虑：

哺乳背心或秋衣：妈妈在下奶的阶段，乳房肿胀的时候比较多，不适合穿哺乳胸罩，所以最好准备两三件哺乳背心或秋衣，这样的背心或秋衣在胸部合适的位置有开口，方便喂奶，同时也避免喂奶时大面积裸露皮肤带来的尴尬。

哺乳背心或秋衣一定要选棉质的、浅色的。

高腰裤：月子里，妈妈腰腹是最容易受凉的部位之一，很有必要准备一条高腰裤，穿的时候把上身穿的背心、秋衣等都束在裤腰里，可以很好地避免受凉。而且高腰裤有个好处，对腰腹部的赘肉有一定的束缚作用，又不会太过压迫，影响内脏复位。

自然高腰裤不能选择太紧身的，孕期穿的裤子也可以再试穿一下，有些裤子弹性好，还是能够穿的，只要穿上以后不是松松垮垮就可以。

厚底拖鞋：脚部神经密布，也是比较容易受凉的部位，所以妈妈最好备一双厚底的拖鞋，最好是带后跟的，保暖性比较好，更适合妈妈的身体特征。

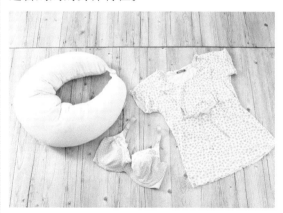

金牌月嫂主张

在月子里，脚部的保暖非常重要，即使待在床上，也应该穿上袜子，另外刚洗完澡、泡完脚，等到皮肤干燥了，就应该立刻把袜子穿上，不要光着脚穿拖鞋走来走去。

第二章 妈妈篇

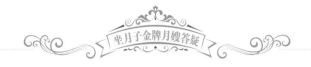

让妈妈更轻松的用品

月子里的妈妈本身比较劳累，还要照顾宝宝，夜里还需多次起来哺乳，所以特别辛苦。为了让自己轻松点，可以准备些用品，以下3种就可以考虑：

收纳盒。宝宝的用品多而且杂，为了更轻松地找到和收拾，妈妈可以准备几只收纳盒，按照需求选择不同的尺寸。这些盒子可以分别专门用来放置干净的尿布、脏尿布或者放置宝宝用的爽身粉、护臀霜、洗浴用品等，会让妈妈省很多精力。

哺乳垫。哺乳时一个姿势要维持20~30分钟，会让妈妈感觉腰酸背痛，胳膊酸麻，可以买个哺乳垫。哺乳垫放在腿上，帮助抬高宝宝的身体，宝宝不需要妈妈抱就可以吃到奶，妈妈的双臂可以解放出来，可以从后面撑着身体，减轻酸痛感。

哺乳垫也可以用抱枕代替，但终究哺乳垫用着更得心应手。

隔尿垫。宝宝用尿布的时候，特别需要一个隔尿垫，垫在尿布和床垫之间，这样床垫就不会弄湿了，不需要频繁清洗、晾晒，只要清洗隔尿垫即可。

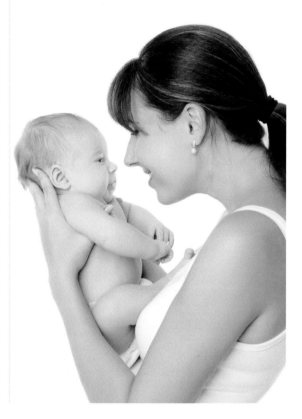

金牌月嫂主张

给宝宝用隔尿垫的时候，最好将它铺在宝宝的臀部，不要让宝宝全部都睡在隔尿垫上，因为隔尿垫一般都透气性差，宝宝身上尤其是背部的热气散不出去，容易出汗、着凉、感冒。

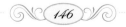

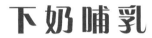
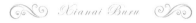
下奶哺乳

胀奶疼痛怎么办

下奶了宝宝却吸不出来

如果下奶的时候，乳腺管还没有疏通，妈妈要经历一点胀奶之痛。

什么时候下奶

受不同体质的影响，每个妈妈下奶的时间并不一致，一般来说自然分娩的妈妈要早一点，在产后2~3天，剖宫产妈妈晚一点，要在产后3~5天才开始。

妈妈不用担心自己无法判断是不是下奶了，下奶的感觉非常明显，即使正在睡觉也会被这种感觉惊醒。下奶时，乳房会变得特别胀，皮肤会绷紧且发热，也会感觉到疼。用手摸乳房，能感觉到明显的硬块，硬如石头，从外观上看超出了原本乳房所占的面积，有的向腋下扩展，有的向锁骨扩展，比原本的乳房面积大了很多。

胀奶疼痛是为什么

乳汁明明很多，却吸不出来，这是乳腺管还没有畅通的缘故，分泌出来的乳汁都被堵在乳腺里了。乳汁只要不被吸出来，乳房胀痛就无法缓解。

下奶后，要尽快吸出来，时间太久不做有效处理，有可能把下来的乳汁再憋回去，再要追回就困难了。

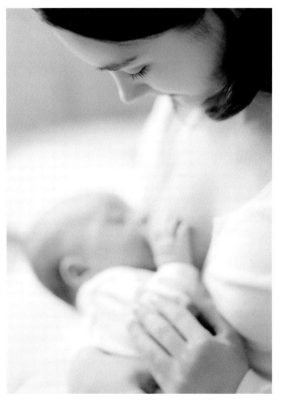

胀奶疼痛的缓解办法

堵了就要疏通。疏通乳腺管是个比较痛苦的过程，一方面乳房很痛碰都不敢碰，另一方面又必须施力上去疏通。虽然痛，但必须克服。

不过，疏通的方法倒是很多，几种方法混合着坚持做，3~5天后，乳腺管基本通畅，胀痛感就缓解了。首先可以请催乳师按摩，专业的按摩手法对疏通乳腺管效果很好，少则做一次按摩就见效，多则3~5次也就通了，费用也不高，可以考虑。除此之外，还有些方法可以自己操作。

方法一：找大点的宝宝吸。看看亲友家有没有大一点的仍然在吃奶的宝宝，这样的宝宝不仅"技术"熟练，关键是吮吸力度非常强劲，两三次之后就有可能全部吸通。如果找不到适合的宝宝，只能退而求其次，让大人来吸，最佳的人选是宝宝的爸爸。

在此期间，看宝宝能不能吸得出来一点，如果能，那就让他也多吸。但是如果一点都吸不出来，看不到他吞咽，那就不能再让他吸了，这样可能会刺激乳腺分泌更多的乳汁，胀奶会更严重。

方法二：用吸奶器吸。买个吸奶器，如果想把吸出的乳汁收集起来，就买带集乳瓶的，如果没有这样的想法就不必带集乳瓶。只要空闲就不停地吸。

方法三：用手或梳子按摩乳房。在手上涂些乳汁，掌心贴着胸部皮肤，放在乳房根部轻轻地加压向乳头方向滑动，滑到乳头处用大拇指和食指挤乳头。另外，可以借助木梳子来按摩，哪里有硬块就按摩哪里，反复从乳房根部到乳头滑动。用梳子通乳是一种传统做法，一方面取"疏通"之意，另一方面中医认为木头有疏通气血的功效。坚持做都有一定的效果。

方法四：冷敷。用毛巾蘸冷水冷敷乳房，可帮肿胀的组织消肿，缓解乳房肿痛的感觉，同时组织消肿可给乳腺管更多一点的空间，也有助于疏通。

注意，不要用热敷，热敷会加重组织的膨胀，不利通乳，还会加剧胀痛感。

方法五：热水淋浴。热水淋浴可引起喷乳反射，淋浴的同时用手或梳子按摩乳房，效果好一点，可能会挤出一些乳汁。

方法六：有些中药有很好的疏通乳腺的作用，比如"生乳汁"，可以买来喝。

以上每一种方法都很难起到立竿见影的功效，最好结合起来持续做，直到没有胀痛感了，手也摸不到肿块了，宝宝吸着也不那么费劲了，就说明乳腺管全通了。不过通了之后还有可能再堵，一定要勤让宝宝吮吸，别让乳汁淤积。

❧ 催乳不宜过早

涉及乳腺管是否通畅的问题，所以不建议妈妈过早就催乳，一旦下奶早、下奶多，而乳腺管却还没有通，乳房胀痛就会更严重。

而且，催乳也的确用不着着急，毕竟刚出生的宝宝对乳汁的需求非常少，有点就够了，乳汁多也是浪费，所以实在也没必要早催乳。

所以，催乳最早也不能早过产后1周，要在真正下奶后，而且乳腺管也畅通了之后才可以开始。

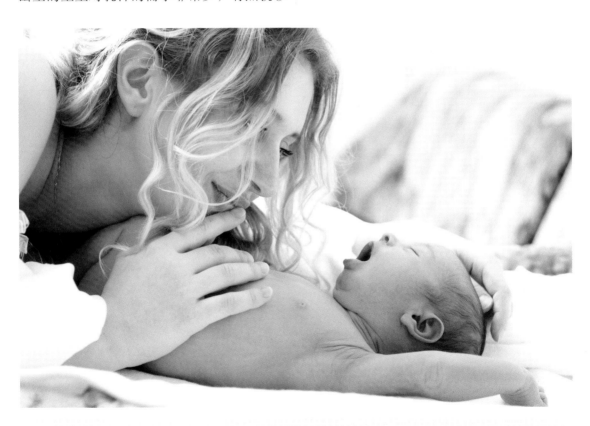

❧ 金牌月嫂主张 ❧

在中医上看来，分娩完后的两个星期是身体排尽怀孕时累积的毒素的最佳时候，过早吃营养价值高的食物，这种排毒过程会被妨碍，对身体不利。所以，催乳还是晚些好。

第二章 妈妈篇

乳房健康与乳汁安全怎么保证

❀ 乳头凹陷怎么喂

妈妈乳头凹陷，宝宝含乳较困难，母乳喂养有一定的难度，但不会困难到无法母乳喂养，所以乳头凹陷的妈妈要有信心，相信自己一定可以实现母乳喂养。

首先，妈妈要了解，宝宝含乳，含住的不仅仅是乳头，更主要的是乳晕，乳头在宝宝口中只占到1/3，而乳房只要不是胀奶特别严重，伸展性都很好，宝宝很容易就能含住。

其次，适当的方法可以改善乳头凹陷的情形。喂奶前，可以用手牵拉乳头，拉出后保持1秒钟，松开后再次牵拉，共30次左右。或者用吸奶器吸乳头，每次吸住后坚持30秒，共吸5~10次。这时乳头有些突出了，就可以开始给宝宝喂奶。喂奶时，先用手向后按压乳晕，让乳头突出来，趁宝宝张大嘴时把乳头连乳晕一起塞入宝宝口中，宝宝很容易就能含住。

这样的牵拉或吸引锻炼每天都可以定时做几次或者有空想起来就做，只要乳头没有疼痛、不舒服的感觉就行。

最后，如果乳头凹陷特别严重，牵拉或者吸引也不奏效，可以买个仿真乳头罩在乳房上，宝宝吮吸仿真乳头就可以把奶吸出来，问题就解决了。

如果各种尝试都失败了，还可以把乳汁挤出来，装在奶瓶里喂给宝宝，母乳喂养照样可以进行。

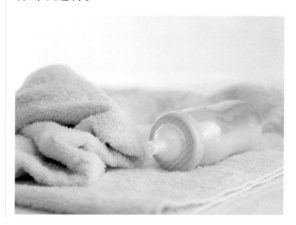

❀ 金牌月嫂主张 ❀

乳头凹陷的妈妈，喂奶尽量不要等到胀奶了，乳房很硬的时候才开始，那样宝宝更难含住。如果已经胀起来了，可以先挤掉部分乳汁，让乳房变软再让宝宝含乳。

❀ 乳头疼痛怎么缓解

原本一直"空闲"的乳头，突然每天都要被宝宝吮吸十来次，每次都要吮吸二三十分钟，原本这里的肌肤就娇嫩，难免会疼痛。那些在孕期经常用温水擦拭乳头、增强皮肤弹性的妈妈疼痛感可能会比较轻微，而从来没有做或者做得比较少的妈妈疼痛感就比较明显了。

乳头疼痛一般来自两方面，一是在宝宝刚含住乳头开始吮吸时，感觉到非常尖锐的疼痛，时间较短暂。二是衣服摩擦时，也会感觉疼痛。

为减少衣服摩擦时产生的疼痛，给妈妈两点建议：

1 内衣一定要穿舒适的纯棉产品，并且一定要贴身，避免太肥大来回晃，从而与乳头产生摩擦。

2 如果内衣被乳汁浸湿了，要及时更换。乳汁干了会发硬，摩擦到乳头就会疼痛。

为减轻宝宝吮吸时的疼痛，妈妈可以尝试这样做：

1 哺乳之前先刺激乳房，用手按摩或者用热毛巾热敷，使乳房产生喷乳反射，喷乳反射过后再让宝宝含乳，就不会那么痛了。如果无法产生喷乳反射就用手挤出一些，乳房变软了，含乳时的乳头疼痛也可减轻。

2 一般来说，两只乳房总有一只较痛，一只不太痛的，如果来不及诱发喷乳反射，建议妈妈先喂那只不太痛的，宝宝吃着就会产生喷乳反射，那只较痛的乳房也会流出一些乳汁来，过会儿宝宝再含乳，也就不那么痛了。

过几天习惯了宝宝的吮吸，乳头不那么敏感了，疼痛感就会消失了。

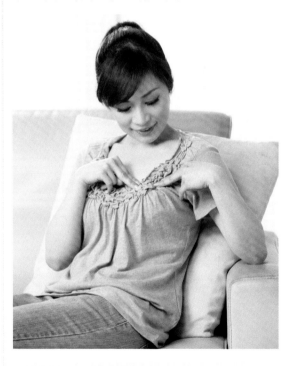

❀ 金牌月嫂主张

宝宝吃奶时，乳头是与口腔紧密贴合的。如果要把乳头从宝宝口中抽离，方法不正确，会伤到乳头皮肤，导致乳头疼痛。建议妈妈不要突然抽离，应该先按压他的下巴，中断他的吮吸动作，让口腔和乳头分离，然后再抽出，伤害就会少很多。

第二章 妈妈篇

不能喂母乳别勉强

母乳喂养好处多多，但如果不适合母乳喂养，那就不要勉强，可能不但对宝宝不利，也会伤害妈妈的健康。

有可能是宝宝的原因导致不能母乳喂养

患有几种特殊疾病的宝宝不能吃母乳，比较典型的是半乳糖血症和枫糖尿病。

患半乳糖血症的宝宝一旦进食乳类食品后包括母乳在内，会出现半乳糖代谢异常，并引起神经系统的疾病，导致宝宝智力受损的同时还可能伴有白内障、肝肾功能损害等。

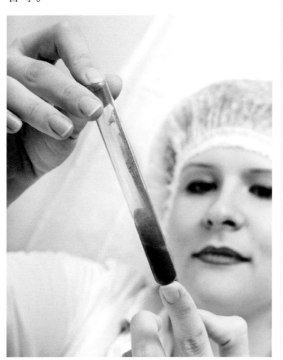

如果宝宝有拒乳、呕吐、恶心、腹泻、体重不增加等症状，要及时检查，确定是否是半乳糖血症，如果确诊，要马上停母乳，用不含乳糖的配方奶喂养。如果继续用母乳喂养，宝宝可出现发音障碍、白内障、智力障碍及肝硬化等。

患有枫糖尿病的宝宝多数有惊厥、嗜睡、昏迷、肌张力增加、低血糖等症状，尿液和汗液有特殊味道，如果宝宝有相应症状要及时检查，确诊后也要立刻停母乳，改用特制奶粉喂养。

有可能是妈妈的原因导致不能母乳喂养

妈妈患有某种疾病或者需要用某种药物，如果母乳喂养对宝宝有害，就不能进行母乳喂养了。

患慢性病比如癫痫、甲状腺功能亢进、肿瘤的妈妈，需要长期服药，药物会进入乳汁中，母乳喂养就会伤害宝宝，不能喂母乳。

患严重心脏病和肾脏疾病的妈妈，喂母乳会导致妈妈病情进一步恶化，甚至威胁到生命安全，那就不要喂母乳。

患有严重精神疾病的妈妈不能喂母乳，这样的妈妈精神状态不稳，行为很难控制，喂母乳可能会威胁到宝宝的生命。

患有传染病，并且处于急性期的妈妈，

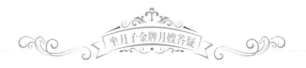

如开放性结核病、各种肝炎的传染期，不要给宝宝喂母乳，以免宝宝受到感染。

不能喂母乳，妈妈可能会有些委屈和遗憾，要及时调整心态，虽然不能喂母乳，但这样是为了宝宝好。只要是为宝宝好，就没什么遗憾的。

乙肝妈妈是否可以喂母乳要做检查

患有乙肝的妈妈，有的是可以喂母乳的，有的则不行，要先做检查再确定，多听医生的建议。

确定是否能母乳喂养，要做3个项目检查，包括乙肝病毒DNA监测、肝功能和乳汁检测。如果乙肝病毒DNA检测呈阴性，而肝功能正常，乳汁中也没有乙肝病毒，那么通过哺乳传染宝宝乙肝的可能性是很小的，如果在宝宝出生后即注射乙肝疫苗和乙肝免疫球蛋白，感染的概率就更小了。理论上讲，喂母乳是可以的。

不过，在实际操作中，还是存在感染风险，如果妈妈乳房皮肤或者宝宝口腔黏膜有破损，宝宝直接吮吸母乳还是有可能感染的。所以，这样的妈妈喂母乳，建议最好挤出来，用奶瓶喂宝宝，安全性更高一些。

如果检查结果乙肝病毒DNA含量高，肝功能损伤严重或者乳汁里含有乙肝病毒，最好不要喂母乳了。

暂时不能哺乳要预防回乳

有些是妈妈的原因，有些是宝宝的原因，使得宝宝出生后，暂时不能母乳喂养，但过一段时间后就可以了。这种情况下，要注意预防回乳，避免在可以喂母乳了的时候，发现已经无乳可喂的遗憾。

需要暂停母乳的情况

有的妈妈产后会出现细菌或病毒感染的情况，处在急性感染期的妈妈不能母乳喂养。一方面因为致病细菌或病毒，乳汁里也有，会伤害宝宝；另一方面，急性感染期必须用药，药物也可能会进入乳汁，伤害宝宝。也有的妈妈在产后有严重的并发症，需要急救或用药，暂时不能进行母乳喂养。还有的妈妈有一过性的甲亢功能障碍，在宝宝出生后仍需治疗，经过治疗，妈妈康复了，药效过去了。这几种情况，一段时间后，都可以给宝宝喂母乳。

另外，如果宝宝患有母乳性黄疸，断断续续地也要停几天母乳，待宝宝黄疸消退后再开始喂。

当出现以上这些状况的时候，妈妈要注意千万别让奶回去。

将奶水挤出来预防回奶

妈妈预防回奶的主要方法是将奶水挤出来，这样可给大脑一个信号，这些乳汁是被需要的，从而继续发出分泌乳汁的指令，就可避免回奶。

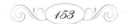

第二章 妈妈篇

乳头破损怎么办

乳头皮肤本来娇嫩，哺乳初期宝宝吮吸又特别频繁，加上妈妈和宝宝的技术都不太熟练，所以乳头损伤的可能性很大，要注意预防。

预防乳头破损，除了让宝宝每次都正确含乳，将乳晕和乳头一起含入口中外，要注意宝宝吃完奶后不要立刻放下衣服或穿上内衣，要让乳头在空气中晾一会儿，让乳房皮肤自然风干，这样可以避免乳头皲裂或者起湿疹。

另外，平时要注意乳头的清洁和干燥。清洁乳头用温开水擦洗即可。清水擦洗后，也要等自然风干后再穿衣服。

如果宝宝吃奶时，有尖锐的疼痛感觉，很大可能是乳头已经损伤，可检查看看乳头有无红肿或者破裂。如果有，可以在清洗后挤出两滴乳汁涂在乳头上，然后自然风干，有帮助伤口愈合的作用。另外也可以涂些羊脂膏，也能较好地保护乳头避免进一步损害。

如果损伤已经较严重了，为加快愈合，可以把乳汁挤出来，用奶瓶或者小勺子喂给宝宝，保护乳头，两三天之后伤口就会愈合，到时再恢复直接哺喂就可以了。

如果乳头只有一只损伤，另一只是好的，而一只乳房的乳汁也够宝宝吃，可以多喂几次另一只的，受伤的乳房感觉胀了就把乳汁挤出，让乳头多休息，有利痊愈。

在损伤出现之后，要多注意乳头的情况，如果破裂的部位出现了颜色转变或者有脓水流出，就是已经感染了，需要看医生，避免严重感染发生。

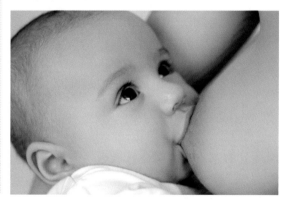

金牌月嫂主张

宝宝的嗅觉非常灵敏，清洁乳房的时候最好不要用香皂、浴液之类的产品，避免宝宝因为排斥异味而拒绝吸奶。

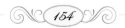

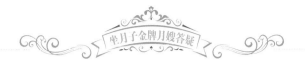
患上乳腺炎还能喂母乳吗

乳腺炎是哺乳期妈妈的高发病，如果严重了，不但影响妈妈健康，也会影响宝宝吃奶安全，一定要注意预防。一旦患上，尽量不要发展到严重程度。

避免乳汁淤积

哺乳初期，宝宝食量小，加上乳腺管也不是非常畅通，特别容易发生乳汁淤积的情况。预防乳汁淤积的主要办法就是规律哺

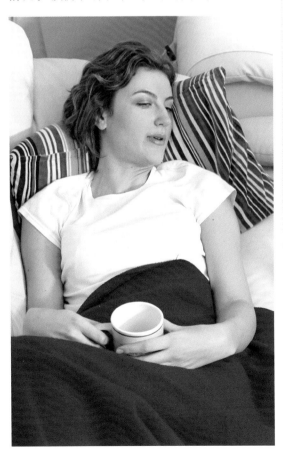

乳，每隔2~3小时就喂一次，两侧乳房轮流喂，吸空一侧后吸另一侧，这次先喂的，下次后喂，这次后喂的，下次先喂，如果这次只吸了一侧，下一次就要吸另一侧，最大程度避免乳汁在乳房中长时间停留。另外，妈妈可以多练习几种喂奶方法，可练习让宝宝在侧面吃或者躺着吃，让所有乳腺管都能更通畅地出奶。如果乳房大而下垂，可在哺乳的时候用手托着乳房，让下面的乳腺管中乳汁能够顺利流出。

另外，要注意避免几种可能导致乳汁淤积的不当做法：

1 衣服、胸罩不能太紧。衣服或胸罩太紧，尤其是边缘太硬，压迫到乳腺管了，容易导致乳腺管堵塞，引起乳汁淤积。建议在月子前半段尽量不穿胸罩，尤其不要穿有钢丝托的胸罩。

2 睡觉的时候床铺要平整。床铺的突起处也可能压到乳腺管，导致堵塞。

3 不要长时间用手压迫乳房。妈妈如果奶冲，哺乳的时候可能需要用手指压住乳晕处减缓流速，这种做法也可能会导致乳汁淤积。建议在宝宝不再呛咳的时候就松开，不要长时间按压。

有些时间点不能喂宝宝

人的身体反应非常奇妙，真的是牵一发而动全身，某些活动或反应，都可能会影响到乳汁的质量，在这些活动或反应之后，不能立即哺乳，需要等一会儿再喂。

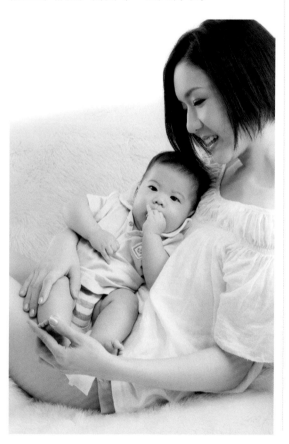

1. 妈妈生气之后不要给宝宝喂奶。实验表明，人在生气的时候体内可产生毒素，这种毒素达到一定的量，可致大白鼠死亡。如果在刚生完气就给宝宝吃奶或者边吵嘴边给宝宝喂奶，对宝宝身体是有害的。因此，妈妈尽量不要生气，如果不高兴了，及时调整不要让不良情绪进一步发酵，一旦没有控制好，生气了，记住别马上给宝宝哺乳，最少要过半小时，等情绪平息以后再开始。

2. 妈妈刚洗完澡的时候不要给宝宝喂奶。妈妈洗澡时，体温会升高，热气侵入乳汁会使之变成中医所说的"热奶"，宝宝吃了容易上火。应该隔开20分钟左右，等身体反应冷却下来再哺乳。在出了月子之后也要注意，与此有类似反应的活动如激烈运动、性生活后都不应该急着给宝宝哺乳。

3. 妈妈从较冷的室外回到室内后不要马上哺乳。冬天里，妈妈外出回来后，乳房长时间处在冷空气中，温度较低，如果马上给宝宝哺乳，可能导致宝宝拉肚子，一定要暖和一会儿或者用手揉搓一会儿乳房，提高乳汁温度之后才可以开始喂奶。

金牌月嫂主张

有的妈妈可以发现，有时候给宝宝哺乳，宝宝不喜欢吃，有抵触情绪，很可能是此时的乳汁有问题，宝宝又比较敏感，这时候最好中止哺乳，过会儿再喂。

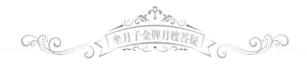

母乳是真的不够吗

❀ 建立母乳喂养的信心

月子里，大多数妈妈的乳汁都不是很丰沛，这是正常的。此时乳汁的分泌和宝宝的需求还没有很好地磨合，没有达到供需平衡，出了月子就会好很多了。所以，月子里，妈妈不要怀疑自己没奶，更不要随便加配方奶。

母乳喂养成功与否，信心非常重要，想母乳喂养的妈妈一定要相信自己，相信自己一定能成功，自己的乳汁一定够宝宝吃。这样才有成功的可能。

母乳真正不够的只有5%

有很多妈妈没有把母乳喂养最终坚持下去，因为认为母乳不够宝宝吃。但调查研究显示，事实上只有5%的妈妈是真的少乳，不够宝宝吃。这主要是因为乳腺太小，这种情况下，无论如何都无法分泌更多的乳汁。而乳腺太小的妈妈则非常少。一些妈妈的母乳尽管可能有时候也不够宝宝吃，但只要坚持催奶，都还是能再增加泌乳量的，最终能达到供需平衡。妈妈应该了解，作为妈妈有母性的本能，有条件也有资本满足宝宝的饮食需求。

要知道，妈妈的身体能满足泌乳的需求。妈妈生下宝宝后，体内的泌乳素水平就会迅速上升，乳房就开始工作，分泌乳汁，

这就像一部机器一样精密运转，是必然的。所以别的妈妈能成功进行母乳喂养，自己母乳少的可能就几乎是没理由的。

宝宝多吮吸是母乳喂养成功的保证

宝宝的吮吸可以说是母乳分泌的重要推手，宝宝如果吮吸频繁，吃得多，泌乳素水平就会高，乳汁分泌就多，最终满足宝宝的需求。宝宝吮吸的频率和吸奶量固定下来了，乳汁分泌的水平也就稳定了。如果过一段时间，宝宝吃奶量增多了，不够吃了，吃奶频率自然就会增多，吸奶量也增加，泌乳素水平就会再次增加，乳汁分泌量也增加，在经过1~2天奶有点不足的情形，就又够宝宝吃了，重新实现供需平衡。

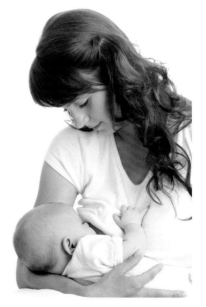

所以，母乳少时，要让宝宝多吃，什么时候想吃就什么时候吃，千万不要攒着。攒着就会给大脑一个感觉：乳汁不需要那么多。所以，母乳是越吃越多，越攒越少。即使宝宝1小时前才吃过又要吃，自己感觉乳房空空的一点奶都没有，也可以抱起来喂，可以发现过不了几分钟，乳汁就犹如泉涌一样流出一阵。这就是老人说的"乳房如泉眼"，再感觉空瘪，宝宝都能吃到几口。

❀营养支持够母乳就够

当然，泌乳需要足够的营养支持，但就现在的生活水平来看，这几乎都不成为一个

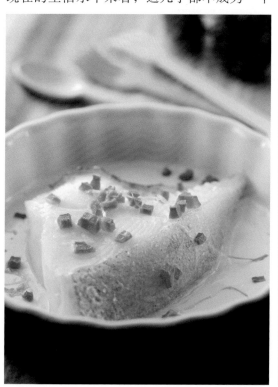

问题。只要妈妈够负责，认真安排自己的饮食，不挑食、不偏食，另外做到以下两点，就基本可保证乳汁分泌。

1 合理摄入蛋白质。蛋白质是泌乳必需的营养物质，妈妈要保证摄入，可多吃肉、蛋、奶等蛋白质含量丰富的食物。很显然，这一点不难做到。

要告诫妈妈不要在月子里节食、减肥，泌乳会消耗掉非常多的能量，带宝宝又不是一件轻松的事，所以瘦下来很容易的，只要坚持母乳喂养基本不需要特地去减肥，只要注意塑形就可以了。

2 多喝一些汤水。乳汁里70%都是水分，因此泌乳需要很多的水分，妈妈在月子里要多些流质、半流质的食物摄入，各种营养汤、粥都是必不可少的选择。如果奶少，一些催乳的汤水就更不能错过了。这一点也不难做到。

由此看来，母乳喂养成功是几乎必然的事，妈妈要有信心，告诉自己坚持下去。很多妈妈没能实现成功的母乳喂养，都是失去了信心，不要重蹈她们的覆辙。

❀金牌月嫂主张❀

剖宫产妈妈泌乳水平和速度都较自然分娩的妈妈差一些，但总有一天会好起来，所以要更加有信心和耐心，慢慢等待乳汁多起来，不要过早放弃。

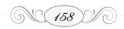

喝些经典催乳汤

分娩后1~2周的时间，母乳喂养的妈妈就可以吃些催乳汤、粥了，有几款汤、粥都是经过很多妈妈实践证明了的、效果比较好的经典，妈妈每天都可以吃1~2种。

花生炖猪蹄

材料：1只猪蹄（约300克）、60克花生、4颗红枣。

做法：将猪蹄洗干净，剁成小块，放入锅中，花生、红枣一起入锅，再加入些葱白以及适量清水，加盖，开大火烧开，然后转小火炖1小时左右，加入适量盐、鸡精，再关火加盖闷一会儿。

吃法：喝汤，吃猪蹄、花生、红枣。

通草鲫鱼汤

材料：1条新鲜鲫鱼（约250克）、30克黑豆芽、3克通草。

做法：将鲫鱼收拾干净后，锅中放油烧热，将鲫鱼放入锅中略煎，双面金黄时加入适量清水，没过鱼即可，然后放入豆芽和通草，小火炖15分钟，然后加少量盐即可。

吃法：喝汤，吃鱼肉。

花生大米粥

材料：生花生米100克、大米200克。

做法：将花生米捣烂或者剁碎，和大米一起放入锅中，加适量水先大火后小火煮成粥喝即可。

吃法：两顿喝完，可加入适量红糖。

酒酿蛋花汤

材料：1块酒酿（约100克）、1个鸡蛋（约60克）。

做法：把酒酿加水煮开，关火，打入鸡蛋，用勺子轻轻顺时针搅动，将鸡蛋搅成蛋花。

吃法：趁热服用。

阿胶大枣羹

材料：阿胶250克、大枣1000克、核桃500克、冰糖500克。

做法：将红枣煮烂，捞到干净纱布上，用力挤压出红枣水。将红枣水放入锅中，加冰糖、核桃仁小火慢炖。同时，将阿胶放碗中隔水蒸到融化，也放入大枣锅中继续熬，熬成羹即可。

吃法：每日早晨吃2~3汤匙。

除了这些经典的催奶食谱，还有很多具有催奶作用的食材，可以作为日常饮食使用，如甲鱼、腰花、豌豆、金针菜、茭白等。

做催乳汤的禁忌

催乳汤虽说是妈妈喝，但对宝宝也会产生间接的作用，所以做汤的时候需要考虑到宝宝的承受能力，以下两点要注意：

第二章 妈妈篇

第一，催乳汤不能太油腻。催乳汤不能太油腻，是为了妈妈好，也是为了宝宝好。油脂摄入太多，对下奶没有多大作用，反而都是堆积在妈妈身上，导致产后体形恢复困难。另外，新生宝宝对脂肪的消化能力很弱，妈妈如果摄入太多脂肪，乳汁中含的脂肪量就会过高，有可能会引起宝宝腹泻。所以，催乳汤的食材不要选择太肥腻的，鸡或者猪蹄都要选择皮下脂肪较薄的，煮好的汤如果看着特别油腻，要把浮在上面的油撇掉再喝。

第二，催乳汤不要随便加补药。补药也是药，药性普通人未必都清楚，盲目加入有可能对刚分娩完的妈妈和刚出生的宝宝都不利，所以，催乳汤里不要随便加入人参、当归、黄芪、枸杞等药材，如果要加，要先咨询医生。而另外一些药食同源的材料如桂圆、栗子、山药等，相对来说更安全，则是可以选的。

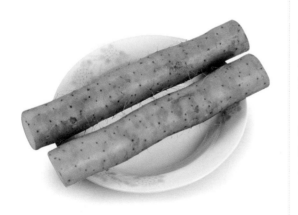

❀ 催乳师催乳能增加乳汁吗

目前，通常意义上的催乳师催乳是通过按摩妈妈的乳房，让乳汁增加的一种手段，是很多妈妈奶少时会考虑到的方法，但是否真的有效，也还心存疑虑。如果决定了找催乳师，要注意以下几点：

首先，催乳师市场存在一定的乱象，并非每个催乳师都是那么专业，如果手法不当，不但催乳不成，反而容易导致其他乳腺疾病。所以，如果要找催乳师一定要找专业的医生，当然专业的医生也不一定能让乳汁增多，毕竟乳汁多少与个人体质有一定的关系，但至少不会产生伤害。

其次，催乳师催乳的主要作用在于疏通乳腺管，对于增加乳汁的贡献不大，所以妈妈在催乳之后必须配合足够的营养支持，多吃营养丰富的食物并且多喝汤水，乳汁才能真正多起来。

最后，如果妈妈的确是乳腺太小，催乳师即使足够专业，让乳腺管全部畅通了，此后营养配合也非常到位，那也不能让乳汁增加。所以催乳效果也就不好。

综上所述，催乳师催乳到底是否有效，是否能增加乳汁，还要看此后的营养和妈妈的体质状况，也可以说是因人而异的，不能一概而论。

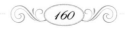

❧ 母乳少、差的影响因素有哪些

导致母乳少、差的因素其实有很多，有的是妈妈能想到的，有的可能根本就想不到，总结出以下几点供妈妈参考：

第一，大补可能导致奶少。产后补一补很正常，但不要大补，也不要补得太早。补太过、补太早，可导致回奶，这并不鲜见。而且大补可导致乳汁太稠，不利于本来就不通畅的乳腺管疏通。所以，产后短时间内乌鸡、人参等这些特别补的东西最好别吃。正常吃饭，合理搭配饮食，什么都吃一点，保证营养均衡就足够了。

第二，只吃素食必然奶少。乳汁中含有大量的蛋白质，这是素食所无法提供的，只吃素食的妈妈乳汁必然会少，会差。所以，不管是习惯长期吃素的妈妈还是急于恢复身材的妈妈都不能只吃素食，牛奶、鸡蛋、鱼、肉都要吃。

第三，产后挑食、偏食，营养会不均衡，乳汁虽然不一定会少，但质量可能就没那么均衡、丰富了。所以，有偏食、挑食的妈妈要注意克服自己的毛病，努力尝试那些自己不喜欢吃的食物。其实，有些不喜欢吃的食物，吃过几次之后可能还会爱上呢。如果实在不能接受，要找出可以替代的食物多吃些。

第四，休息不好，泌乳量会减少。很多妈妈都有这样的经验，睡得好，乳汁就足，睡得不好，乳汁就少。的确，休息是影响乳汁分泌的一大因素，所以妈妈要抓紧一切机会睡觉，不要想着宝宝睡着了做点家务，正确的做法是宝宝睡着后，自己也赶快睡，家务不做没关系。

第五，生气不但会使乳汁产生一定的毒素，而且过分生气会导致乳汁骤然减少，且无论如何催乳都难以再增加。所以，妈妈要提醒自己，一定要平静，不要生气、

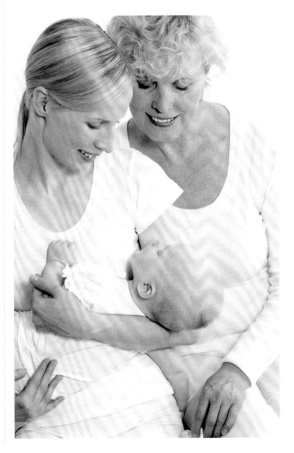

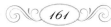

第二章 妈妈篇

吵嘴，更不要哭泣，否则后果可能就是宝宝没奶吃了。

第六，有的妈妈有这样的经验，听到宝宝哭后，乳房会很快做出反应，开始射乳。由此可见，跟宝宝接触对泌乳是有促进作用的。泌乳是妈妈的本能，与宝宝接触越多，这种本能被激发得越充分，泌乳量就越多；跟宝宝接触得少，本能激发得不充分，泌乳量可能就少。因此，妈妈在休息之外，要多抱抱宝宝，如果很累，每次抱的时间可以短一点，但一定要抱，不要完全交给照顾月子的人。

第七，不要穿太紧的胸罩，胸罩太紧，乳腺膨胀空间太小，也会导致乳汁少。其实刚生完宝宝，乳房皮肤非常敏感，穿胸罩也会很不舒服，所以没什么外人在的情况下，可以不穿胸罩。如果要穿建议穿背心式的，材质弹性比较好的产品。

由此看出，生活中的方方面面都可能导致乳汁少，所以妈妈一定要让自己生活得更健康，这是乳汁丰富、高质的保证。

太早喝母鸡汤不利泌乳

传统上有用母鸡汤下奶的方法。的确，母鸡汤营养丰富，特别是优质蛋白质，但是母鸡汤却不能太早吃，尤其是妈妈刚刚开始泌乳的时候。

据研究，妈妈分娩后，体内的雌激素和孕激素浓度开始大幅下降，同时泌乳素开始发挥作用，促进乳汁分泌。所以，乳汁的分泌是受激素控制的。然而，母鸡的卵巢和蛋衣中含有较大量的雌激素，产后太早吃母鸡肉或汤，妈妈身体中的雌激素水平会提高，泌乳素的作用就会被削弱，甚至直接消失。这会导致妈妈乳汁不足或少乳。因此，产后不要立即喝母鸡汤。

如果下奶要喝鸡汤，建议用公鸡。公鸡体内的雄性激素可对抗妈妈体内的雌激素，帮助泌乳素发挥作用。而且公鸡脂肪相对母鸡脂肪要少很多，妈妈吃了不容易发胖。

吃母鸡最好等泌乳水平稳定了以后或者泌乳量比较大的情况下，这样就不会有什么不良影响了。

金牌月嫂主张

有些食物如麦芽、韭菜、山楂等，有回奶作用，月子里一定要避免食用，在泌乳量正常之后也不能大量长时间食用。

金牌月嫂主张

有的妈妈喝鸡汤就只喝鸡汤，一点鸡肉都不吃，其实最好连同鸡肉一块吃，鸡肉中的营养较鸡汤中的更丰富。

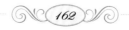

怎样能让哺乳不那么累

❧ 选个舒适的地方哺乳

宝宝一次吃奶，快的10~15分钟，慢的20~30分钟，甚至40分钟，妈妈要保持相对固定的姿势如此长的时间不动，是非常累的。因此找个舒适的地方，能够舒舒服服地抱着宝宝哺乳，让自己不那么劳累，是非常重要的。

首先，选个有靠背有扶手的椅子或者沙发，让腰背和手肘都有支撑点。坐下去之后，如果感觉腰部还有些空，可以再垫个抱枕。

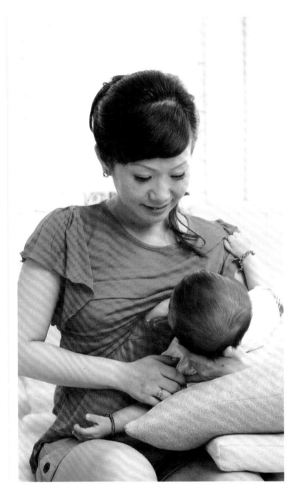

其次，脚下踩个小凳子，把大腿抬高，这样抱着宝宝的双手就能够被大腿直接支撑起来，就不会因为长时间抱着宝宝而感觉特别吃力。

另外，在大腿上放个抱枕，帮助把宝宝托起来，接近乳头的高度，这样妈妈就不需要太大幅度地弯腰，减少腰酸背痛现象。也不需要长时间地单纯依靠双臂抱着宝宝，手臂酸痛的感觉也会减少。

如果是在床上哺乳，那就尽量靠在床头上，如果床头不舒适，可以在背后垫个被子、抱枕支撑腰背。

❧ 金牌月嫂主张 ❧

在医院病房里，条件不那么好，坐在床上哺乳的时候，可以让爸爸也坐到床上来，两个人背对背坐着，爸爸强有力地支撑着妈妈的后背，会让妈妈比较舒服。

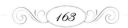
第二章 妈妈篇

缓解夜间哺乳劳累

有的家庭为了让妈妈夜间好好休息，选择了夜间由别人给宝宝喂配方奶，白天喂母乳的方法。不建议这样做，这种情况下，尽管妈妈休息好了，但母乳却有可能少了，而且夜里长时间不喂，妈妈胀奶，也未必就能休息好。所以建议妈妈不要拒绝夜间哺乳。

首先，母乳通常在夜间比白天更加丰沛，毕竟夜里宝宝吃奶要比白天次数少，而且妈妈夜间比白天更松弛一些，泌乳量就要高些。所以，夜间喂母乳是有条件、有优势的，别浪费了。

其次，拒绝夜间哺乳，大脑也会得到信号，泌乳素分泌会减少，因而乳汁分泌会减少，慢慢地白天的母乳也不够宝宝吃了。

为了让夜间哺乳没那么劳累，妈妈可以在床上多放一些抱枕，靠在身后。

缓解夜间哺乳劳累

当然，夜间如果哺乳太频繁，对妈妈的休息的确影响很大，以下3种做法可参考一下，看是否能延长哺乳间隔，让妈妈能睡个比较长的觉。

1 跟宝宝同步上床。晚上宝宝睡着了，妈妈也要迅速收拾收拾睡下，不要在宝宝已经睡着一两个小时了，自己才睡。那样宝宝醒的时候，妈妈可能刚刚睡着，这时候被吵醒，妈妈是感觉最累、最烦的。如果跟宝宝前后脚上床，那妈妈就能睡比较长的时间。

2 睡前让宝宝吃饱。睡前喂宝宝吃奶，不要在宝宝吐出乳头之后就停止喂奶，可以把宝宝竖抱起来拍拍背，打几个嗝，将空气拍出，然后再喂，宝宝还会再吃一会儿，然后再拍嗝，再尝试喂，看宝宝是否还吃，这样一直到宝宝完完全全拒绝再吃了，那就绝对吃饱了。在这种情况下，宝宝一觉睡的时间会长一些。

3 宝宝如果总是很频繁地醒来，可能并不是饿了，妈妈就不必每次都起来哺乳，可以提前跟照顾月子的人说，如果宝宝没到饿的时候醒来，请他帮忙拍拍，也许宝宝就又能睡一会儿，妈妈也不会被频繁打扰。

总之想些办法还是能在一定程度上减轻劳累感的。

金牌月嫂主张

妈妈夜里没睡好，可让照顾月子的人哄宝宝，自己在白天好好补一觉。补这一觉可以非常有效地缓解疲劳感。

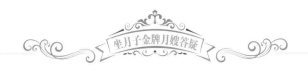
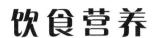

饮食营养
Yinshi Yingyang

产后饮食真的忌讳很多吗

❁ 产后身体条件决定饮食特点

虽然产后饮食不必像老一辈人认为的有那么多、那么严格的忌讳，但是因为产后的身体的确不像平时的运行那么正常，相对较弱，所以适当讲究饮食还是有好处的，就像我们生病了，饮食要做些变化一样。

首先，因为子宫膨大的关系，肠胃都受到了相当程度的挤压，蠕动不那么正常了，所以，产后妈妈消化能力较弱。在产后需要恢复一段时间，消化能力才能提高。就这点来说，产后的饮食应该软、稀，这样更容易消化。而且消化能力差，比较寒凉的食物本身就较难消化，所以也不应该吃寒凉食物。

其次，由于激素的作用，妈妈产后牙齿也有松动现象，所以要吃得软一些，有助于保护牙齿。

最后，产后妈妈营养需求高，不但自身恢复需要大量营养，泌乳也同样需要，所以要求食物要"精"，精米、白面、鸡鸭鱼肉等都要吃一些，"精"食的营养价值更高。不过，"精"食有部分营养损失，所以并不全面，所以要再加些粗粮，这就要求月子饮食还要"杂"。

所以，我们传统上要求月子饮食要"精、杂、稀、软"，是有道理的，妈妈应该努力做到。另外，越浓甘厚味的食物越难消化，所以月子饮食还有清淡的需求。

❁ 月子饮食烹调要点

月子饮食既然有"精、杂、稀、软"外加清淡的要求，烹调时，以下的做法有助于实现这些要求：

首先，要少盐少油。常人比较正常的盐摄入量每天为5~6克，大约就是调料盒里配的小勺1勺多点的量。妈妈要控制在这个量以下，最好为3~4克，平时饮食味道比较重的妈妈要格外注意。

烹调如果需要用油尽量用植物油脂，不要用动物油脂，吃肉也尽量选择油脂含量少的鸡肉、鱼肉或相对少的羊肉，猪肉油脂含

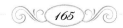
第二章 妈妈篇

量大，尽量少用。喝鸡汤如果上面浮着一层油，要撇掉以后再喝。

其次，烹调时间要久一点。有些菜尤其是绿叶蔬菜，平时烹调的时候为了更脆爽，用时会少一些，但给妈妈做菜时间就要延长一点了，即使是炒菜，也可以加点水，盖上锅盖焖一会儿，尽量软烂。米饭则要多加水，煮得更软一些。

再次，多蒸煮、少煎炸。蒸煮的方式做菜，营养保留更完善些，而且更清淡，更易消化，很适合妈妈。煎炸则正好相反，月子里最好不要用这种方式做菜。

最后，多种材料混做。多种不同类别的食材混做，不但营养可以做到互补，更全面，而且味道更丰富，能促进妈妈的食欲，比如煮粥的时候可以放些肉或者水果，煮汤的时候放些蔬菜或者干果，都不错。

产后第一顿饭

经过分娩的一番挣扎，消耗太大，刚出产房的妈妈可能就会感觉到饿了，这时可以吃点东西。此时的食物要多汁，因为分娩的时候出了很多汗，体内明显体液不足，需要补水。另外，体液不足，胃液分泌少，消化不良，食物要尽量清淡。所以，产后第一顿饭最好是流质或者半流质食物，牛奶、藕粉、蒸蛋羹、蛋花汤、红糖水、小米粥、面条都是不错的选择。不管最终吃了什么，牛奶最好再喝一点，补充水分及其他营养的同时，可补充已经大量流失的钙。

也有些妈妈因为产前吃得好，分娩过程又较顺利，所以产后不太想吃东西，那也没必要勉强，可以先休息，睡一觉以后再进食。

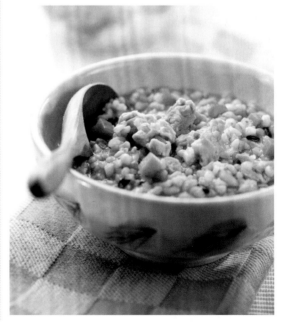

金牌月嫂主张

比较油腻的食物容易使得母乳变稠，导致乳腺管堵塞的可能会更大，妈妈如果本身乳腺管还不是很通畅，经常出现堵塞，饮食就更要注意少油。

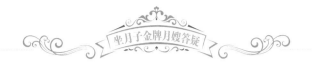

❀ 哺乳妈妈一日5~6餐

产后哺乳的妈妈饮食应该坚持少量多餐的原则，一方面可以照顾到消化能力变脆弱的肠胃，另一方面又能保证摄入的营养量，为泌乳提供支持。月子里每天吃5~6餐是正常的。

如何安排每餐的时间

正常饮食是一日三餐，妈妈可以和大家统一时间吃三餐，另外两三餐加在每两顿之间即可，也就是说早餐和午餐之间，午餐和晚餐之间可以各加一顿，临睡前视饥饿情况，可以选择再吃或不吃夜宵。

产后一周，肠胃恢复良好，消化方面的问题可以不做过多考虑，更多的是泌乳的营养支持方面，早餐和午餐之间的一餐可以取消，可以吃点干粮，夜宵要吃好，另外要再备些干粮，防备夜里饿了，还需要再加一餐。

流质、半流质食物不能少

整个月子里，妈妈的饮食中流质和半流质食物都不能少，这样可以供应泌乳需要的大量水分。妈妈每天至少要喝两份汤或者粥，在没准备汤的时候，可以用开水泡菜代替。

每餐吃多少

因为餐次比较密集，所以除了早上的一顿，妈妈会吃得多些，其他几顿都比较少，一般一碗粥一个包子或一杯牛奶一个鸡蛋或者一碗米饭半碗炒菜的量就吃饱了。不过，吃多少没有统一规定，只要自己感觉吃饱了，很舒服，就可以了。

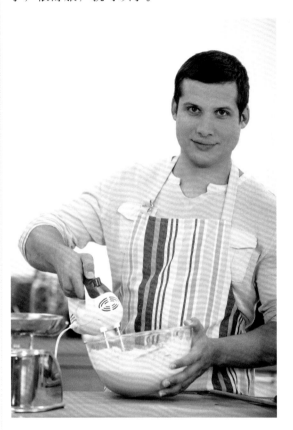

❀ 金牌月嫂主张 ❀

适用于平常人的七八成饱，对妈妈同样适用。要告诫妈妈每餐都不要吃得太饱，过饱不利于肠胃蠕动，会增加肠胃负担，并且摄入的量会明显增加，影响产后体形恢复。

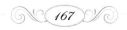

第二章 妈妈篇

产后1~4周饮食重点变化

妈妈的身体在逐渐恢复，不同的阶段，身体特点不同，对饮食有不同的需求或者适应不同的食物，所以每周的饮食安排重点也不一样。

产后第1周流质、半流质食物为主

分娩刚完成的妈妈胃肠功能弱，餐次以易消化、营养丰富为好，所以流质、半流质的各类食物仍然是主要食物，可参照产后第一餐的食谱安排，还可多些花样，馄饨、面片、蒸鸡蛋羹都可以，另外肉类、蔬菜、米饭也都可以吃一点，只是要煮得软烂。蔬菜可加到面条、面片等食物中一起吃。

产后第2周荤素搭配

进入产后第2周，妈妈脏器、骨盆恢复良好，恶露也排得差不多了，胃肠功能恢复良好，胃口明显变好，可以吃固体食物了，饺子、馒头、炖菜、炒菜都可以吃，只要稍微软烂些、清淡些就行。从第2周开始，妈妈的饮食要注意荤素搭配。一般月子里的饮食荤食是不缺的，所以要特别注意添加蔬菜和水果，每天要摄取3份以上的蔬菜和2份以上的水果，丰富营养的同时，让妈妈的胃肠蠕动更活跃，预防产后便秘。

产后3周多吃些补气血及催乳的食物

产后3周，妈妈身体恢复得差不多了，而且恶露基本排尽了，这时候可以开始正规的进补了，补气血的菜品如麻油炒猪心、大枣猪脚花生汤、鱼香猪肝等都是适合的菜品，饭菜中还可加入少许枸杞、山药、茯苓等有食疗功效的药材，另外胡萝卜、菠菜、金针菜等有补气血作用的食物也可适当多吃。催乳的菜品也可以适当多吃，除了上面推荐的经典催乳汤，花生炖猪脚、青木瓜炖排骨、麻油鸡汤等都可以吃。

产后4周减少油脂并摄取足够蛋白质

到了产后第4周，妈妈的身体已差不多完全恢复，泌乳量也基本稳定了，此时妈妈的饮食可以恢复到正常的一日三餐，并且要减少油脂的摄入量，避免产后肥胖。但是蛋白质的摄入一定要保证，可保证足够泌乳量，鸡蛋、鸡肉、鱼肉、牛奶等蛋白质丰富、脂肪含量相对低的食物每天都要有一定量的摄入，而含脂肪相对较多的猪肉则可以相对少吃。

金牌月嫂主张

青木瓜有很好的催乳作用，但是一定要煮熟，生吃是起不到催乳效果的，而且会影响身体恢复进度。

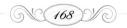

月子期间食谱参考

月子里餐次多，饮食构成讲究，还不能有太多热量，每天该做什么吃可能会为难到妈妈和照顾月子的人，可以参考下面的食谱：

产后第1天：小米粥、丸子汤、馄饨、酒酿蛋

产后第2天：桂圆枸杞汤、红豆汤、猪肝线面、肉末炖蛋

产后第3~7天：紫菜汤、牛奶、肉丝挂面、蒸鸡蛋羹、红枣阿胶粥、炒芹菜、鸡蛋炒菠菜、豆腐脑、白菜炖豆腐

产后第8~10天：羊肝汤、山药鸡汤、猪血粥、鸡汤线面、杜果牛奶露、干贝炖蛋、豆苗炒牛肉、鲑鱼奶酪卷

产后第11~14天：菠菜鱼片汤、红枣奶香粥、糯米饭、山药芝麻羹、黑木耳腰花、麻油鸡、玉米炒鳕鱼

产后第15~21天：红豆汤、花生猪蹄、鱼汤、红枣莲藕汤、薏米饭、桂圆红豆饭、炒苋菜、胡萝卜菠菜粥

产后第22~30天：豆浆、小米粥、木瓜鲫鱼汤、牛奶、鸡蛋、面包、菠菜鸡蛋沙拉、鸡翅豆腐、糯米饭、杜果木耳鸡

产后第30~40天：低脂酸奶、菠菜玉米粥、青菜豆腐汤、鸡蛋生菜沙拉、白饭或糙米饭、凉拌竹笋、蒸黄鱼、芋头鸡丝、芦笋炒肉丝、清蒸海鱼、香菇炒豆干

妈妈月子的饮食如果能跟这个食谱安排得差不多，那就既营养又健康了。胃口特别不好的和食欲特别好的妈妈，每日可以参照以下的食量来调整：谷物类400~600克；蛋类200克（4个）；肉类200~250克；豆制品50~100克；牛奶250毫升；汤水1000~1500毫升；蔬菜500克（其中绿叶菜不少于250克）。

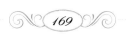

金牌月嫂主张

有的照顾月子的人特别注重妈妈的饮食清淡，却忽略了营养，让妈妈变得很虚弱。如果妈妈感觉虚弱、无力、精神不济，要考虑到可能是饮食热量、营养供应不够，要加强营养。

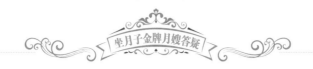
❀ 月子里不能吃的食物

有些食物会影响妈妈身体恢复，有些则会影响吃母乳的宝宝，有些对妈妈和宝宝都不利，坐月子的妈妈要注意避开。

1 生冷食物。生冷食物不利气血运行，会妨碍妈妈身体恢复，而且妈妈吃了生冷食物，吃母乳的宝宝有可能会腹泻。因此冰激凌、雪糕、可乐最好不吃，另外，一些可以生吃的蔬菜比如黄瓜、番茄等都不要不经过加工就吃，水果则至少要和室温一致，刚从冰箱里取出的不要直接吃。

2 辛辣食物。辛辣食物包括辣椒、胡椒、大蒜、茴香等，容易上火，月子里的妈妈不要吃，可能会导致或者加重便秘，而吃母乳的宝宝也会因此而出现便秘或者腹泻的情形。

3 腌渍食物。产后妈妈多多少少还存在水肿，腌渍食物如咸菜、泡菜，盐分太高，却又没法确定其含盐量，吃了容易摄入超出合理标准的盐分，不利水肿消退。

4 酸味食物。酸梅、醋、柠檬、葡萄、柚子等性味酸涩的食物不利气血运行，会妨碍恶露的排出。

5 味精。过多的味精会导致母乳内锌的含量减少，有可能会导致宝宝缺锌，所以月子里的妈妈不要吃味精。

❀ 金牌月嫂主张

很多休闲小食品，味道可口，妈妈很喜欢，但是其中含味精和盐较多，哺乳的妈妈要少吃。

❀ 产后不可禁盐、水果和蔬菜

有些地方有传统，产后要禁盐，水果和蔬菜也不能吃，然而科学证明这种做法对妈妈身体恢复是不利的。其实，只要方法正确，这些都不应该禁止食用。

首先，禁盐不合理。妈妈分娩时排出了大量汗水，而产后尿又较多，随着汗水和尿液，很多盐分都流失了，如果不及时补充，容易造成脱水，而且乳汁中的钠也会不足，不能满足宝宝对钠的需求。

产后妈妈食欲本来就不佳，而盐是调味最重要的东西，如果一点都不加，势必影响妈妈营养摄入。所以产后盐是要吃的，只是不要太重口味就行。

不过，产前患有肾脏病、妊娠高血压综合征、产后水肿持续不退的妈妈则需要在医生指导下严格控盐，医生可能会建议每天吃盐不超过3克。

其次，水果和蔬菜是维生素和纤维素最重要的食物来源，能弥补大米、白面和肉类、杂粮都无法填补的营养空白，妈妈如果整个月子都不吃，不但可能会引发便秘，而且难免会缺乏营养，影响乳汁分泌，对妈妈和宝宝都不利。另外，蔬菜、水果中丰富的维生素C有利于妈妈分娩伤愈合、恢复。

适合坐月子的水果

有些水果，对产后的妈妈来说非常有益，可帮助身体恢复，包括以下几种：

香蕉。香蕉含有大量的纤维素和铁质，而产后妈妈容易便秘，也因为分娩时失血较多，容易贫血，吃香蕉再合适不过了。

橘子。橘子含有丰富的维生素C，可帮助防止子宫内膜创面出血太多，而橘核和橘络有通乳作用，对乳腺管畅通有一定的帮助。

山楂。山楂有促进子宫收缩的作用，能帮助子宫内的瘀血排出，从而减轻产后腹痛现象，另外山楂还能促进食欲，帮助消化，胃口不好的妈妈可适当多吃些。

红枣。红枣含铁丰富，是产后妈妈补血的佳品，而且红枣补脾益胃、益气生津、和解百毒，对妈妈的益处很多。

桂圆。产后妈妈吃些桂圆，可补心血不足，也补脾胃。

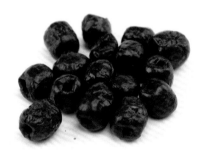

金牌月嫂主张

老传统限制吃蔬菜和水果的原因不外乎担心太硬、太凉损害牙齿和肠胃，只要把菜煮得软烂些，甚至水果也可以上锅蒸煮，合理加工后再吃就不用担心了。

❀ 产后不能喝普通水吗

有的地方传统，产后一滴水都不能喝，只能喝米酒水，而且烹调也要用米酒水，认为如果直接喝水会导致水桶腰、大肚子，而由此也催生出了市场上大量的月子水。

其实这种说法并没有有力的科学依据证明，都是一种民间做法。而且，从事实上看，产后同样喝水或者完全不喝水的两个人，体形恢复也不见得就完全不一样。有的产后喝了普通水的妈妈比只喝米酒水的妈妈体形恢复可能还要好，所以体形恢复关键还是看体质和产后的训练，跟喝不喝普通水没有多大关系。

所以，我们认为喝普通水是没有关系的，只不过应该遵循"少量多次慢喝"的原则，产后第一周尤其要这样做，这样可以避免一次性喝下大量水，以免肠胃、肾脏负担一下子过重，而影响身体健康。

建议妈妈不要去购买所谓的月子水，这在我国并没有生产标准和生产许可，而且我们自己也很难判断那到底是什么。

金牌月嫂主张

葡萄酒中的抗氧化剂可以防止脂肪的氧化堆积，如果对酒精不过敏，产后可以喝一点，有助于体形恢复。不过，量不能大，每天50毫升即可，并且要选择宝宝刚吃奶后喝，这样在宝宝下次吃奶时，酒精已大部分降解，不会产生不良影响了。

第二章 妈妈篇

产后鸡蛋、红糖不能吃太多

传统上，月子里鸡蛋、红糖都是饮食的主角，但是真能像传统上说的要吃那么多，每天要吃十多个鸡蛋，顿顿饭都要加点红糖吗？显然不是，什么东西都是过犹不及，不但无利还可能有害。正确的做法应该是：

首先，鸡蛋每天3~4个。普通人吃鸡蛋每天2个就够了，吃多了也是浪费，妈妈因为要分泌乳汁，可以适当多吃一点，但3~4个也就足够了，多吃只会增加肾脏负担，对增加营养并没有什么帮助。

煮鸡蛋营养保存最好，但产后1周以内不要吃煮鸡蛋，难消化，以鸡蛋羹、蛋花汤等为主。另外，不要吃糖水煮鸡蛋、茶叶蛋，对身体不利，也不要将鸡蛋和豆浆同吃，营养价值会降低。

其次，红糖水喝10天就要停了。产后吃红糖可帮助早日排尽恶露，另外也有促进肠胃功能恢复的作用，而且有一定的补铁效果。但是红糖水不能喝太久，因为红糖同时还有活血化瘀的作用，喝得太久会增加恶露量，还会使排出恶露的时间延长，增加妈妈的失血量，延缓身体恢复速度。所以，喝红糖水一般7~10天就可以了，不要超出10天。

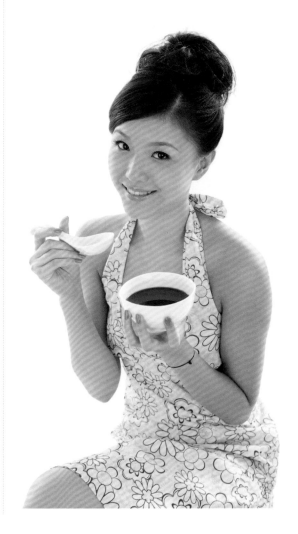

金牌月嫂主张

妈妈恶露停了之后，如果又出现了，要检讨下日常饮食，是否又吃了红糖等有活血化瘀作用的食物，如果有，在一段时间内尽量不要再吃。

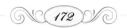

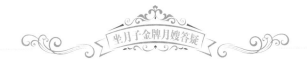
产后最需要补什么营养素

❀ 补铁预防产后贫血

妈妈在分娩时，通常会失血200多毫升，产后泌乳也要贡献出较多量的铁，所以产后要补铁，以免出现缺铁性贫血。及时补铁不但可以预防妈妈贫血，而且可以提高乳汁中的铁含量，避免宝宝缺铁。

建议妈妈每天摄入28毫克的铁。但是，平时的饮食每日只能提供15毫克的铁，这就有缺口了。

补铁，如果不是出现了严重的贫血现象，最好是食补。所以月子里的饮食，食材选择要多偏向于含铁量丰富的食物，如动物肝脏、蛋类、芝麻酱、黑木耳、海带、紫菜、香菇、田螺、黄豆、大枣、花生、油菜、菠菜、芹菜（尤其是芹菜叶）、雪里蕻、莴苣、小白菜、番茄、杏、枣、橘子等，都可搭配着吃。

❀ 金牌月嫂主张

补铁的同时还要注意提高铁的吸收率，同步摄入足量的维生素C对铁吸收有利，水果蔬菜中的维生素C丰富，要适量供应。

❀ 补钙预防腰酸背痛

据检测，每100克母乳中含有钙34毫克，妈妈每分泌1000~1500毫升乳汁，就要流失500毫克左右的钙。所以产后的妈妈都要注意补钙。如果摄入的钙不足，为了保证母乳中的钙含量，妈妈骨骼中的钙会被转移出来，因此缺钙的妈妈容易腰酸背痛。如果缺钙严重，即使动用了骨骼中的钙也不足以供应宝宝，会导致宝宝也缺钙，问题就比较严重了。

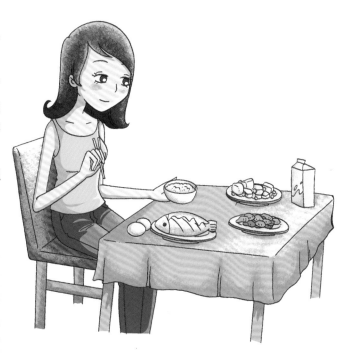

同时，钙是体内多种酶的激活剂，摄入的很多营养物质都需要钙来激活相应的消化酶来进行消化吸收，所以如果缺钙了，妈妈营养吸收就会不好，进而乳汁分泌会受到影响，导致泌乳量不足。所以，母乳不足的妈妈也要考虑可能是缺钙引起的。

哺乳妈妈每天应摄入的钙量应该为1500毫克，日常饮食只能提供600~800毫克，如此大的缺口单靠食补是很难填补的，所以补钙一定要服用制剂。妈妈每天需要服用钙元素含量为600毫克的制剂。具体可咨询医生。

药物补钙的同时，饮食也应该高钙，含钙高的食物如黄豆及豆制品、鱼、牛奶、虾皮、海带、核桃等都要适当食用。

维生素D有助钙吸收，但是月子里一般很少妈妈会外出晒太阳，所以补钙的同时要注意摄入维生素D，多吃维生素D含量丰富的食物如蛋、奶、肉、鱼等食物。

金牌月嫂主张

植酸和草酸等物质会影响钙的吸收，所以补钙的时候尤其是服用钙制剂的时间要和含此类物质的食物食用时间错开，比如菠菜、苋菜、碳酸饮料、巧克力等。

足够维生素帮助消除妊娠斑

妊娠斑是每个妈妈都不愿意要的怀孕纪念，一般会在产后半年自行消失。如果能在产后补充足量的维生素C和B族维生素，这些斑会消失得更快、更彻底，因此月子里不要不吃水果和蔬菜，这些是维生素C的重要来源，另外如小米、玉米等粗粮也要吃一些，让B族维生素摄入得更全面。

另外，妊娠斑较重的妈妈，可以在医生指导下口服一些维生素C或B族维生素制剂，效果会好一些。出了月子以后，还要避免长时间待在太阳下，日晒会加重妊娠斑。

优质蛋白质保证乳汁分泌

蛋白质对产后的妈妈主要有两重重要意义：

首先，蛋白质对伤口愈合有好处，足量的蛋白质有利于产伤恢复，同时可避免产后出现肌肉松弛无力、机体抵抗力下降的现象。

其次，足量优质的蛋白质是保证泌乳的重要力量，母乳喂养的准妈妈必须重视优质蛋白质的摄入。

据测定，哺乳妈妈每日因为泌乳消耗的蛋白质约为14克，每天增加摄入20~30克蛋白质就可以满足，我国推荐哺乳妈妈补充蛋白质为在原饮食的基础上再增加25克。

哺乳妈妈补充的蛋白质要优质，鱼、肉、蛋、奶、豆制品中的蛋白质都是优质蛋白质。要补足25克蛋白质，妈妈在日常饮食的基础上每天增加100克左右的肉类加上200克左右的奶类再加约100克豆制品就可以了。

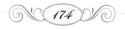

心理调适
Xinli Tiaoshi

怎样判断是否出现产后抑郁

产后抑郁的征兆与危害

分娩对生理和心理冲击都比较大，有的妈妈在产后情绪波动比较大，容易患上产后抑郁。但是有很多妈妈产后抑郁都不自知，以至于不能及时调整情绪，导致产后抑郁严重。因此尽早了解产后抑郁的征兆，有助于尽早调整情绪状态，能很好地预防产后抑郁。

产后抑郁的症状

以下列出了产后抑郁的一系列征兆，妈妈可自查一下，看看自己是否也有产后抑郁的迹象。

1 失眠严重，明明感觉神困力乏，但却神志清醒，难以入睡，白天、夜里都不能有效休息。

2 特别焦虑，精神紧张，情绪不稳，动不动就不受控制地发怒。

3 特别爱哭，总是暗自神伤，情绪低落，不喜欢与人交流。

4 对听到的、看到的都感觉厌恶，对周围任何事物都提不起兴趣。

5 感觉自己很失败，回想从前都是一些失败的场景。

6 身体不舒服，有耳鸣、头痛等现象，倦怠感严重。

7 食欲时好时坏，有时候一点也不想吃，看见饭菜就恶心，有时候又暴饮暴食，不管什么食物都吃。

如果有以上大部分的症状，可能就是产后抑郁了。

产后抑郁危害妈妈也不利宝宝

心情抑郁对妈妈和宝宝都没有好处。

首先，抑郁的人往往休息不好，饮食不好，胃肠功能和身体新陈代谢功能都变差，因此容易营养摄入不足。而产后的妈妈正是亟须恢复身体的人，这对恢复身体自然是有害无利的。

其次，妈妈情绪不稳，对刚出生的宝宝还可能有怨恨之情，宝宝哭闹的时候不但不能给

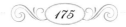
第二章 妈妈篇

予安抚，反而是厌恶和打骂，或者置之不理，这对有着强烈情感需求，希望从妈妈那里获得安全感的宝宝非常残忍。宝宝不但得不到自己需要的呵护，还会受到妈妈负面情绪的影响，日后容易变得焦躁不安，难以安抚。

而且，心情抑郁明显会影响乳汁分泌，会影响宝宝的营养摄入，容易造成宝宝生长缓慢。

妈妈要有自觉意识去主动调整情绪。产后第1周是产后抑郁的高发期，在这个阶段要尤其重视自己的情绪问题。

解除诱因，预防产后抑郁

妈妈分娩前后，体内激素变化非常大，这是导致情绪波动大的内在原因，不过心理素质好的妈妈都不会因此出现精神问题，一般都是心理素质较差的妈妈比较容易抑郁，而年纪较小的妈妈出现这样情况的比例则较大。归结起来，妈妈发生产后抑郁的诱因有几点：

首先，心理落差较大容易抑郁。产后生活必然发生大变化，妈妈以前是孕妇，是众人关注的焦点，但是宝宝出生后，大家的绝大部分注意力自然地转移到了宝宝身上。心智不太成熟的妈妈就会嫉妒宝宝，从而情绪低落、悲观。

其次，愿望落空也可引发抑郁。有的妈妈产前对宝宝的性别有较大的期待，一旦实际与愿望不符合，性格比较偏执的妈妈就会不愉快，容易发展成抑郁。另外，有的家庭对宝宝的性别有所期待，如果不符，有意无意会抱怨妈妈，性格比较自卑，常常有自责情绪的妈妈在这种情况下就容易抑郁。

再次，妈妈身体恢复较差也可引发精神上的抑郁。身体健康、舒适是情绪稳定、快乐的基础，如果产后身体恢复不好，发生了感染、发炎、伤口崩裂等问题，病情缠绵，总是不太舒服，妈妈发生抑郁的可能性也会大一点。

还有，压力大是导致妈妈抑郁的另一大诱因。产后妈妈几乎都休息不好，要不停地给宝宝喂奶，还总是担心到底能不能把宝宝带好，乳汁会不会够，等等，这样的压力让比较焦虑的妈妈情绪很难高涨起来。

另外，产后的生活相对比较单一会让妈妈抑郁。妈妈在劳累且生活内容单一的情况下，会对自己的价值产生怀疑，情绪也容易不好。

问题的关键还在于，月子里，妈妈情绪不好的时候，发泄的渠道不畅通，哪里都不能去，这也不让做，那也不让做，让妈妈有情绪没处发泄，积累久了就抑郁了。

了解了抑郁的诱因后，妈妈应该努力避免，别让自己陷在某种不良情绪中。

金牌月嫂主张

产后家人应该给妈妈更多的情感支持，不要只关注宝宝，忽略了妈妈，更不要嫌弃她生的宝宝不符合家人的愿望等，以免引起妈妈的情绪问题。

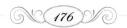

怎样预防和调整不良情绪

❧ 正视已经当妈妈的事实

有些妈妈，宝宝出生了，立刻就会自然而然地顺应角色的转换，跟着家人一起为宝宝的出生而喜悦，细致地观察宝宝是否舒服，并且已经开始畅想宝宝的未来，虽然有时候也会突然惊讶自己怎么就有宝宝了，但还是能很快为有宝宝的事实而再次喜悦起来。但有的妈妈却不是这样的，看着全家人围着宝宝转，会产生强烈的嫉妒感，开始回想自己怀孕时被众星捧月的感觉，想着这种待遇可能一去不再来了，就开始黯然神伤，开始想以后不能再过二人世界了，没有自由了等等，全部都是负面的想法。在这样的思维下，妈妈的情绪是很难好起来的。所以预防出现不良情绪甚至抑郁的很重要一点就是妈妈要正视自己已经当妈妈的事实，把自己的责任扛起来。

首先，妈妈要多跟宝宝接触。很多母子感情在宝宝出生初期，都不是那么深，都是在日后的相处和照顾中尤其是喂母乳后，慢慢积累起来，此后才越来越浓烈起来。在照顾宝宝的过程中，妈妈要有意识地强化他和自己的关系，多跟宝宝说："我是你的妈妈。"这也是提醒自己，说得多了，亲密关系就建立起来了。到时候就巴不得所有人都对宝宝好，而绝对不会嫉妒了。

其次，多畅想宝宝的未来。妈妈可以发挥想象，想想带着宝宝外出，招来很多人羡慕眼神的情景，想一想宝宝两三岁时跟在自己后面叫"妈妈"的场景，想一想宝宝十几岁时陪着妈妈逛街的情景，等等，让自己开始喜欢当妈妈的感觉。想着想着自己可能都会笑出来，不良情绪就不翼而飞了。

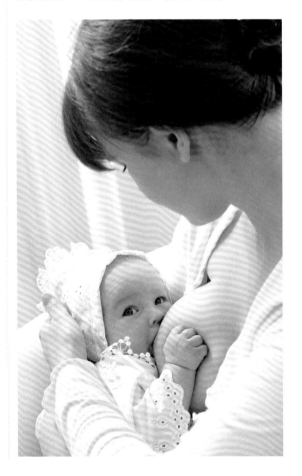

第二章 妈妈篇

不过不管具体方法为何，重要的是要让自己在心理上承认自己已经当妈妈了，所以要多告诫自己，自己已经不是小孩子，眼前的宝宝什么都不会，需要自己的照顾，自己一定要打起精神来，等等，意志坚定就不容易抑郁。

但是，妈妈一定不要为宝宝过度忧虑。有的妈妈在宝宝刚出生时就开始考虑将来他的读书、工作、事业甚至婚姻问题，而且总不往好处想，因而充满了忧虑，这就难免抑郁。其实未来谁都说不准，现在再怎么忧虑都没有用，所以还是少想为妙。

还有些妈妈忧虑养宝宝要花很多钱，担心养不起，因而情绪不好，其实给宝宝多好的物质基础，都不如给他丰富的精神财富，所以钱多钱少并不是最重要的，只要自己的钱能够让宝宝不挨饿那就足够了。

❧ 不要全副身心放在宝宝身上

照顾新生宝宝是一件非常累的事，如果妈妈全副身心都放在他身上，那就会每天都有忙不完的事，操不完的心，整天都不得松懈，那么过不了几天精神就会垮下来，情绪特别容易在这个时候出现问题。

所以，妈妈一定不要太过在乎宝宝。其实养育宝宝是件非常自然而然的事情，而新生宝宝也并不像想象中那么脆弱，生命力强着呢，只要确保安全，偶尔忽略一下宝宝，关注一下自己，关注一下丈夫都是可以的。

首先，别让宝宝剥夺了收拾自己的心情。打扮自己会让心情变好，所以即使坐月子期间不出门，妈妈也不要整天披头散发，睡衣睡裤，不修边幅，而是尽量打扮得干净利落，每天早上一整套的梳洗过程也不要偷懒，这样会让自己精神振奋，不容易出现颓废情绪。

其次，别因为宝宝而忽略丈夫。宝宝出生后，很多妈妈一门心思扑在宝宝身上，忽略了丈夫。其实跟丈夫良好的互动对情绪有非常明显的调节作用，所以妈妈要经常跟丈夫聊聊天，聊天内容不只限于宝宝身上，可让自己放松很多。

金牌月嫂主张

如果妈妈感觉家人忽略了自己，那就设法获得他们的关注就行了。可以让自己娇气一点，请家人给予帮助，对宝宝的爸爸则只要学会撒娇就行了，看着他们为了自己忙碌会有欣慰感，有助于不良情绪消散。

金牌月嫂主张

妈妈烦了、累了的时候，建议可以给自己放一天假，在这一天里，除了喂奶，照顾宝宝的工作全部由照顾月子的人去做，自己看看书、上上网就可以放松很多。

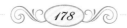

让跟自己合拍的人照顾月子

伺候月子的人跟妈妈朝夕相处，还要共同照顾宝宝，合拍非常重要，如果不合拍，两个人容易闹矛盾，而妈妈又总是处于下风的话，也容易情绪不好，导致抑郁。

考虑由奶奶还是姥姥照顾月子

照顾月子的人多是宝宝的奶奶或者姥姥，通常来说姥姥和妈妈相互了解程度深，习惯相同，有矛盾也比较容易化解，所以更适合一点。但也的确有母女不合拍的，在这种情况下就要考虑奶奶和姥姥谁的脾气更好，更容易沟通。如果奶奶脾气好，就可以请奶奶照顾。在这里沟通顺畅非常重要，因为涉及照顾宝宝，两代人观念和方法不同，是最容易产生矛盾的，如果照顾月子的人比较霸道，妈妈情绪往往好不了。所以，照顾月子的人最好与妈妈合拍，然后退而求其次就要选脾气好的。

如果跟姥姥或者奶奶起了冲突，不是原则性的问题，大可不必计较，如果争吵，即使最后自己胜了，心里也不会舒服。如果涉及原则问题，比如宝宝穿多少，吃多少，是抱着睡还是放到床上自己睡等，则一定要坚持，可以讲道理，此外要让照顾月子的人知道妈妈才是监护人，宝宝的事要妈妈说了算。当然前提是妈妈了解科学育儿的理念和做法。

请专业月嫂也要避免矛盾

如果经济条件允许，请个专业机构的月嫂是再好不过的，技术和理念都是信得过的。如果有了矛盾，处理起来也比较客观一些。请月嫂要提前请，这样宝宝出生就能到位。谈的时候注意弄清楚一些事情，避免在月子里因为对服务事宜的不同理解而发生矛盾。

首先，弄清楚月嫂提供服务的范围。有的月嫂对宝宝和妈妈都负责，不但照顾宝宝也照顾妈妈，但有的月嫂就只照顾宝宝或者妈妈，这一点要弄清楚。另外，有的月嫂只负责给妈妈做饭，并不管其他家人，有的月嫂则全家的饭都会包括。总之要问清楚月嫂的负责范围，然后考虑是否能接受。

其次，最好跟月嫂当面聊一下。当面聊更容易直观地了解是否和妈妈能合得来，如果月嫂是马大哈的性格，而妈妈特别精细，尽管这样的月嫂照顾宝宝并不一定会出现不妥，但跟妈妈显然是合不来的。另外可以了解到月嫂对新生儿和坐月子的理念和妈妈的是否相同，如果不同是否能沟通、统一，如果有障碍，最好换个人。

最后，在月子期间，有不同意见要及时沟通。月嫂都是受过专业训练的，在这方面沟通是比较容易的，所以妈妈有问题不要憋在心里。

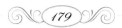

第二章 妈妈篇

❋ 自我调节情绪的方法

已经出现了不良情绪，妈妈要有主动去调节情绪的自觉性，毕竟精神、心理方面的问题必须自己愿意去面对、去处理才能彻底解决。有了自觉性，就要积极想办法、采取措施让自己快乐起来，避免真的发展成抑郁症。

方法一：保证休息。如果照料宝宝的压力让自己喘不过气来，心情不好，那么好好休息一下就是最好的调节方法，可以把手头所有的事都放下，不去考虑，抓紧一切时间睡觉，不管白天还是夜里，宝宝睡自己就睡。休息好了，看到宝宝也不会那么烦了。

方法二：转移注意力。受了委屈，感觉不高兴了，马上去想些别的事，最好是能够让自己感到快乐的事，转移注意力，别让自己沿着委屈的情绪一直深入下去。

方法三：听音乐、看笑话书。妈妈在月子里不能太劳累，但听会儿音乐或看几则笑话、段子还是可以的。如果感觉自己心情不好了，就用这样的方法消遣一下，效果也是不错的。

方法四：发泄情绪。坏情绪及时发泄出去，就不会有不良后果。妈妈如果不开心了，可以跟爸爸、跟照顾月子的人甚至宝宝唠叨唠叨，不要憋在心里。而且唠叨后，一般都能收获劝慰和安抚，这对拯救坏情绪也有一定的作用。

方法五：生活有序。乱糟糟的生活容易让人沮丧，而作息规律、生活秩序井然，情绪更容易稳定。所以，不管什么事，尽量形成一套相对固定的程序，包括照顾宝宝，这样无论做什么事都会得心应手，心情就会放松一些。

方法六：打扮自己别邋遢。妈妈打扮自己，会给自己一些自信的暗示，能帮助妈妈更肯定自己，更欣赏自己，从而减少自卑情绪，会更加相信自己的能力，对照顾好宝宝的事怀疑会减少，焦虑情绪会少一些。

❋ 金牌月嫂主张 ❋

妈妈找个笔记本，把自己的不良情绪和诱因都记录下来，有助于自己更了解自己的情绪问题以及问题的症结所在，对自己克服情绪问题很有帮助。

用食物赶跑不良情绪

有些食物能释放出让人感觉愉快的物质，妈妈不开心的时候可以吃一些，有助于调整情绪。

1 香蕉。香蕉含有一种生物碱物质，这种物质进入人体后，容易让人产生很成功的感觉，因而有振奋精神和信心的作用。妈妈情绪不佳时可吃一根。另外，每天可喝一份香蕉牛奶汁。香蕉和牛奶都有安抚情绪的作用，饮用香蕉牛奶汁也有助于对抗抑郁。具体做法是：1根香蕉剥皮后切段，放入果汁机中搅打成汁后，与250毫升牛奶混合后直接饮用。

2 菠菜。菠菜中的叶酸含量很高，而叶酸可以增加大脑中的血清素，血清素的减少正是引起情绪抑郁的一大因素，因此吃菠菜可以预防抑郁。

3 樱桃。樱桃中含有花青素，这种物质可以让人产生快乐的情绪。妈妈心情不好时，可吃上20颗。

4 海鱼。海鱼含有一种ω-3脂肪酸，这种脂肪酸如菠菜一样也能增加脑中血清素的分泌量，从而减少抑郁情绪。

5 鸡肉。鸡肉中含有的硒能让人的心情变好。

除了以上几种含有特殊的抗抑郁物质的食物，含有丰富维生素C、钙、碳水化合物的食物也有抗抑郁的作用，如葡萄柚、大蒜、南瓜、海鲜、全麦面包、苏打饼干、坚果、香菇等，有情绪问题的妈妈每种都可以吃一些。

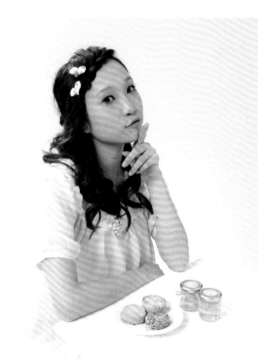

金牌月嫂主张

哺乳中的妈妈尽量不要用药物来对抗产后抑郁，以免药物影响乳汁质量，危害宝宝健康。

身体调养

Shenti Tiaoyang

产后起居真的要听从长辈吗

 必须待在床上吗

坐月子时，老辈人可能只要见到妈妈在地下，就立刻呵斥赶快到床上去，告诉妈妈长时间站在地下，脚会受凉，腿会疼，这是真的吗？的确有一定道理，毕竟妈妈产后非常虚弱，体质下降，抗寒、抗湿的能力没那么强，也更容易劳累，待在床上休息是应该的。

不过，也并不是说就要一直待在床上，现在生活环境变了，以前这样做可能会产生的危害，现在基本上不存在了。有这种说法的主要原因是过去住的都是平房，地面寒气重，妈妈体质弱，长时间站在地下，的确容易着凉。但现在住的多数是楼房，离地面很远，寒气并不重，所以没必要总是待在床上。所以，产后妈妈要有充足的卧床休息的时间，也应该适当下床活动，不宜卧床太久。

如果过度卧床，在床上待的时间太久，分娩时被拉长变柔软的肌肉得不到锻炼，弹性就难以恢复，对身体恢复也是不利的。而且太长时间不行走，脚跟的脂肪垫会变厚，再次下地行走时，会产生酸痛感。

一般来讲，产后3天妈妈就可以下床适当活动了，开始是在床周围走走，活动一下筋骨，慢慢地感觉不劳累，床上待不住了，只要室温适合就可以在家里到处走动了。

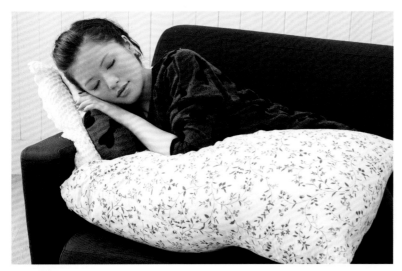

✿ 产后不能洗头洗澡吗

老传统认为，坐月子的妈妈是不能洗头洗澡的，主要依据是妈妈产后毛孔都是开放的，洗头洗澡容易受凉，寒邪入侵，留下畏寒怕冷等毛病。但是，分娩时妈妈流了许多的汗，长期不洗澡、不洗头，这些留在皮肤表面、头发中的汗液会滋生细菌，而产后的妈妈和新生儿期的宝宝又特别脆弱，很可能会因此生病。另外，不洗澡不洗头，毛孔得不到清理，汗腺管也不通畅，身体新陈代谢受影响，毒素就排不出去，这也可能导致妈妈恢复不良。由此看来洗头洗澡又是必要的。

老传统之所以有这样的讲究，很显然只是从前保暖条件较差的原因，现在这个问题就几乎是不存在的了，而洗头洗澡的好处又是那么明显，所以只要多加注意，洗头洗澡都可以照常进行。

1 时间选择：妈妈洗头洗澡，其实只要产后没那么疲劳，马上就可以进行。这时候洗澡可以加快血液循环，缓解疲劳感，还有助于调节植物神经，可帮助妈妈从兴奋状态中缓和下来，在产后睡个好觉。不过，如果长辈坚决反对，那也没必要非如此坚持，可以到产后3天再洗，这时候大部分妈妈已经

回家了，保暖条件更好，疲劳感也没那么严重了，洗澡最适合。

2 水温控制：洗头洗澡的水温一定不能太冷，否则真的会生病，应该与人体温接近，最好在37~40℃。

3 注意防风保暖：洗头洗澡时，空间密封性要相对好一些，如果卫生间有窗户，关上窗户后，最好拉上窗帘，洗澡时把浴帘也拉上更好，避免小股的对流风。在传统看来，小股的对流风是最容易致病的。洗完澡以后，不要马上穿衣服，应该先包上干燥的毛巾被，让毛巾被吸收身体残留的湿气，等身体彻底干爽了再穿衣服、袜子，避免衣服吸收身体上的湿气，还要用身体烘干它。另外洗头后最好马上用吹风机的暖风挡吹干，不要用毛巾长时间包着，即使是干发毛巾也不行，那样湿气不容易挥发出来，更容易着凉。

4 动作要快：无论是洗头还是洗澡，速度都要快，事先要将所有用品准备好，中间和洗完后动作要快速，不要磨蹭。建议洗头和洗澡可以分开进行，洗完澡穿好衣服再洗头或者洗完头吹干以后再洗澡，这样可以减小受凉的概率。

✿ 金牌月嫂主张 ✿

月子里洗澡一定要用淋浴，避免坐浴。产后妈妈的宫颈口还没有完全闭合，阴道也可能有伤，坐浴时脏污容易顺着阴道进入，上行污染到子宫，引起感染。

月子里不能刷牙吗

老传统认为，月子里也是不能刷牙的，认为会导致牙齿松动，将来可能会牙痛或者过早掉牙。但不刷牙，口腔中不断滋生的细菌也会影响健康，而妈妈难免要亲亲宝宝，还有可能感染到宝宝，所以刷牙是必要的。对于这个问题，只要折中一下解决就行。

首先，牙刷要足够柔软。月子用的牙刷要选一支刷毛足够柔软的，而且刷柄也有较好弹性的，可以在妈妈用力过猛的情况下卸掉一部分力，这样可以避免牙齿、牙龈受到太严重的刺激而留下毛病。

其次，要用温水。牙龈、牙齿在分娩时变得脆弱也是事实，如果用冷水，难免刺激太大，加重它的脆弱，所以最好还是用温水。

最后，用力不要过猛。有的妈妈性格比较急躁，刷牙的时候习惯三下五除二，快速解决，这在月子里要改一改，要慢一些，再慢一些，细致一些，这样力度就会小一些，牙龈、牙齿受到的刺激也会变小。

金牌月嫂主张

牙齿松动，主要原因在于缺钙。产后妈妈缺钙是很普遍的现象，尤其是喂母乳的妈妈，缺钙现象更为严重。所以出现牙齿松动的妈妈要积极补钙缓解，而不是靠不刷牙。

月子一定要"捂"吗

有的妈妈坐月子，不管季节、天气如何，从头到脚包得严严实实，"捂着"；有的妈妈则关门闭户，一点风都不透，甚至连卧室的门也关得紧紧的，"捂着"。其实，这是很没有必要的。

穿衣不能"捂着"

首先说穿衣，月子里穿衣可薄可厚，适合室温即可，只要注意以下几点，可让妈妈既不会着凉，又感觉舒适。

1 面料最好是纯棉的。月子里的妈妈出汗多，纯棉面料吸湿性较强，可以让妈妈感觉舒服些，而且也不容易因为身上汗水太多不能及时被吸收而导致着凉。

2 衣裤最好选长袖长裤。无论衣裤厚薄，都可以选择长袖长裤的款式，这样风就不会直接吹到皮肤上，受风的可能性就不大了。平时妈妈也注意不要撸起袖子或者挽起裤腿，那就失去穿长袖长裤的意义了。

3 一定要穿袜子。脚部神经密布，是最容易受凉的部位，坐月子一定要穿袜子，并且要穿保暖性比较好的棉质厚袜子。另外，如果妈妈有脚跟痛或者关节痛的毛病，要穿上带后跟的棉拖鞋保护。如果是冬天，还可以穿护膝、护肘等对关节起到保护作用的衣物。

4 勤换衣服。妈妈因为汗多，衣服尤其是内衣很容易就湿了，潮湿的衣服是让妈

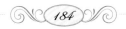

妈受寒凉的重要因素。所以月子里要勤换衣服，特别是内衣，最好天天更换。

居室不能"捂着"

长时间不通风的房间往往温度偏高而且空气不清新，人在其中容易感到憋闷、烦躁，而且空气长时间不交换，有害物质增加很明显，可能导致妈妈生病。所以，坐月子的房间也不能捂得太严实，应该每天都通风2~3次，每次不少于5分钟。只要在通风时做到以下几点，别让妈妈受凉就可以了。

1 不要被冷风直吹。在通风的时候妈妈要带着宝宝转移到其他房间去，等通风完毕，窗户关好以后再回来。如果是冬天，还要等室温回升后再回来。另外，妈妈的睡床要离开窗户至少1.5米，避免窗户缝隙的风直吹到妈妈身上。

2 别让妈妈待在潮湿、阴冷的房间里。阴冷潮湿的房间容易让妈妈患上风湿，所以月子房最好在能较长时间晒到太阳的房间，温度冬季最好维持在18~22℃，夏季则维持在24~26℃，湿度以60%~65%为好。

"捂"着有可能导致妈妈中暑

妈妈产后虚弱，如果过度保暖，"捂着"，让妈妈出汗过度，体温升高，有可能会导致中暑。月子里妈妈如果出现了中暑的前兆比如口渴多汗、恶心头晕、头痛、乏力、胸闷、心慌等，要马上把妈妈移到通风凉爽的地方，并且解开衣服，尤其是一些妈

妈因为怕受风，还把衣裤的口子扎上了，这会儿一定要解开，让身体内的热气顺利散发出去，避免中暑进一步加重。

此外，要给妈妈多喝一些凉开水或淡盐开水，避免脱水。如果情况严重则要及时就医。

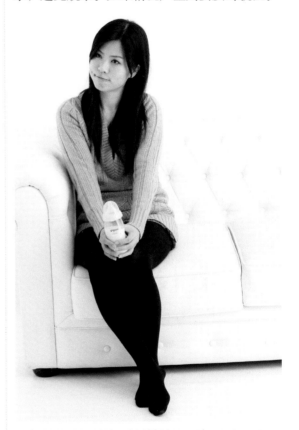

金牌月嫂主张

月子里"捂着"没必要，但是一些太过寒凉的东西还是少接触为好，平时最好不要用冷水洗脸、洗手，也不要吃冷饮、凉拌菜，同时不接触冰冷的东西，比如长时间靠着墙壁就是不对的。

第二章 妈妈篇

❧月子真的不能看书、看电视吗

分娩以后，眼睛也在一定程度上变脆弱了，所以老传统认为月子里应保护眼睛，不能过度用眼，这是有道理的。月子里过度用眼，可能会导致将来视力下降、迎风流泪、过早老花等毛病。其实，妈妈自己也会有感觉，月子里用眼时间一长，就会眼干、眼涩，眼皮也感觉沉重。

不过，看书、看电视也不是绝对不能，最重要的是控制好时间。一般每次持续集中精神用眼，不要超过两小时，或者妈妈感觉眼睛有

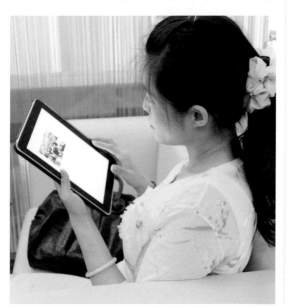

些不舒服，就立刻停下来，看看远处或者用手指按摩眼周，做眼保健操舒缓一下，过一会儿就会舒服了。不过需要提醒一下，当眼睛再次感觉轻松了，不要立刻又开始用眼，而应该改做别的或者躺下来休息。

控制上网、玩手机的时间

其实，相对于看书、看电视时间控制来说，更难控制的是上网和玩手机的时间，毕竟网络内容更丰富，而且链接多，总是有看不完的感兴趣的内容，不知不觉就超时了。建议妈妈上网、玩手机的时候定个闹钟，不超过两小时。一旦超时马上停止，如果自制力不行，可以让家人帮忙监督。

另外，晚上睡觉前玩手机也是很多人的习惯，妈妈要注意室内的光线问题，如果室内光线和手机屏幕亮度差距太大，对眼睛伤害是很大的，有可能引起青光眼。有两个方法可以缩小这种差距，减小对眼睛的伤害，一是把手机开成夜间模式，二是房间内开一盏柔和的灯。

❧金牌月嫂主张 ❧

妈妈在月子里也不应该哭泣，至少哭的次数和哭的时间不能太多，否则也会伤害眼睛，因为中医认为肝脏与眼睛互为表里，情绪不好就会伤肝，进而影响眼睛功能。

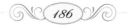

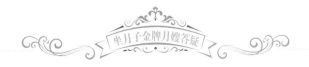
不同季节坐月子保护重点不同

老传统，坐月子时不管冬季还是夏季，一律要"捂着"，这一点是最不合理的。其实，更应该根据不同季节的特点，有针对性地给妈妈和宝宝以保护。

春季保护重点：春季是各种病菌猖獗的时候，因此坐月子的重点是保护妈妈和宝宝不要受到病菌感染，因此任何从外面回来的人都要叮嘱他先洗手、换衣服，之后才能跟妈妈、宝宝接触。此外还要多通风，让室内空气尽量新鲜。

夏季保护重点：夏季天气炎热，妈妈容易贪凉，一定要控制自己，不吃冷食、不用冷水，也不对着空调、风扇猛吹，避免着凉。另外，夏季汗多，要勤洗澡，保持皮肤清洁。

秋季保护重点：秋季的天气特点是干燥，同时灰尘多，因此秋季保护重点是防干燥和灰尘，最好在室内安置加湿器。另外，秋天早晚温差大，要注意在气温低的时候多加一件衣服，睡觉前则一定要关好窗户，避免寒凉侵袭感冒了。

冬季保护重点：北方的冬季室外虽寒冷，但室内有暖气，所以不会冷，保暖倒不必太刻意。南方的冬天，则一定要加强保暖，可以用电暖气、热水袋等。

另外冬天比秋天可能还要干燥，特别容易引起过敏性的疾病，所以通风是重中之重，每天通风不应少于20分钟，如果房间里使用电或煤等取暖用品时，更需要经常开窗换气。

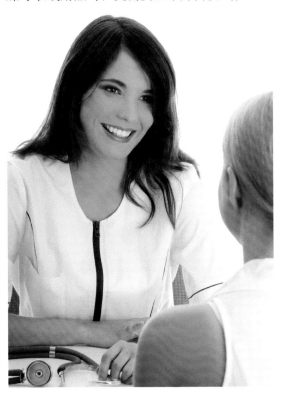

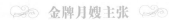

金牌月嫂主张

有人认为房间里开空调，也有换气功能，就没必要再开窗通风了。事实是，空调换气功能非常有限，还特别耗电，远不如开窗换气快捷、健康、环保。

第二章 妈妈篇

哪些因素会影响身体恢复

❋ 产后第一次大小便有重要意义

正常情况下，分娩后2~4小时，妈妈会排第一次尿。顺利排尿了就说明膀胱和尿道功能恢复良好，能正常工作了。

顺利排尿可避免尿液长时间滞留增加尿道感染的可能性或者膀胱膨胀太严重以致损伤膀胱神经的可能性。另外顺利排尿对妈妈子宫恢复也有好处，如果长时间不排尿，胀满的膀胱会挤压子宫，发生移位，影响子宫收缩甚至造成子宫出血。

产后长时间不排尿要采取措施

为预防出现排尿不顺利，在产后可以让妈妈适当喝水。但是有些妈妈在产后4~6小时仍没有排尿，这可能是分娩的时候，膀胱里有尿液未排空，经过胎儿的挤压，导致膀胱神经暂时受损，因而反应变得迟钝，即使尿液充盈，也感觉不到尿意，不能发生收缩而导致的。这通常发生在第二产程也就是从宫口全开到宝宝完全娩出这个过程过长的妈妈身上。

产后长时间没有排尿，建议不要采用排尿管，尽量给妈妈些刺激，让妈妈自己解尿，以下方法都可以参考：

1 让妈妈听水流声。家人可以用两只杯子，把水从一只倒到另一只里，两只杯子的距离远一些，让水流声音响亮一些，反复倾倒，刺激妈妈产生条件反射。

2 用热水刺激尿意。用热水冲洗或者熏洗尿道周围，让热气充分接触会阴部。另外也可以灌个热水袋，放在下腹正中，都可刺激膀胱收缩，进行排尿。

3 用药或针灸。如果各种方法用尽都无济于事，要找医生用药物或者针灸刺激。

另外，要注意有些妈妈是因为有外人在场或者是因为不习惯在厕所以外的地方排尿而解不出来，这时候可以尝试到厕所去解尿。在卫生间还排不出来的时候，可以把水龙头拧开，让妈妈听水流声。

产后主动解大便

大便一般在产后第2~3天就会排第一次，有的妈妈产前灌肠了，则会晚几天，有的在1周后排第一次大便。

妈妈产后排第一次大便，也可能不太容易，当然也有一些生理上的因素，因为分娩过程中，肠道受挤压过度，蠕动变慢了，这是一方面原因。但更主要的原因是妈妈害怕分娩损伤疼痛而不敢用力所致。

建议妈妈克服恐惧心理，刚开始有便意的时候一定要及时、主动去上厕所，以免长时间不排便使得该排出的大便没有及时排出，时间久了，水分变少，再排出难度就大了，很容易便秘。如果仍然处理不当，还会导致痔疮。

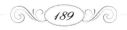

如果产后第一次大便的确很难排出，可以求助医生，在医生指导下服用果导片或使用甘油栓、开塞露等促进排便。此后注意适当摄入水分、纤维素，合理饮食，坚持规律大便，便秘出现的可能性就小些了。

产后大小便要避免进一步损伤

产后第一次大小便的时候，一定要有人陪同、搀扶，避免因为身体虚弱而摔倒。

另外蹲下或站起的时候，动作一定要慢。如果动作太快、幅度太大，容易再次拉伤会阴处，加深损伤。而且此时妈妈腿脚无力，如果动作太快也是很容易摔倒的。

还有，如果厕所在病房外面，需要经过走廊，一定要穿好衣服保暖，走廊风是比较大的，容易受凉。并且在出房门前要看看身上是否有汗，有汗要擦干或者等汗自然落下去再出去，以免感冒。

最后一点要说明的是妈妈最好不要饿着肚子去上厕所，要先吃点，避免因为血糖低而昏倒在厕所。

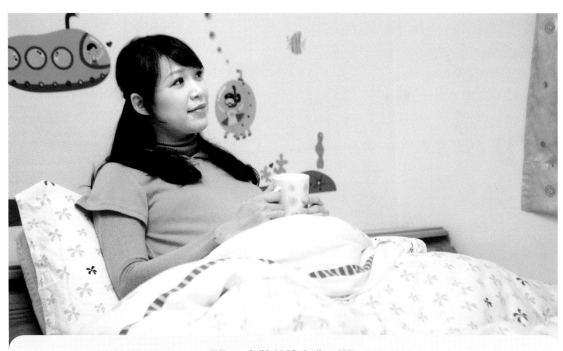

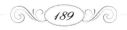

⋙❀ 金牌月嫂主张 ❀⋘

妈妈如果产后排尿有尿道发热、疼痛的感觉，有可能是尿道感染了，要及时告知医生，可能需要用抗生素治疗。

第二章 妈妈篇

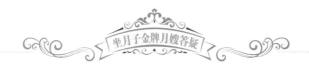

促进子宫恢复的方法

刚分娩完的妈妈，子宫壁薄，子宫大，子宫颈充血、水肿、柔软，子宫颈壁也很薄，有很多褶皱，从外面看如同松紧带袖口。大约1周后，子宫缩小到如同一只拳头大，子宫颈也会恢复到原来光滑的样子，10天之前会关闭。不过这并不算子宫恢复了，这只是第一步，子宫基本恢复要到产后4~6周。做到以下4点，子宫恢复会快一点：

1 产后及时排尿。膀胱过度膨胀或经常处于膨胀状态，会挤压到子宫，使子宫移位或者使子宫内膜创面不能很好愈合，导致子宫恢复不良。所以，产后要及时排尿。

2 产后不要太长时间卧床。长时间卧床，身体处于水平状态，不利于恶露下行、排出。所以产后6~8小时，就可以先在床上坐起来，不睡而躺着的时候，可以把头部和后背垫得高一点，斜躺着，第二天可以下床活动。

3 尽量喂母乳。宝宝的吮吸会刺激子宫收缩，能有效地促进子宫复原。所以，产后尽量喂母乳，还要勤喂，让宝宝多吮吸。

4 做好外阴清洁工作。每天都要正确清洁外阴，避免感染。如果感染了，细菌、病毒上行到子宫，引起炎症，恢复就较困难了。

不要长时间仰卧

产后子宫韧带柔软、拉长，承托力变弱了，而子宫虽然变轻了，但是相对子宫韧带来说还是比较重的，如果产后妈妈经常仰卧，子宫容易后倾。子宫后倾其实很不利于恢复，恶露排出可能会不顺利，产后也容易腰痛、白带增多等。因此习惯仰卧的妈妈应多提醒自己变换卧姿，不时地换成侧卧。另外，分娩2周后，可以尝试俯卧，每天1~2次，每次15分钟左右，让子宫向前倾，能有效避免其后倾。

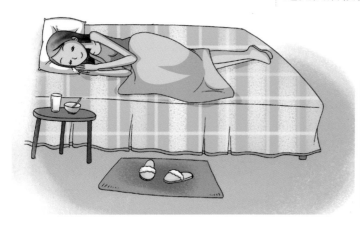

金牌月嫂主张

如果子宫已经后倾，妈妈可以经常做胸膝卧位的锻炼，也就是胸部和膝部同时着地，臀部翘起的姿势。经常做，能收到很好的效果。

有什么方法可促进恶露排出

生化汤是产后妈妈的常用药，有的医生会直接开生化颗粒等与生化汤同效果的药物给产后的妈妈服用。生化汤具有活血化瘀的作用，可帮助恶露尽快排出。但生化汤绝不是每个妈妈都必须服用的，而且有的妈妈服用之后可能起反效果。

生化汤服用方法

如果妈妈恶露排出很正常，那就没必要服用生化汤，待其自行排尽即可。如果仍然坚持喝生化汤，有可能导致恶露不尽。如果妈妈产后恶露量较大，就不适合喝生化汤了，否则更容易造成出血量过大或者恶露不尽。适合服用生化汤的是产后恶露不能排出或排出量较少，或恶露颜色发紫，并伴有腹痛、发热等症状的妈妈。不过无论什么情况，生化汤也不是自行服用，一定要经过医生确认。服用的量和服用时间也要遵医嘱。

生化汤方剂是成熟的方剂，只要到药店直接配齐，回家熬煮就可以。一般自然分娩的妈妈喝5~7服，剖宫产的妈妈喝7~14服。产后3天回家后就可以开始喝了，喝到恶露中没有血块就可以停止。即使恶露仍然有，喝到足够的量以后也不能再继续。

按摩肚脐周围可促进恶露排出

产后，把手绕着肚脐周围抚摸，可以摸到一个圆圆、硬硬的块，那是子宫。子宫收缩情况良好的情况下，会一会儿软一会儿硬。如果始终是软的，也就是自己摸不到这个圆圆、硬硬的球，那么子宫可能收缩不良，可以用手绕着肚脐打圈按摩，直到子宫收缩，也就是出现硬球了为止。这样按摩可帮助恶露排出。不过要注意，按摩的动作要轻柔，不能过猛。

吃些促进恶露排出的食物

有些食物也有促进子宫收缩的作用，可帮助恶露顺利、正常排出，如果恶露不下或者排出不顺利，可以吃山楂和红糖，都有活血化瘀的作用，如果恶露不尽，可以吃藕、阿胶，有止血功效。

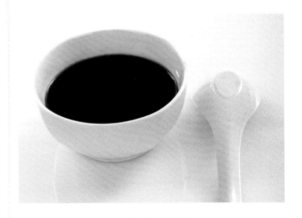

金牌月嫂主张

恶露的性状其实可作为是否发生产褥期感染的重要参考，妈妈更换卫生纸垫的时候，不要直接扔掉了事，要粗略观察一下，看其色、量、味等是否正常，做到有异常及时发现。

第二章 妈妈篇

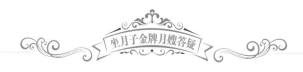

休息好才能恢复好

分娩消耗过大，妈妈必须保证充分的休息，只有休息好，才可能恢复好。月子里妈妈休息不好，太操劳，松弛的筋骨和肌肉承受压力过大，会留下腰酸背痛、腿痛、手腕痛等月子病。而且过度劳累会使子宫恢复不良，容易诱发妇科疾病，还会导致妈妈产生厌烦情绪，诱发产后抑郁、乳汁分泌不足等问题。因此，妈妈产后一定不要太过劳累。

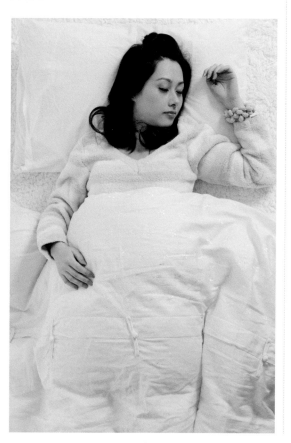

产后3天之内多休息

产后，妈妈需要平卧在床上先观察两小时。在这两小时里，除了给宝宝开奶，妈妈要尽量睡一觉，如果实在睡不着，也可以闭着眼睛养养精神。之后，在3天之内，除了大小便，最好不要下床走动太多，尽量待在床上，躺着、坐着都可以。对于宝宝，除了给他喂奶，逗他玩耍，跟他说话之外，其他如换洗尿布、洗衣服、洗澡等都可以让别人代劳。

不要过度劳累

月子里，重活妈妈肯定是不能做的，另外需要长时间保持一个姿势的活也最好不做。一些特别爱整洁的妈妈要注意，即使家里再乱，也没必要急着去收拾。如果要收拾，可以今天收拾一点，明天收拾一点，慢慢来，不要想着一下子干完，很容易劳累。另外要学会做一个只动口不动手的"司令"，有需要就吩咐爸爸去做。

金牌月嫂主张

因为要给宝宝哺乳，多数妈妈都休息不好，尤其刚刚出生的宝宝，每天差不多要吃十几次奶。所以，一定要抓紧时间睡觉，困了就睡，不要觉得不好意思，这是很正常的。

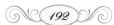

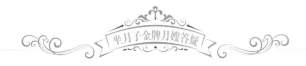

❈ 产后立即大量运动不利恢复

赶紧瘦身、塑形是很多产后妈妈非常看重的一件事，但是千万不要操之过急，做出一些极端的事来。其中产后立即大量运动锻炼就是被禁止的。产后太早做大量运动锻炼，容易留下疾病，比如产后腹腔各脏器都有一定的移位，需要一段时间来回位，如果过早运动锻炼，这些脏器包括子宫都容易下垂，留下妇科疾病的毛病。而且，产后妈妈很虚弱，立即大量运动有可能摔倒、昏倒，造成新的损伤。最严重的，产后立即运动锻炼有可能让子宫内膜的创面迁延难愈。种种可能，对产后恢复都很不利。

当然，适量的运动还是可以的。比如产后3天内，尽量少下床，但是可以在床上多翻身、抬抬胳膊、抬抬腿、转转脖子等。产后2周，可以做些轻巧的家务活，比如叠衣服、擦桌子、整理床铺等，既不会累着，还能舒展筋骨。产后4周，一些简单的健身运动就可以做了。本书后面的内容会涉及一些有助产后恢复的小动作，可以参照着做。不过，即使产后4周了，做运动仍然要坚持适量原则，不能太劳累。

❧ 金牌月嫂主张 ❧

真正的、大运动量的产后塑形运动要在产后3个月以后才能正式开始，那个时候妈妈体内的脏器已经完全回位了，而且韧带也比较有力了，运动产生伤害的可能就基本不存在了。

❈ 月子里节食影响身体恢复

迅速瘦身、塑形，节食是比较有效的方法，但是这绝对不适合坐月子的妈妈。月子里，妈妈千万不能节食。

在月子里，妈妈因为分娩所产生的创伤恢复以及各受损的器官修复都需要蛋白质的支持，分泌乳汁更需要蛋白质，如果盲目节食，身体恢复受影响，乳汁分泌也会减少。况且，妈妈还要照顾宝宝，热量消耗很大，泌乳本身也非常消耗热量，如果得不到补充，妈妈身体很容易就虚弱了。瘦是瘦下来了，但身体健康不再了，这是不值得的。现实中就有妈妈因为月子里节食减肥，虽然回到了孕前的苗条身材，却患上低血糖、贫血、免疫力差、脾胃虚弱等毛病，后悔不及。

所以，在月子里节食是不应该的。不过，控制一下饮食量是可以的。月子里妈妈的餐次比较密集，所以每顿都不应该吃得太饱，千万别吃撑。每顿饭差不多一碗流质食物加上一个馒头大小的一块固体食物基本就是上限了，吃得太多的妈妈要回到正常的食量上来，另外少喝高脂肪含量的浓汤就可以，没必要过度节食。

❧ 金牌月嫂主张 ❧

妈妈孕期积累的脂肪也是为了产后泌乳，让乳汁中能够有足量的脂肪准备的，所以这些脂肪会被乳汁逐渐消耗掉，妈妈不必太担心。

第二章 妈妈篇

促进阴部恢复的方法

分娩刚完成的妈妈阴道是肿胀的，会阴处有可能有裂伤或者有侧切的伤口，即使没有伤口，也有热辣辣的肿胀疼痛感。为了缓解这种不适感，妈妈在产后24小时可以开始温水坐浴。具体的做法是将水烧开后放至与体温差不多的温度，倒入一部分水到干净的盆中，妈妈先蹲在盆上方，撩水冲淋外阴，洗干净后，倒掉脏水，冲干净盆子，再把剩余的温水倒入盆中，妈妈坐在盆中，让外阴泡在温水里，泡到水凉了就可以了。这样对缓解会阴疼痛、减轻排尿不适都有帮助。

做好阴部清洁

产后，阴部所处的环境是非常差的，首先阴部本身可能有伤，其次大量恶露排出，也增加了感染概率。所以，如果清洁不到位，很可能滋生细菌，让妈妈患上阴道炎、宫颈炎、盆腔炎等妇科疾病。月子里，阴部清洁每天都要做，可做1次，也可做2次。另外，一定要重视细节，别让清洁工作变成污染。

首先，要用专用的盆、毛巾，并且要注意保持其干净，还要定期消毒，每次用完建议放在阳台上，晾晒干燥，不要放在卫生间阴干。有条件最好放在阳光下暴晒2小时。

其次，清洗阴部用的水一定要用开水凉温，这样才能最大可能地杀灭水中细菌，减少感染可能。最好不要用冷水加热水的方法兑温水。

清洁之外，还要注意阴部的干爽和透气，最好使用卫生纸叠成纸垫吸收恶露，不要用护垫或卫生巾，这两种东西的透气效果较差。同时要保证最多每2个小时就要更换一次卫生纸，避免外阴太过潮湿。太长时间不更换，细菌繁殖，也可能引起感染。

锻炼阴部的方法

产后1周内，阴部肿胀，是不能做任何恢复锻炼的。1周以后，可以做做提肛运动。具体做法就是收缩肛门和阴部肌肉然后再放松。这个锻炼可以不定时地做，也不限次数、地点，什么时候想起来就做几次。

另外，可以尝试在排尿的过程中突然憋尿，跟提肛动作用力一样。排尿过程中有意识地憋尿，分几次把尿排完，也有锻炼阴部肌肉的作用。排尿过程中憋不住尿的，说明阴道损伤较严重，还需要较长时间才能恢复。

金牌月嫂主张

如果妈妈小便时有刺痛感，这说明伤口被尿液渍到了，建议小便完后要用温水冲洗外阴，避免尿液中的细菌感染伤口。

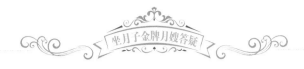

按照体质安排饮食更利恢复

从中医角度来看，不同的体质，在月子期间应该有不同的饮食重点，这样才能让妈妈更好地恢复。因此，妈妈首先要弄清楚自己的体质属性，然后根据体质属性安排饮食。

热性体质坐月子饮食重点

热性体质的表现是脸色或唇色较红，有怕热喜凉、手心较热、口干舌燥、心浮气躁的感觉，经常出现失眠、便秘、尿液较黄等现象。如果妈妈的情况符合上面绝大部分特征，就可以归入热性体质了。饮食调理重点有以下3点：

首先，饮食要清淡多汁，浓甘厚味、油腻的食物一定要少吃。

其次，属性偏热的食物要少吃或者不吃，包括调味料如酒、姜、麻油都应少吃，红枣、桂圆、荔枝、榴梿等热性干果也要少吃，而人参、枸杞等大补的中药材就更不能吃了，以免热气淤积，导致生病。

最后，水果要吃属性不是热性的，比如梨、香蕉、西瓜等。而且要多吃蔬菜。

寒性体质坐月子饮食重点

寒性体质的表现是脸色苍白、唇色较淡，平时有畏寒怕冷的毛病，经常四肢冰凉、腰酸背痛、尿液色淡，并且易感冒，这就是寒性体质。妈妈如果是寒性体质，在饮食的调理上注意以下3点：

首先，饮食不要太油腻。寒性体质的人血液循环慢，新陈代谢慢，油腻的食物很难消化，会增加妈妈的身体负担。

其次，寒性体质可以多吃些温补食物，起到平衡作用。包括牛肉、核桃、黄芪、党参等，都可以吃，在做菜的时候适当加一些就行。

最后，寒性体质的妈妈要忌食寒凉水果及蔬菜，包括苦瓜、芹菜、西瓜、梨等都要少吃，寒凉的水果蔬菜会加重寒性体质的症状。

中性体质的饮食重点

中性体质是让人最舒服的体质，平时身体感觉舒适，口不干，唇不焦，既耐寒，也耐热。如果妈妈是中性体质，月子里的饮食就容易安排多了，只要不是不适合坐月子吃的东西，都可以吃。

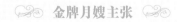

金牌月嫂主张

中性体质的妈妈要注意，虽然食物属性可以不限制，但是量一定要限制。任何喜欢的食物都不要过量食用，如果一种属性的食物吃得太多，可能会使中性体质转化到热性体质或寒性体质，那就很不妙了。

第二章 妈妈篇

月子里不宜过性生活

经过怀孕最后3个月的禁欲生活，宝宝的爸爸可能迫不及待地想开戒了，妈妈一定要耐心跟爸爸解释，月子里是不适宜过性生活的。不但不利于身体恢复，有可能还会严重损害妈妈身体健康，留下一系列健康隐患。

首先，产后妈妈身体上的创伤需要有相对清洁的环境，如果有性生活这点就很难保证了。尤其是月子前期，子宫颈还没有完全闭合，一旦有脏污进入，很容易就会上行到子宫，感染子宫内膜、输卵管等，引起感染，导致妇科疾病。即使后期，子宫颈闭合了，也是没有办法完全阻止细菌、病毒等上行的，如果妈妈是在健康状况下接触到一些细菌、病毒，只要量不是很大，可能不会有

什么问题，但是月子里身体虚弱，抵抗力差，一点有害物质就可能引起疾病了。

其次，产后妈妈阴道弹性尚未完全恢复，如果性生活太激烈，可导致阴道内发生撕裂，引起大出血，后果就非常严重了。

最后，妈妈需要休息，需要体力照顾宝宝，已经没有精力去过性生活了，否则会特别累，对身体恢复、泌乳等都不利。

妈妈把这些情况告诉爸爸，相信爸爸会体谅的。让爸爸再坚持一下，在产后42天以后，如果一切正常，性生活就可以恢复了。不过要提醒一句，性生活恢复以后，要做好避孕，因为排卵随时可能发生。避孕最好用避孕套，不要吃避孕药，以免影响吃母乳的宝宝。

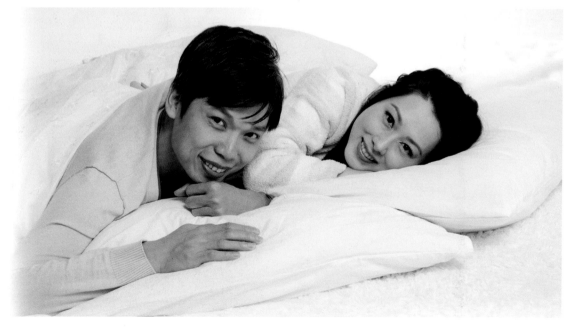

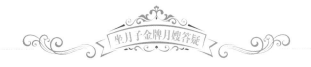

❀ 产后体检

出院时，医生都会叮嘱在产后42天回医院做体检。这是因为产后42天时，子宫收缩、复位，内脏复位，伤口愈合等都已经完成，有无异常更能准确发现。对这次体检，妈妈要重视，尤其是有些妈妈恶露时间长，到了42天仍然没有完，更要去做检查。另外如果在怀孕期间有妊娠糖尿病或妊娠高血压，也要重视体检，要复查下是否仍有该病的症状，并继续治疗。

有些妈妈感觉自身很舒适，没有什么不妥的地方，可能就不想去做体检了，建议不要不去体检，很多疾病不是能感觉出来的。

产后体检的内容

产后体检的内容，主要是围绕着与分娩有关的器官进行，包括以下内容：

1 检查尿液，确定尿道有无炎症或感染。小便时尿道口有刺痛感的妈妈可能有这样的问题。

2 检查阴道分泌物，确定阴道是否有炎症或感染。阴道分泌物颜色、形态、味道有异常的妈妈有可能存在这方面的问题。

3 做血常规检查，判断全身有无感染以及妈妈是否有贫血现象。妈妈有头晕、虚弱现象的有贫血的可能。

4 检查子宫恢复情况，一般是做B超。恶露不正常的妈妈有可能是子宫恢复不良。

5 检查乳房、乳头，如果乳房、乳头有异常，医生会有一些进行物理处理的意见。

6 检查伤口，看愈合情况。

其实，产后检查也是妈妈的一个学习机会，自产后以来的问题包括自身的，包括宝宝的，都可以向医生咨询，都能得到比较有价值的答复。

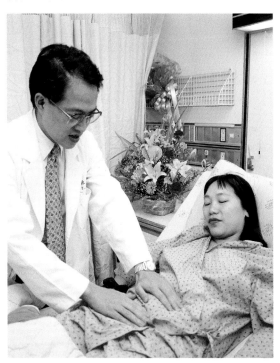

❀ 金牌月嫂主张 ❀

产后检查虽说是42天去最好，不过也并不是一定要在42天去，身体恢复状况良好的妈妈，如果这天不方便，完全可以稍微延迟几天再去。

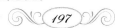

第二章 妈妈篇

产后体形恢复有什么好方法

❧ 产后体形恢复的要点

产后的体形恢复，不仅仅需要减肥，还存在塑形的问题，因为妈妈的身体肌肉、皮肤都有一定的松弛，如果松弛的肌肉、皮肤不能再次收紧，即使瘦下来了，也会显得松松垮垮，而且瘦得越成功，松垮之象越明显，不再有孕前的紧致之美。所以，产后体形恢复有两个要点，一是瘦身，减少脂肪，消除臃肿之感；一是塑形，打造紧实皮肤，塑造健美体态。二者相辅相成。

相对于产后瘦身不那么容易来说，产后塑形却是黄金时期。此时的妈妈韧带拉开了，肌肉、关节都较松弛，身体比较柔软，容易塑造，在此时塑形能达到事半功倍的效果。

❧ 金牌月嫂主张

如果妈妈产前有什么不良体态，比如弓腰驼背，可以在这个时候做相关的锻炼来纠正，塑造出挺拔、优美的体态。

❧ 合理饮食是瘦身的基础

肥胖还是苗条，饮食是否合理永远都是最重要的影响因素，产后也不例外。因此，妈妈产后要瘦身，合理饮食是基础。

建议妈妈给自己制定合理的月子食谱，只要热量摄入合理，就不会有额外的脂肪增加。一般哺乳妈妈每天需要的能量是2500~2800千卡，不进行母乳喂养的妈妈需要量大约少500千卡，只要不超过就没问题。这样的热量，换算成食物是这样的：吃全谷类4~6碗、低脂牛奶2~3杯、鱼肉豆蛋类食物一天4~5份、青菜一天至少3份、水果约一天3份。

选择营养却不发胖的食物

如果妈妈食欲非常好，基础的供给量不能满足要求，建议在饮食结构的构成上，多吃营养却又不会发胖的食物，少吃易发胖食物，建议参考以下4点做法：

1 鱼、蛋多，肉少。鱼、蛋、肉都是优质蛋白质的最佳来源，但是肉包括猪肉、羊肉、牛肉的脂肪含量相对于鱼和蛋类食物

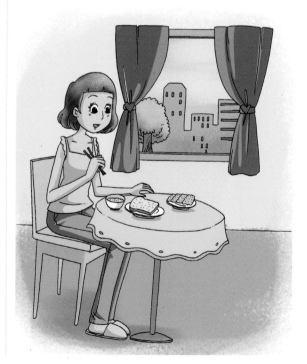

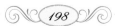

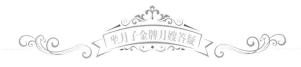

都更多，因此在保证蛋白质摄入这方面，尽量多选用鱼或者蛋类食品，少选肉类食品。

2 菜多、饭少。主食中的脂肪和淀粉含量高，淀粉进入身体后也是转化为脂肪，所以多吃主食也可能发胖，而蔬菜几乎不含脂肪，含淀粉的蔬菜种类也较少，而其中的大量的膳食纤维可让妈妈产生饱腹感，可帮助食欲好的妈妈减少主食的摄入。哺乳妈妈一般主食每天400~500克就足够了，感觉没吃饱或饿了就再吃些蔬菜。

3 零食多吃水果，少吃休闲食品。各类休闲小食品味道鲜美，食用方便，被很多妈妈喜欢，总是习惯性地往嘴里塞。要知道休闲小食品中一般脂肪含量都较高，而且很多都是空热量食品，吃多了除了发胖，一点好处都没有。喜欢吃零食的妈妈，建议放弃休闲小食品，改吃水果。

4 晚餐少吃，夜宵停吃。刚刚坐月子的妈妈需要吃晚餐甚至夜宵，晚餐可以正常吃，夜宵最好是饿了才吃，不饿就不吃。到了满月的时候，最好就不再吃夜宵了，晚餐也应该少吃，尤其是高热量食物一定要少吃，比如蛋糕、面包、肉类等。

不要过度依赖母乳喂养瘦身

分泌母乳会消耗非常大的能量，孕期积累下的脂肪也会被用来泌乳，所以有利于瘦身。但母乳喂养绝对不是瘦身的灵丹妙药，所以妈妈不能因为自己是母乳喂养就不去关注瘦身、塑形的问题，否则可能不但没有瘦下去，反而更胖了。一是因为哺乳妈妈消耗快，饿得也就快，食欲很好，所以零食吃得多。如果这些零食不加选择，总是倾向于那些高热量、高糖分的食物如蛋糕、面包等甜品，胖起来是非常快的。二是因为哺乳妈妈进餐时有一种心理，担心过会儿又饿了，所以不知不觉会多吃。这些多吃出来的分量，可能就变成身上的肉了。

所以，即使是母乳喂养，妈妈也要合理安排饮食结构，控制进食量。此外，还要配合运动锻炼来瘦身、塑形，避免太过肥胖。

金牌月嫂主张

食欲好的妈妈，建议吃饭的时候，调整一下进餐顺序，先吃蔬菜及含蛋白质丰富的食物，然后吃主食，以减少主食摄入，从而减少热量的摄入。

金牌月嫂主张

食量特别大的妈妈，建议把喝汤放在每顿饭的第一位，一碗汤喝下去，就没有多少空间再吃下很多食物了，是控制食量的好方法。

第二章 妈妈篇

❀ 产后2~7天的塑形动作

自然分娩的妈妈，如果没有什么并发症，精神也很好的话，产后第2天就可以开始做一些比较温和的床上运动了，可以帮助妈妈躺在床上就从头瘦到脚。

头颈部运动

做法：妈妈斜躺着或坐着，脸对着正前方，然后将头部向左转90°，回原位，再向右转90°，回原位，来回做10个；再抬头向上，让下巴对着正前方，眼睛朝上看，然后再回原位，低头，下巴顶着胸部，再回原位，上下做10个。

好处：紧实颈部和脸部皮肤。

腹式呼吸运动

做法：妈妈平躺，闭紧嘴巴，双手交叠放在腹部，用鼻子做深呼吸。缓慢地、深深地吸气，吸气的同时用手感觉腹部膨胀，吸到极限，闭气1~2秒，然后用更慢的速度，一般是吸气速度的1/2，呼出，同时用手感觉腹部下陷。呼气到极限，再做下一组。每天做5~10组。

好处：收缩腹部肌肉，紧实小腹肌肤。

胸部运动

做法：妈妈平躺，手平放于身体两侧。将双臂直直地向前胸上方举起，然后向左右两侧伸展，平放于身体两侧，然后平行举至头顶上方，两掌心相碰，再向后伸直平放，再回到前胸上方，最后回位于身体两侧。每天做5~10组。

好处：加强乳房弹性，预防松弛及下垂。

腿部运动

做法：妈妈平躺，双手平放在身体两侧。首先将右腿抬高至与身体垂直角度，脚尖伸直，膝盖保持平直，然后将腿慢慢放下，重复5~10次后换左腿做。

好处：恢复腿部曲线，帮助腹肌及子宫肌肉收缩。

臀部运动

做法：妈妈平躺，双手平放在身体两侧。首先将左腿屈起，小腿靠近同侧臀部，大腿靠近腹部，然后再伸直，平放到床上，重复5~10次后换右腿。

好处：收缩臀部和大腿肌肉，塑造臀部曲线。

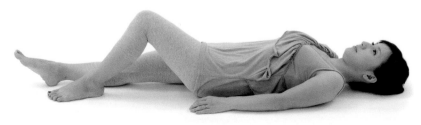

阴道肌肉收缩运动

做法：妈妈平躺，双手平放在身体两侧。首先将双膝弯曲，让小腿垂直于床面，然后两脚打开与肩同宽，肩部与脚一起用力，抬高臀部，再将两边膝盖并拢夹紧数1、2、3，最后将腿打开，臀部放下，回复原位。重复做5~10组。

好处：收缩阴道、大腿内侧肌肉，臀部塑形。

膝胸卧式

做法：妈妈跪伏在床上，胸部贴着床，臀部抬高，头侧向一边，双手屈起，手掌平放在胸部两侧的床面，保持不动2~5分钟。每天做5~6组。

好处：帮助子宫回到正常的位置，预防子宫后倾。

举脚运动

做法：妈妈平躺，双手平放在身体两侧，膝盖屈起，大腿与小腿呈直角，然后将双脚抬高，保持10秒后放下。每天做5~6组。

好处：锻炼腹肌，紧实腹部皮肤和肌肉。

大腿运动

做法：妈妈侧躺在床上，用同侧手支撑着头部，将上方的腿伸直并抬高，抬到自己能达到的极限高度，放下。连续做10次换另一条腿。

好处：紧实大腿内侧和臀部肌肉，塑造大腿和臀部曲线。

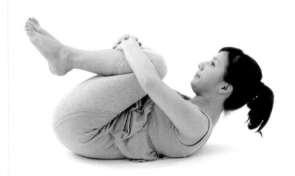

脚部运动

做法：妈妈平躺在床上，两腿略微分开。踝部用力将两只脚向上弯，然后再向下弯，就像骑着自行车，脚踩着踏板蹬车的感觉。

好处：锻炼脚部和小腿肌肉。

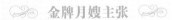

金牌月嫂主张

如果妈妈做某些动作感觉到有牵拉感的疼痛，尤其是腹部有这样的感觉，可能是幅度太大了，最好停止锻炼，事后观察恶露量有否增加。一旦增加，要马上咨询医生。

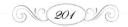
第二章 妈妈篇

❈2周后重点塑形腰腹臀

产后2周以后，妈妈体力已基本恢复，也能比较长时间地下床活动了，此时的锻炼动作可以多一点了，难度也可以稍微加大一点，重点部位则可以做些强化锻炼。

腹部恢复锻炼动作

1 妈妈平躺在床上，双手抱在脑后，双膝上屈，然后腹部用力，使上半身抬起，相当于做半个仰卧起坐。每天做2次，每次10下。

2 妈妈平躺在床上，头下枕一个略高于颈背部的枕头，屈膝，双脚分开与髋同宽，双手交叉放在腹部两侧。然后慢慢呼气，收紧腹部，头颈略抬离枕头，尾椎骨也向上离开地面，同时双手向中间运动，把腹部两侧的肌肉推向肚脐，然后呼气5秒钟，之后再吸气放松，身体回位。每次做10个。

3 妈妈平躺在床上，屈膝，双腿分开与髋同宽，双手放在身体两侧扶着床面。呼气，收缩下腹部和臀部，然后由尾骨带动脊椎骨逐节向上卷起，直至整个臀部离开床面；吸气，相反的顺序，匀速地由脊椎到尾椎骨逐节放下，身体回到原位。每次做6~12个。

4 继续做腹式呼吸，只是要加个动作，就是双手交叉放在腹部两侧，在每次呼气的时候，双手推着腹部肌肉向中间靠拢，让肚脐尽量向脊椎骨的方向靠。

腰部恢复锻炼动作

1 妈妈站立，双脚并拢，然后以脊椎为中心，用胯部画"8"字。从左往右画10个，再从右往左画10个。

2 妈妈站、坐、跪都可以，将双臂向外平伸，先向左侧旋转腰部以上到90°，然后回到原位，再向右侧转动腰部以上90°。每次做10个。

臀部恢复小动作

1 妈妈坐在椅子上，臀部放在椅子前端1/3处，双脚并拢，有节奏地缓慢地抬起脚后跟，再缓缓放下。

2 妈妈双手和双膝着地跪趴在床面，脊背保持平直，然后将左腿向后抬起，使脚部尽量贴近腰背，做10个，换右腿再做10个。

对全身都有效的锻炼动作

1 妈妈站立，双脚并拢，双臂伸直在头顶两掌心相对——类似于瑜伽中的树式，坚持5分钟。

2 妈妈站在衣柜门或者房间门前，脚后跟两点、小腿肚两点、臀尖两点、双肩两点、后脑勺一点共九点，一起紧贴门，坚持5分钟后放松。

> ❈ **金牌月嫂主张** ❈
>
> 这些恢复动作运动量虽不大，效果却很好，不过妈妈一定要认真坚持，三天打鱼两天晒网是起不到想要的效果的。

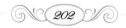

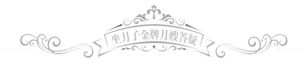
月子里锻炼应遵守的原则

虽然，妈妈坐月子没必要像老传统说的一样，完全不能锻炼，但是锻炼一定要有讲究，如果牺牲健康换身材，那就得不偿失了。月子里锻炼身体要遵循适量和适度的原则。

1 适量。妈妈锻炼身体一定要适量，其实更准确的说法应该是少量。最好的做法是想起来了就拣合适的动作做几个，不想做了就停下。没必要定量，也不要强迫自己一次做多长时间或者做多少组。一般妈妈都会在10个同样的动作过后，新鲜感下降而不再愿意继续，那就停下好了。

2 适度。妈妈锻炼身体，运动的强度一定要控制，不能太大，像跑、跳、转呼啦圈等运动都是要绝对避免的，最少要等3个月以后再做。另外，动作的幅度也不能太大，像瑜伽里一些动作伸展幅度或者拉伸幅度太强，不适合在月子里做。如果妈妈想做，要自己减小它的幅度。

金牌月嫂主张

妈妈在锻炼中要时刻关注自己的身体反应，只要锻炼适度、适量，一般是不会出现不良反应的。如果出现了不适，说明锻炼动作有些不适合，要停止。如果出现了腹痛、恶露量增加等现象，则一定要看医生。

做家务时顺便塑形

将近满月时，基本的家务，妈妈已经都能做了。做家务其实也是很好的瘦身、塑形手段，如果做家务的过程中有意识地去运用某些肌肉、拉伸某些部位，塑形效果会更好。

拖地瘦腰腹：拖地的时候，妈妈可尝试这样做，腰弯下与大腿呈90°，然后双手伸直握住拖把的中间段，然后靠腰腹前后左右摆动的力量带动手臂，手臂带动拖把来完成拖地动作。腰腹部肌肉能得到很有力的锻炼，同时大腿和手臂的肌肉也能得到有效拉伸，塑形效果很好。

擦洗家具、收拾餐桌拉伸全身：擦洗家具、收拾餐桌的时候，妈妈少移动脚步，多往前后左右探身，比如收拾餐桌对面的碗筷，可以不走到对面去，就在这一边伸长手臂去够，这样大腿、腰背、腹部、手臂的肌肉都可得到拉伸；再比如擦家具的时候，可以站在一个地方不动，伸长手臂去够所有能够到的地方，把所有能够到的部位都擦完了，再换地方，这样身体就能得到向前后左右上下各个方向的拉伸锻炼。

取低处的东西拉伸大腿、腰腹：妈妈要取低处的东西时，不要蹲下，最好直接弯腰去拿，保持双腿绷直。这样腰腹、大腿后侧肌肉都能得到拉伸。柔韧性较好的妈妈可以尝试双腿并拢弯腰拿取，如果够不到就把腿稍微分开。

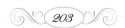
第二章 妈妈篇

叠衣服拉伸大腿外侧：妈妈叠衣服的时候，往往需要弯下腰，这时候不妨改变一下方式，不弯腰，保持上身直立，双腿完全分开，直到手降到合适的高度或者扎个马步，让上身降低，然后保持这样的姿势叠完衣服。这个动作会充分地拉伸大腿外侧的肌肉，能帮助妈妈修炼大腿外部轮廓的线条。

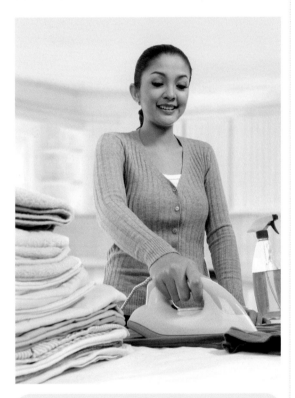

金牌月嫂主张

瘦身、塑形是随处都可以进行的，没必要非拿出固定的时间做固定的锻炼，只要有心，并且坚持，瘦下来是迟早的事。

正确使用束腹带

束腹带是很多产后妈妈的必备品。的确，束腹带可以给腹部有力的支撑，让松弛的肌肉能得到喘息的机会，并逐渐恢复弹性，所以对产后妈妈甩掉大肚腩和游泳圈，恢复苗条身材是比较有效的。只是用束腹带一定要用得科学、用得合理，否则本来有助于防止内脏下垂的束腹带可能会反过来引起或加重内脏的下垂。

首先，束腹带不要太早用，尤其不能刚分娩完就使用。刚分娩完的妈妈内脏器官都有不同程度的肿胀，如果此时着急地使用束腹带，而束腹带需要有一定的紧张度，所以无疑会减慢新陈代谢，影响消肿以及恢复的过程。另外，刚分娩完后，子宫还比较大，绑着束腹带，可能会压迫到子宫，使其血液循环减缓，影响收缩与恢复过程。

正常情况下，束腹带应该在产后42天开始绑，因为此时子宫以及其他内脏已经基本回位，只要方法正确，对子宫及内脏的影响就几乎不存在了。

其次，束腹带绑的位置要正确。绑束腹带正确的位置是从耻骨上方一直到肚脐上，让整个下腹部的肌肉都被束缚。最要不得的绑法是只束住腰部相对较短的一段距离，这样做会把本来在腰部的内脏器官都向下腹部挤压，人为造成内脏下垂、子宫下垂等问题。

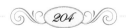

最后，束腹带不能绑得太紧。即使脏器已经归位了，如果束腹带绑得太紧，仍然会对这些脏器造成压力，影响全身血液循环。绑束腹带的原则是小强度而长时间地坚持，每次绑好都不能影响呼吸，如果呼吸困难，明显是太紧了。

选现成的束腹带不如买纱布自己绑

束腹带可以是一条长950厘米、宽14厘米的纱布条，用一定的方法自行绑在身体上，也可以购买现成的，直接穿上即可。

一般来说现成的产品尺寸较难控制，如果跟妈妈当下身材不合，要么太松起不到束缚的效果，要么太紧，影响身体的进一步恢复。所以相对来说，纱布的束腹带更合适，松紧可以由自己控制。

绑纱布束腹带的方法

刚开始绑束腹带的时候，建议松一些，慢慢地随着身材变瘦，拉紧束腹带，达到进一步变瘦的目的。具体的绑法如下：

第一步：妈妈仰面平躺在床上，双手掌心放在小腹处，稍用力下压并向上推，将内脏推挤向心脏方向。

第二步：将束腹带卷放在耻骨处，一手按着束腹带的一端，另一手持束腹带卷边打开边向髋部、臀部运动，绕臀围一圈回到耻骨，然后根据自己想要的松紧度拉紧。这个部位可以略紧一些，抵抗内脏的下垂。这是一圈。同样的方法、同样的位置再缠绕7圈，然后向上进展。

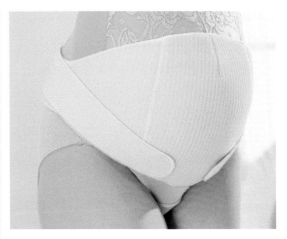

第三步：向上绕的时候，在束腹带每次经过髋部的时候，将之向心脏的方向反折一下，继续缠绕。这样束腹带就会一直螺旋向上了。每缠绕1圈，可以向上走2厘米，一直缠到肚脐。松紧度以不松，但感觉舒服为好，总体上要比耻骨处松，以免把内脏挤到下面去。

第四步：将剩余的束腹带的一端塞入即可。

绑束腹带一般是每天早上起床绑上，晚上睡觉前摘下就可以了。但是一定要注意束腹带和绑束腹带部位皮肤的清洁，避免因为太过潮湿，长出一身痱子来。如果出汗特别多，束腹带湿了最好及时更换。

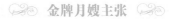

金牌月嫂主张

塑形内衣比成型的束腹带束缚力道更大，而且松紧度基本是不能调节的，更容易影响妈妈的血液循环和身体恢复，所以产后一定不要用。

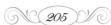
第二章 妈妈篇

月子别服用减肥药物

有的妈妈想瘦的心情太急切，有可能会考虑到减肥药或减肥茶，建议不要服用。

首先，无论减肥茶还是减肥药，抑制食欲都是其最主要的手段之一，但是月子里恢复的妈妈需要较大量的营养来修复身体创伤并泌乳，抑制食欲、减少摄入显然对妈妈和宝宝都不利。

其次，减肥药或减肥茶都有相当量的药物成分存在，这些药物可能会进入乳汁，进而进入宝宝的身体，而宝宝的身体发育还不完善，尤其是肝脏、肾脏，很可能会受到损害，出现肝肾功能下降。

最后，有的减肥药或减肥茶，吃了之后会出现腹泻，以此来达到减重的目的。但是腹泻会影响营养吸收，对妈妈身体恢复和泌乳也是不利的。

金牌月嫂主张

有的妈妈可能没有喂母乳，觉得自己吃点减肥药或减肥茶，无关紧要，建议还是不要这样想，月子里营养摄入不足，会带来一系列健康问题，比如贫血、虚弱等。妈妈要珍惜自己的健康，健康不再了，再瘦都没意义。

影响产后体形恢复的因素

妈妈不要总是凭空担心身材恢复不了，其实最终身材没有恢复的妈妈都是有些自身的因素的，只要自己注意克服那些对恢复不利的因素，大多数都是能瘦下来，恢复苗条身段的。

建议妈妈在满月时做一个体形恢复计划，根据计划执行下去，时间久了，一定会见成效。只是，这个计划要合理，不要太严苛，不要提出一些太高的要求，比如运动难度太高，运动量太大，饮食控制太严格等。超出自身能力的要求最后的结果只是放弃，起不到任何促进作用。

在执行计划的过程中，妈妈要克服两点：

1 自控力太弱。自控力弱是妈妈身材恢复不良的头号诱因。体形恢复是个系统的工程，需要妈妈长时间地去坚持。自控力差的妈妈做运动时往往出现今天不想做运动的念头，隔了一天仍然是不想做运动，连续几天就不做了，效果肯定不会好。自控力差的妈妈在饮食上的控制更加难，吃零食、吃甜食，总是不知不觉就吃多了，而且正餐往往都不能吃饱就放下筷子，总是还能再加点，这就很难瘦下来了。

因此，想要成功瘦身的妈妈一定要有自控力，有决心、有毅力地去坚持计划。

2 心情抑郁。心情抑郁对瘦身有直接的妨碍作用，因为抑郁的人新陈代谢慢，

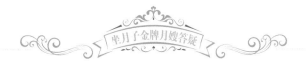

能量消耗慢，脂肪燃烧量有限。心情抑郁的妈妈和心情开朗的妈妈做同样的运动，运动的时间也一样，效果明显不如心情好的妈妈消耗大。而且，妈妈如果心情抑郁了，对瘦身、塑形、运动等都没有兴趣，很难去执行瘦身计划，效果自然差。

因此，想要恢复体形的妈妈要调整好自己的情绪，让自己有积极的心态，相信自己一定能恢复体形。自信的妈妈心情好，运动时消耗大，恢复就更容易了。

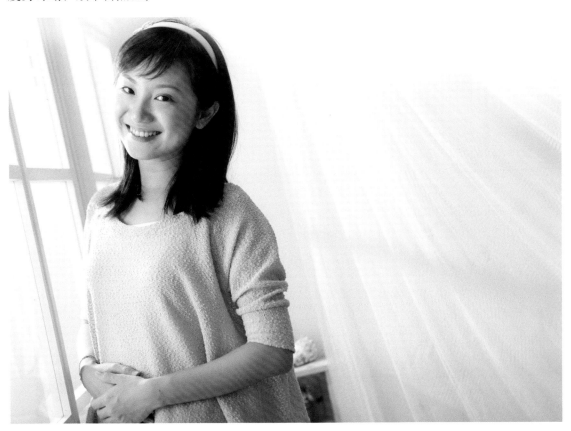

金牌月嫂主张

自控力差的妈妈要善于发动家人监督自己，另外可以摆几件自己喜欢却穿不上的衣服在床头或放置零食的地方，起到提醒作用。

第二章 妈妈篇

哺乳会导致乳房下垂吗

乳房下垂的原因

女性的乳房具有很高的审美价值，并不仅仅属于宝宝的嘴，因此乳房下垂是每个爱美的妈妈给宝宝哺乳时都会担心的问题。但其实即使不给宝宝吃母乳，乳房一样会下垂，这是重力在起作用，谁都无法回避，并不一定是喂母乳的原因。

但大部分喂过母乳的妈妈会比不喂母乳的妈妈的乳房更下垂一些，这是事实。不过，这更多的并不是因为哺乳，而是因为哺乳方法不正确或者乳房护理没做到位。如果妈妈注意保护乳房，是能很大程度上预防乳房下垂的。

而且，相对哺乳会导致乳房下垂的说法，比较明确的、有科学依据的说法是，哺乳可以刺激乳腺再发育，可让大多数的妈妈乳房增大，更坚挺、更美观，给妈妈更多的自豪。

哺乳姿势正确可预防乳房下垂

哺乳时，过度的牵拉是乳房下垂的主要诱因，因此坚持正确的哺乳姿势是预防乳房下垂的主要手段。

首先，妈妈哺乳时的坐姿要正确，不要含胸驼背，含胸驼背的体态，会让胸部皮肤、乳房内组织走向都向着地面，下垂会严重。哺乳时应该挺胸，让乳房充分突出，这样更方便宝宝含乳，宝宝含乳时对乳房的牵拉力度会减小，下垂的程度会变轻。

其次，哺乳时，抱起宝宝要到一定的高度，让宝宝尽量在妈妈乳房的对面含乳，而不是乳房的下方。高度合适的时候，宝宝的胸部是和妈妈的胸部紧紧贴着的，妈妈的乳房没有任何牵拉的感觉。

最后，哺乳的时候，要把宝宝抱到胸前，逗引他主动来含乳，不要自己牵着乳头去找宝宝的嘴，这样很容易拉长乳房韧带以及皮肤，引起下垂。

为确保乳房不下垂，建议妈妈每次哺乳时，可以用一只手在宝宝正在吃的那只乳房下面呈C形托住乳房，避免乳房韧带长时间受力。

> **金牌月嫂主张**
>
> 即使乳房真的下垂了，只要将来穿戴合适的塑形胸罩，从外面是看不出来的，所以妈妈其实不用太担心这个问题。

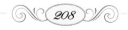

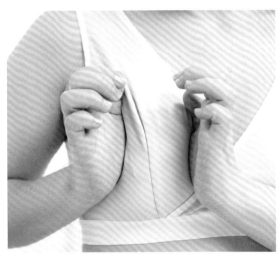

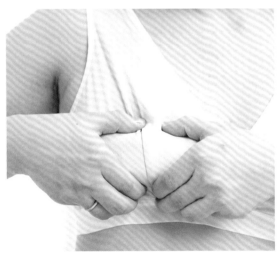

正确按摩乳房预防下垂

在哺乳期间，妈妈认真坚持用正确的方法护理乳房，可做到不但不下垂，还能更美观、更坚挺。

第一招：温水清洁乳房，增强弹性。建议妈妈每天两次用温水擦洗乳房，温水的刺激和擦洗的动作可以增加乳房皮肤的弹性，一定程度上预防下垂。

第二招：按摩乳房，塑形。每次哺乳后，妈妈都可以做一会儿乳房按摩，具体方法如下：

1 双手张开放在腋下乳房外围，呈契合乳房的弧度，从腋下开始沿着乳房下围，向两乳房中间、向上推压20~30次。

2 手托放在乳房下面顺着乳房外围往上面推，经过腋下，直达锁骨的位置20~30次。

3 手掌心放在上乳晕上方，螺旋状向上按摩直至锁骨20~30次。

金牌月嫂主张

有的妈妈因为乳房疼痛，给宝宝喂奶的时候，潜意识里有回避的倾向，会出现含胸驼背的体态，其实妈妈要知道，越是含胸驼背，宝宝含乳越困难，越容易引起疼痛，反而是挺胸的做法能减少疼痛感。

金牌月嫂主张

哺乳期其实也是个丰胸的好时机，如果妈妈有这方面的愿望，可以试试饮食丰胸，吃一些有丰胸催乳效果的食物如黄豆、芝麻、杏仁、核桃，效果比较好的两款丰胸汤牛奶炖木瓜、莴苣排骨汤也可以吃。

第二章 妈妈篇

❧ 哺乳胸罩选不松不紧的

选购哺乳胸罩有些要点和选购普通胸罩一样，比如最好纯棉、最好宽肩带、不能太松也不能太紧等。纯棉吸湿性、透气性好，对哺乳期经常处在潮湿环境下的乳头有保护作用，宽肩带则可以让乳房的重量有效地分散到肩膀，不会勒疼肩膀。

对哺乳胸罩最重要的要求就是不能太松也不能太紧。如果太松，乳房很难得到有力的支撑，松弛下垂的程度无法得到缓解；如果太紧，乳腺管会受到挤压。为此，选购时要注意以下2点：

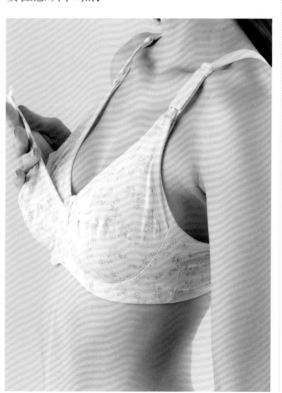

1 选购哺乳胸罩，最好在乳房最胀的时候试穿，这是最好的时机，避免选了小尺寸，胀奶的时候太紧。

2 选择型号的时候，罩杯最好大一点，留出塞溢乳垫的位置，一旦有溢乳情况，塞入溢乳垫不会太紧，避免弄湿衣服。

妈妈整个哺乳期乳房的大小是有变化的，所以，胸罩不合适了，要及时更换，并重新选择合适的尺码。

正确穿戴哺乳胸罩

买到了尺码合适的胸罩，还要注意穿戴方法要正确。

首先，不要让胸罩的边缘压到乳房。穿好胸罩后，将手伸入胸罩中，调整一下乳房外缘和下缘，使之完全进入胸罩的罩杯里去。如果没有做这样的调整，一旦胸罩长时间压着乳房边缘，压到乳腺，很容易发生乳汁淤积。

其次，胸罩只在白天穿着，晚上睡觉一定要摘下。穿着胸罩睡觉，一来睡眠质量会受影响，二来睡觉时动来动去，会造成胸罩移位，也可能压到乳腺。晚上睡觉如果不穿胸罩不习惯，可以穿小背心。

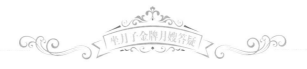
避免大小乳

大小乳就是两个乳房一边大一边小，大多数妈妈都有这样的情形，只不过有的比较轻微，看不出来，有的却比较明显。

出现大小乳的原因主要是妈妈的哺乳习惯，几乎所有的妈妈都有习惯，抱宝宝的时候，让他的头部始终在左臂弯或者右臂弯里。这样，同侧的乳房往往都先喂。先喂的那边容易比晚喂的那边能吸得更空，有时候宝宝吃一边吃累了或吃饱了，干脆就不吃另一边了，另一边被吸的机会自然少，久而久之，泌乳就少了，乳房就小了。

一般大小乳的妈妈都是右边大、左边小，因为多是右利手，右手抱宝宝更顺手，喂奶也就习惯先喂右边的。这更证明了大小乳是因为喂奶习惯造成的。

大小乳没有任何不适，只是小的那只泌乳较少。出现大小乳之后，很容易出现一种趋势，就是小的越来越小，泌乳越来越少，大的就更显大了，因为妈妈们都愿意让宝宝吃那只更饱满的乳房，促进它的泌乳。

出现大小乳之后，可以通过改变喂奶顺序来调整，每次都先喂小的一边，时间久了就调整过来了。另外还可以对小的乳房进行按摩、锻炼等，使之更加坚挺，对比也就不那么明显了。

金牌月嫂主张

如果大小乳一直没有调整过来，妈妈也不必着急，在断奶之后，大的乳房萎缩、退化要更严重些，大小不对称的情形会改善不少。

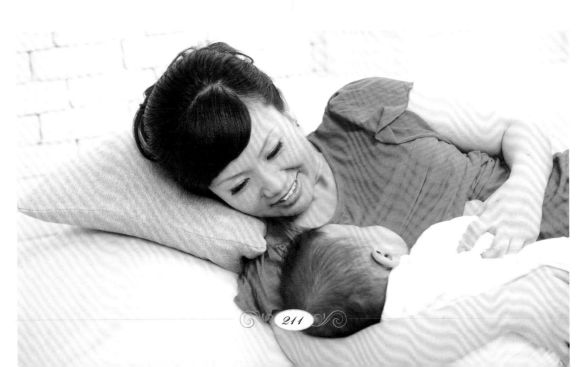

211

产后疾病与不适

Chanhou Jibing Yu Bushi

恶露不下

恶露随着分娩完成就会排出，里面含有瘀血、子宫内膜蜕膜、黏液等，量不会超过月经量，但也并不是很少。但也有些妈妈分娩完成了，恶露却迟迟不下或者是量非常少。

恶露不下或量非常少时，该排出的废物没有排出，残留在子宫中，使得子宫不能正常收缩，子宫壁因为胎盘剥离之后留下的创面也不能正常愈合，这会影响妈妈的身体恢复。因此发生恶露不下或量非常少时，要注意找到原因，对症解决。

❧ 恶露不下的原因

恶露是依靠宫缩的力量排出的，所以恶露不下的主要原因就是宫缩乏力。除此之外，还有两个可能因素：

1 妈妈心情抑郁。心情抑郁会导致妈妈气血瘀滞，使身体的新陈代谢速度降低，血液循环减慢，子宫得不到足够的能量，收缩就会乏力。

2 妈妈着凉或受了暑热。妈妈分娩时着凉、受暑热或者分娩后没多久吃了太多生冷食物可导致气血瘀滞，也可阻碍恶露排出。

❧ 恶露不下的应对方法

由于子宫收缩不良引起的恶露不下，医生会处理。一般分娩后2小时，医生都会检查子宫收缩情况，一旦发现收缩不良就会给促

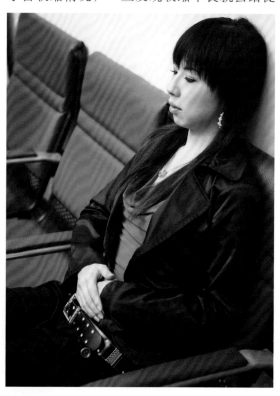

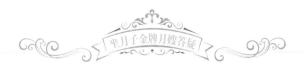

进收缩的药物，妈妈按时服用即可。随着药物发生作用，恶露不下的状况就会消除。

为了预防着凉或受暑热引起恶露不下，妈妈的衣着、卧室的温度、饮食等都要适当，不要太极端。而情绪不好的妈妈要注意调整心情，身体太弱要增强营养。除此之外，还可以采取以下措施，有助于解决恶露不下的问题。

1 早点下床活动。有恶露不下问题的妈妈不要一直躺在床上，在产后6小时就可以下床排便。这样可以加快血液循环，从而增强子宫活力，对恶露排出有促进作用。

2 适当用活血化瘀的食物。有些食物有活血化瘀的作用，对因为气血瘀滞而发生恶露不下的妈妈都有好处，这类食物包括红糖、小米、米酒、姜等，产后饮食里可多用。

3 按摩。按摩可促进子宫收缩，有利恶露排出。具体做法如下：妈妈半卧，用手心从胸口推压至脐部，轻轻按揉一会儿，然后继续推压至耻骨联合处，再按揉一会儿。每次反复按摩10~15次，每天按摩两遍。

4 热敷。用热性中药进行热敷，也有活血化瘀的作用，可促进恶露早日排出。可选的中药包括艾叶、陈皮、柚子皮、生姜、小茴香、桂皮、花椒、葱、川芎、红花、乳香等，选其中2~3味，炒热或者蒸热，包在纱布中，敷在子宫所在位置。

恶露不尽

恶露一般在产后4周都会排干净，最迟到产后6周也就排完了。产后6周仍然淋漓不尽，或者是红色恶露排出的时间超过了20天，就是恶露不尽。

恶露不尽的原因

恶露不尽的原因就是子宫出了问题，可能的情形有3种。

1 子宫复旧不良。胎盘和子宫剥离，留下的创面是比较大的，如果子宫复旧不良，创面就一直存在，其中的血窦不停出血，血性恶露就会一直持续，造成恶露不尽。

2 子宫内膜发炎。子宫内膜有炎症时，蜕膜组织就会不断排出，也可造成恶露不断。

3 宫腔感染。分娩中或者产后，卫生工作没做好，可能会造成宫腔感染，也会引起恶露不尽。

恶露不尽的防治

为预防出现恶露不尽的问题，妈妈月子里的饮食和清洁工作一定要到位。

首先，月子饮食不能太刺激，寒凉食物、辛辣食物都可刺激到子宫，使其不能正常恢复，从而引起恶露不尽。因此，月子里饮食一定要清淡、有营养。

第二章 妈妈篇

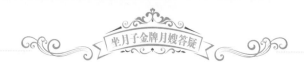

其次，不要过食有活血化瘀作用的食物。红糖、生化汤这些产后常用的活血化瘀的食物或者药物都不能食用太久，红糖连续食用不能超过10天，生化汤连续服用最好不超过1周。

最后，认真清洗外阴，并尽力保持外阴清洁、干燥。在恶露未排尽前，每天都要用专用的盆和毛巾清洗外阴，不盆浴，不过性生活，勤更换卫生纸垫。

如果恶露不尽已经发生，除了积极配合医生治疗外，可进行食疗，吃阿胶鸡蛋或喝藕汁，具体可参考以下做法：

阿胶鸡蛋：阿胶30克加适量水放入锅中，加100克米酒，开火熬成胶状，打入2个鸡蛋（约120克）搅拌均匀，倒入碗中隔水蒸熟即可。

藕汁：将藕洗净，切小块，放入榨汁机中打成汁，加适量白糖饮用。

这两款食疗方都有助于子宫伤口愈合。

产后出血

产后出血是妈妈必须注意发现的问题，如果没有及时发现，出血量太大可导致休克、弥漫性血管内凝血，直至死亡，后果非常严重。

一般产后2小时内最容易发生产后出血，如果产后2小时内出血达到400毫升或者24小时内出血达到500毫升，都属产后出血，必须引起重视。产后出血必须由医生来处理，妈妈自己要做到的是，及时发现问题并报告医生。

第一，观察出血量。出血量多少主要可以跟平时的月经量比，即使量比较多，只要不超过月经量就是正常的。而且，出血量是越来越少的，只要今天比昨天少一点或者差别不大，也是正常的。医生或护士会定时询问出血情况，妈妈自己感觉多还是少，都可以直接说，不要管自己的感觉是否准确。如果自己不好判断，可以把用过的纸垫用塑料袋等收集起来，给医生作为参考。

如果出血量突然增加了，要马上告诉医生。

第二，每次更换卫生纸垫的时候，要看一下上面有没有大块的组织，如果有，一定要及时告知医生，避免问题严重化。

金牌月嫂主张

如果有恶露不尽的情形，妈妈一定要就医，尤其是42天时的体检一定要做，医生会开药物帮助子宫恢复并止血。

金牌月嫂主张

现实中有的妈妈有一种倾向，讳疾忌医，总是更愿意相信自己是健康的。有时候出血量较大，尽管有所怀疑却宁愿相信是正常的，从而引发危险。建议妈妈对医生的询问要实事求是。

后阵痛

有的妈妈随着分娩完成，疼痛感就远离了，但有的妈妈会有后阵痛。后阵痛更多地发生在有过分娩经验的妈妈身上。而且有过分娩经验的妈妈这种后阵痛痛感会更强烈一些。后阵痛一般在分娩的当天或第二天达到高潮，此后慢慢地缓解下来，可能会持续3~4天。

后阵痛的感觉类似于分娩前的阵痛，是子宫收缩引起的。当宝宝吃奶吮吸的时候，疼痛感会增强，这是因为宝宝吃奶可促进子宫收缩。在每次后阵痛发生的时候，恶露排出量往往会增加。

所以，后阵痛对子宫恢复起到促进作用，本身对妈妈没有坏处，只是稍微有点不舒服而已，不必太在意。不过需要指出的是不要误把其他疼痛也一律当作后阵痛，如果疼痛的强度达到无法忍受的程度，一定要及时咨询医生，产后很多异常都可表现出疼痛，尤其是分娩后不久，是各种异常的高发时间段，一定要重视。如果草率地把任何疼痛感都当作后阵痛而勉强忍受，不告诉医生可能会引起非常严重的后果。

金牌月嫂主张

小腹疼痛并且有下坠感，同时伴有恶露不下或者量非常少的问题，一般都是气血瘀滞引起的，按照调理恶露不下的办法活血化瘀就可以。恶露顺利开始排出后，小腹痛就消失了。

产褥期感染

产褥期感染指的是产前、产时或产后，生殖道创面受致病菌感染而引发的全身或局部的炎症变化。起病较急，如果控制不力，严重者可引起败血症、中毒性休克或肾功能障碍，直接威胁妈妈生命。

产褥期感染症状

产褥期感染可发生在整个生殖道，比如阴部、宫颈、子宫内膜、子宫肌、输卵管、盆腔静脉等，都可被感染。一旦感染进入血液循环，就可引起败血症，后果是非常严重的。

对产褥期感染必须重视，妈妈可以了解一下它的症状：

1 有尿痛、尿频的感觉，出现脓性分泌物并增多，恶露有臭味，外阴伤口肿痛、灼热，缝线内陷，针孔流脓，这表示阴部可能已经出现感染。如果不及时治疗，可蔓延到盆腔。

2 有寒战、高热、头痛、心率快的现象，小腹有压痛感，说明感染可能已经蔓延到子宫内膜、子宫肌等处。

3 如果高热不退，感染可能已经遍及整个盆腔并形成了脓肿。

4 出现全身中毒一样的症状，比如高热、恶心、呕吐、腹胀，并且小腹有压痛感、反跳痛等，感染可能已经发展到盆腔腹膜。如果出现了里急后重和排尿困难的感觉，可能感染已经累及肠管和膀胱。

第二章 妈妈篇

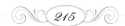

5 产后1~2周，如果感觉到下肢持续性的疼痛，局部静脉有压痛感并且能摸到硬索状静脉团，同时伴有高热、寒战、反复发作的现象，感染可能已经进入静脉，发生了血栓性静脉炎。一旦被感染的血栓进入全身循环，就是败血症了。

产褥期感染的原因

产褥期感染是由各种细菌、病原体如大肠杆菌、链球菌、衣原体、支原体、葡萄球菌等导致的，而产褥期妈妈生殖道内菌群又特别复杂，所以产褥期感染是比较多发的，有1%~7.2%的发病率。

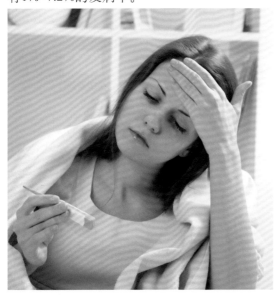

产褥期感染的诱因也有很多，有可能是妈妈自身携带的病原体引起的，也有可能是分娩时消毒不严格或者操作不当造成的，比如产道异物、产程过长、胎盘残留等，还有可能是产后卫生状况不佳导致的。另外如果妈妈身体素质较差，比如患有贫血、营养不良、慢性疾病的妈妈，产褥期感染的可能性就比身体强壮的妈妈更大一些。身体强壮可抵御一定程度的细菌或病原体入侵，而不发生感染。

预防产褥期感染要点

了解了产褥期感染的诱因，妈妈就可以有针对性地预防了。

首先，分娩一定要到正规的医院，不要请私人医生到家里或者到私人小诊所去，那样很难保证过程中不受感染。

其次，产后一定要注意卫生，用正确的方式清洗外阴，保持内裤的干净，勤换卫生垫等。

一旦产褥期感染已经发生，相关症状显示出来了，要立刻到医院检查治疗，避免进一步恶化。

金牌月嫂主张

发生了产褥期感染后，需要用抗生素治疗，喂母乳的妈妈要跟医生咨询与哺乳相关的问题。

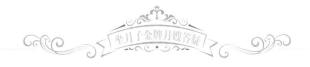
尿失禁

怀孕已经使妈妈骨盆底的肌肉群出现了一定程度的松弛，而分娩又使得该肌肉群承受了过度的扩张。骨盆底肌肉群的松弛使得其收缩力量变小了，当膀胱受到压力时，该肌肉群无法及时发生有力的收缩，阻止尿液溢出，就形成了尿失禁。尿失禁一般都发生在妈妈弯腰、大笑、咳嗽的时候，这些时候腹部会受到较大压力，接着传导到膀胱，尿失禁就发生了。

另外，有的妈妈分娩时，会阴处的裂伤较严重，这会影响尿道外括约肌的功能，也是尿失禁形成的一个原因。

产后发生的尿失禁一般不需要特别治疗，大多数会在产后3个月，随着骨盆底肌肉群和括约肌的恢复而自行痊愈。为了让尿失禁尽早痊愈，妈妈可以尝试下面两个建议：

1 多练习提肛运动。恢复阴道弹力、促进肠道蠕动的提肛运动，对治疗尿失禁有很好的效果，因为它对恢复骨盆底肌肉群的弹力也有非常大的好处，有尿失禁现象的妈妈也要做。治疗尿失禁练习提肛运动，可以选在有尿意时，效果更好。妈妈每次有了尿意时，不要马上去厕所，可以延迟10分钟。在这10分钟里，不断地做提肛运动，强力恢复骨盆底肌肉群的力量。

2 食疗。治疗尿失禁也有很有效的食疗方，妈妈可以试用一下。一个方子是把益智仁研成粉末，取6克加入米汤中，调匀服用，每天服用2次。另一个方子是用虾仁炒韭菜，把150克韭菜洗净切段，与250克虾一起炒熟，加适量盐和胡椒粉食用。需要说明一下，韭菜有一定的回奶作用，妈妈食用一定要在泌乳量稳定的情况下，少量食用才行。如果奶本身就少，还是不吃为好。

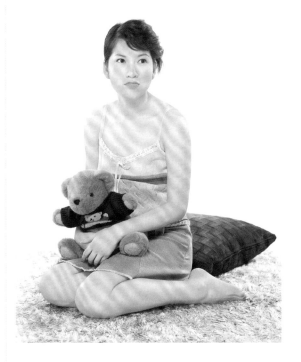

金牌月嫂主张

如果在产后3个月，尿失禁仍然没有得到改善，建议妈妈去医院诊治。严重的尿失禁对生活、工作都会造成困扰。

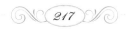
第二章 妈妈篇

水肿

孕后期，大部分准妈妈都有水肿的问题，但随着分娩完成，体内水分随着汗水、尿液大量排出，水肿就会消除。但是，有的妈妈却患上了产后水肿。可以用手按一下小腿胫骨处、手背处或者脚背处，如果能形成明显的凹坑，并且在压力消失后，还需要3~4秒凹坑才能恢复平整，说明妈妈可能患上产后水肿了。

如果水肿只发生在膝部以下，而且随着时间延长逐渐减轻，那说明是孕期水肿的遗留，问题不大，满月时就基本恢复了。为不加重水肿并加快恢复，妈妈可参考以下4点：

1 不要长时间坐着或站着。久坐久站，同一个姿势保持太久不变化，会影响血液循环，可加重水肿。所以月子里的妈妈应该躺一躺、坐一坐、站一站，结合起来。

2 抬高腿部。坐着或者躺着的时候，尽量把腿抬高，坐着时可在脚下放一个小凳子，躺着时则可放个枕头抬高双脚。脚部抬高，有利于下肢静脉血液回流，减轻水肿。

3 吃一些有利水消肿作用的食物。有些食物有很好的消肿作用，比如红小豆、鲤鱼、薏米等。另外，带皮的生姜也有消肿的作用，所以，给妈妈做的食物用生姜的时候最好别去皮。

4 食物不要放入太多盐。盐摄入过量会使体液浓度增加，不利水分排出体外，消肿就不太容易，有水肿的妈妈一定要控制盐摄入量。如果水肿严重，还要禁盐。

如果妈妈的水肿比较严重，甚至全身都有水肿现象，同时还出现了食欲不振、头晕眼花、尿涩疼痛等症状，可能是心脏、肾脏、肝脏等内脏功能出了问题，也可能是出现了凝血或静脉血栓，需要尽快就医。

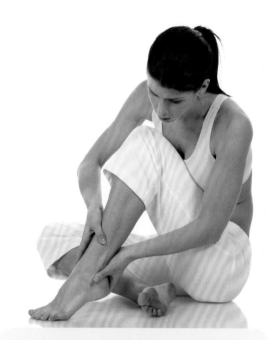

金牌月嫂主张

有一款利水消肿的红小豆鲤鱼汤，水肿未消的妈妈可以尝试喝一些。具体做法如下：将洗净的鲤鱼和100克小红豆，加500毫升水，大火炖至鱼肉熟烂就可以食用。

便秘

分娩的时候，肠道受到压迫刺激，蠕动变缓，延长了肠道中容留物的滞留时间，而且因为产后子宫对肠道压力减小，肠道容积扩大，能够容留更多的物质，所以等量的物质在肠道中的容留时间就更长了，因而产后妈妈容易便秘。另外产后腹壁和骨盆底肌肉收缩力量变小了，妈妈排便时会有无力感，同时伤口的疼痛会让妈妈不敢太用劲，这也增加了排便的困难度，从而引起便秘。

一般妈妈产后第2~3天就会排便，如果分娩时没有灌肠等特别处理，超过3天仍没有排便，就是产后便秘了。

产后便秘，可以通过一些措施来预防或缓解。

1 定时排便。从产后第二天就开始，早上起床，不管有无便意，都要去厕所待一会儿，养成定时排便的习惯。刚开始有可能解不出，但每天都要坚持这样做，这样可刺激排便条件反射的形成。

2 多活动。妈妈要多活动，只要没有什么不适，就可多下床走动，如果需要待在床上，要多翻身，也可经常起来坐一坐，同时可以用手掌顺时针打圈按摩腹部，促进肠胃蠕动，加速排便。另外，帮助阴道恢复的提肛运动对缓解便秘也有作用，便秘的妈妈可以经常做。

3 不忍便。有便意就及时去厕所，不要忍便，时间越长，水分流失越多，大便越干燥，越难排出。

4 多摄入水分。多喝水，并且要多吃含水分和纤维素多的食物，如水果、蔬菜、粗粮等，帮助肠道润滑并且增强其蠕动，对缓解便秘很有效。有一款对改善便秘效果较好的食疗方，妈妈可以试试：将180克蜂蜜和30克黑芝麻粉调和在一起，放在锅中蒸10分钟，每天吃2次，每次吃3勺，可直接吃也可调入开水服用。10天以后排便就会顺利了。

妈妈有比较急迫的排便需求，但便秘严重，如果会阴有伤口还没有完全愈合，不要太用力，以免崩裂伤口。可以使用甘油、开塞露等药物辅助。

金牌月嫂主张

开塞露等刺激排便的药物，便秘严重时可以用，但不建议长期使用，那样会形成依赖性，降低肠道蠕动的积极性。开塞露偶尔用一次可以，最重要的还是建立自主的排便功能。

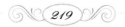
第二章 妈妈篇

虚弱

产后妈妈有一定程度的虚弱是正常的，但是在1周之后就会好转，快满月的时候基本没什么事了。如果一直精神萎靡、面色萎黄、不思饮食，就需要好好调理了，这是产后虚弱。

从中医理论上来讲，产后虚弱分为气虚、血虚、阴虚、阳虚4种类型，不同的类型有不同的症状，调理的方法也是不同的。月子里的妈妈主要用食疗来调整，可以看看自己的表现来吃对应的食物。

1 气虚的症状是气短、头晕、乏力、面白、心悸，如果妈妈有这样的表现，可在饮食里加一些补气的食材如乌骨鸡、鸡肉、猪血、猪肝、黑芝麻、胡桃肉、龙眼肉、赤豆、红糖等。

2 血虚的症状包括失眠、多梦、头晕、目眩、面白、心悸，如果妈妈有这样的表现，可食用一些补血的食材包括牛肉、鸡肉、猪肉、鲫鱼、鲤鱼、鹌鹑、黄鳝、虾、蘑菇、糯米、大豆、白扁豆、大枣等。

3 阴虚的症状有口干舌燥、大便秘结、头晕耳鸣、心烦、盗汗等，如果妈妈有这样的表现，可以多吃些补阴虚的食材如甲鱼、燕窝、鸭肉、黑鱼、海蜇、藕、金针菇、百合、枸杞、荸荠、梨等。

4 阳虚的症状包括畏寒怕冷、小腹冷痛、尿频等，如果妈妈有这样的表现，可以多吃黄牛肉、狗肉、羊肉、牛鞭、海参、鹌鹑、鳗鱼、虾、淡菜、胡桃肉、桂圆、桂皮、茴香等。

身体虚弱有很大的原因是没吃好、没睡好，运动量不够引起的，所以妈妈在注意对症进补的同时要提高睡眠质量，并坚持合理的运动，不要一直待在床上，越不动越虚弱。

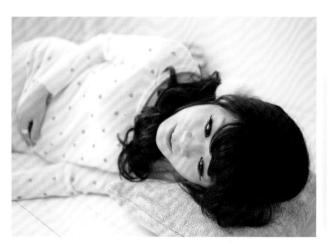

金牌月嫂主张

身体虚弱严格来说不能算是病，但对妈妈的生活质量影响非常大，还会影响到妈妈的精神健康，所以一定要重视。如果自己调理效果不佳，建议找个好中医到家里来诊治，尽量在月子里就把身体调理好。

脱发

孕期由于激素的作用，一些头发的"寿命"延长了，产后随着激素水平的变化，这些"长寿"的头发就会开始脱落。有的妈妈脱发比较晚，在宝宝出生几个月后才开始，但有的妈妈在月子里就开始了。一般情况脱发是正常的，但是有时候也可能说明妈妈的身体存在一些问题。比如营养不良、精神状态差或者不经常洗头等，都会导致脱发加重。因此，妈妈把生活调整到合理状态还是比较重要的。

首先，要放松心情，坦然面对脱发。有的妈妈产后本来心理负担重，看到脱发了就更加焦虑。这时候一定要明白，脱发是正常的生理代谢现象，只是一些过了正常代谢期的头发脱落了，并不影响其他正常头发，所以不必焦虑。

其次，要合理安排饮食，不要挑食、节食等。主食、蔬菜、水果，粗粮、细粮都要合理摄入，保证营养均衡。另外，一些对头发有益的食物或药物如黑芝麻、何首乌、当归等都可以在饮食中加一些，对宝宝也没有坏处。

再次，最好不要整个月都不洗头发。太长时间不洗头发，头皮毛孔得不到畅通，营养吸收能力变差，也会导致头发脱落。洗头时，头皮神经可得到一定的刺激，对头发生长有利。

另外，妈妈没事干的时候，可以经常用手指或者梳子梳理头发、按摩头皮，促进血液循环，可改善脱发现象。

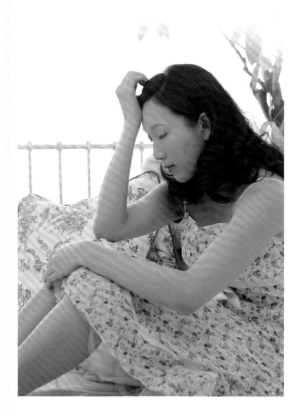

金牌月嫂主张

坐月子的妈妈适宜留短发，好打理，而且由于比较容易梳通，所以拉扯过度造成脱发的情形会少些。

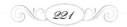

第二章 妈妈篇

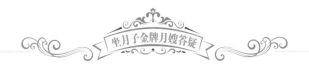

风湿

产后风湿是妈妈坐月子时必须要预防的疾病，一旦落下了病根，以后都很难根除，会给妈妈带来很大的折磨，比如肌肉、关节酸痛、麻木等，还会怕风、怕冷，一旦处在稍微寒冷的环境中，就会有冷风直接吹进关节的感觉，也不敢接触冷水，否则会有疼痛、麻木的感觉，关节还会肿胀起来，另外还可能有头痛、头晕、眼睛干涩多泪、眼眶疼痛等症状。总之可能非常痛苦。

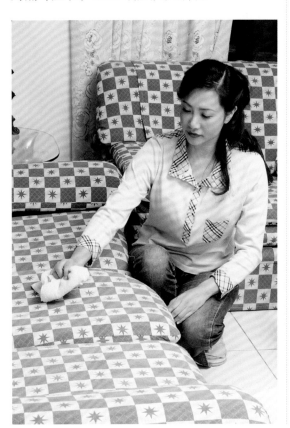

因此产后预防风湿是非常重要的，要注意以下两点：

1 不要着凉。虽然现在保暖条件好，但妈妈也不要肆无忌惮，要避免着凉。洗手、洗脸、洗头、洗澡一定要用温度合适的水，即使是夏天也不能冲冷水澡。另外，不要直接吹风，窗户吹进来的风、空调风、风扇风都不要直接对着吹。

2 不要干重体力活。重体力活对月子里的妈妈肌肉、关节伤害是很大的，所以产后不要急着去做重体力活，像搬动一些比较大件的家具、花盆等都可以让爸爸去做，自己不要动手。

如果在着凉了、吹风了或者干了一点比较重的活后，感觉到某个关节或某个部位比如手腕酸痛了、手指肿胀了，要及时注意恢复。着凉了或吹风了的部位尽量热敷或者多加一些衣物发一下热，待感觉没有不舒服了再恢复正常衣着。如果是拉扯到了，要尽量多做一些按摩，帮助肌肉、筋骨恢复。此后尽量不要再太用力了。

金牌月嫂主张

月子里的身体可塑性较高，所以有什么不适要及时调整，不要拖到出了月子。一旦出了月子可能就要多费几倍的心力去调整、治疗了。

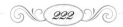

贫血

如果分娩时妈妈出血量较大，产后营养补充不够及时，就容易出现贫血问题。另外有些妈妈怀孕期间就已经出现了贫血，分娩后也可能会延续下来。所以，如果有全身乏力、食欲不振、抵抗力下降的现象，偶尔还会胸闷、心慌，要警惕可能是贫血。

如果产后贫血调理不及时，对妈妈身体恢复非常不利，不但恢复速度慢，恢复时间长，发生感染、子宫脱垂、内分泌紊乱等问题的概率也大大增加。而且妈妈产后贫血对宝宝也很不利，最主要的是母乳分泌不足，影响宝宝的营养摄入。另外，贫血严重的妈妈，宝宝可能会出现抵抗力低下、易感、腹泻等现象。长期下去，宝宝的骨骼和智力发育都会受影响。所以有贫血现象一定要认真对待。

产后贫血多是因为缺铁了，问题并不复杂，所以补铁是预防和治疗贫血的关键。而且，轻中度的贫血，只要食补，坚持多吃含铁的食物如鸡蛋、花生、动物血、桂圆、红枣等，同时多吃一些含维生素较丰富的食品，如柑橘、葡萄柚、苹果、胡萝卜等，促进铁的吸收。这样，一段时间后就会好转。

有3个食疗方比较有效，无论妈妈贫血程度如何，经常食用一些都有补益的好处。

红糖鸡蛋

做法：用清水将2颗鸡蛋煮熟，50克红糖加水烧开，把鸡蛋去壳放入红糖中浸泡5分钟之后食用即可。

蒸花生桂圆

做法：将15克桂圆和15克带红衣的花生一起放入碗中，隔水蒸到花生软了就可食用。

木耳红枣汤

做法：将30克木耳泡发，与20克红枣一起放入锅中，加适量水煮软烂，加入适量红糖即可食用。

如果贫血情况较严重，可在医生的指导下服用铁制剂，同时补充维生素C制剂促进吸收，一般2~3个月后就能痊愈。

金牌月嫂主张

锌和铁在体内会相互排斥，补铁容易造成锌缺乏，妈妈锌缺乏，乳汁中的锌含量会降低，对宝宝的身体发育和智力发育都有影响，因此妈妈补铁的同时要多吃富含锌的食物如大白菜、虾皮、紫菜、鱼粉、芝麻等。

第二章 妈妈篇

特别关注

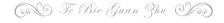

剖宫产妈妈

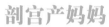 **剖宫产后48小时的照护**

剖宫产是个并不算小的手术，产后48小时尤其是前24小时都要给予严密的观察和科学的照护，以免出现并发症，同时也是为了让妈妈后续能得到较好的恢复。

1 术后6小时内，妈妈要保持平卧姿势，不能枕枕头。但也不要仰面而卧，而是把头偏向一侧，因为术后的妈妈有发生呕吐的可能，仰面卧容易发生呕吐物误吸。

2 术后6小时，妈妈可以枕枕头了，同时要改为侧卧位，可以在身后垫上被子或毛毯支撑身体。这样的体位，妈妈对子宫疼痛的敏感度会降低，而伤口受到牵拉的力度也较小，对疼痛有缓解作用。

3 术后12小时，妈妈可尝试改变体位，翻翻身，另外家人要帮忙抬抬腿活动一下，还要帮助妈妈按摩腿部，促进血液循环。

4 术后24小时，妈妈可以在家人的帮助下多翻身，最好每隔半小时就翻一次，这样可避免腹腔内脏器发生粘连，同时促进肠胃蠕动，以便尽快排气，尽快恢复消化功能。

5 术后24小时，妈妈可以靠着被子或床头斜坐起来，也可以把床头抬高些，这样上半身高一些，有利于恶露排出。

6 术后24小时，导尿管要拔走。拔走导尿管的3~4小时，妈妈要在家人的搀扶下下床排尿。及时排尿可以让尿液冲刷尿道，避免尿道感染。如果无法排出，需要报告医生进行处理。其实，下床排尿时走动的这两步对妈妈恢复的意义也是重大的，对血液循环、恶露排出、舒筋活络都有好处。

7 在妈妈自己动不了的时候，家人要帮助勤换卫生纸垫。以免长时间不更换滋生细菌，引起感染。

> **金牌月嫂主张**
>
> 能够自行解大小便是身体恢复良好的标志，对以后的恢复都益处良多。有的准妈妈因为害怕解大小便引起伤口疼痛，就忍着不吃不喝，这是非常不对的。不但影响胃肠、子宫、膀胱等众多器官的恢复，对伤口恢复也没好处。

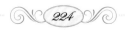

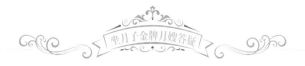

剖宫产后饮食安排要点

剖宫产需要打开腹腔，所以胃肠道受到的压力是很大的，术后功能恢复远不如自然分娩的妈妈那么快，所以术后饮食安排就显得更重要了。剖宫产后的饮食有一些注意点必须要做到：

首先，产后6小时内，剖宫产妈妈必须禁食，不能吃任何东西，包括喝水也不行，因为肠腔内有大量气体存在，吃东西或喝水都会加重妈妈腹胀感，不利于肠胃功能恢复。在这段时间里，医生会给妈妈吊营养液满足身体需要。

其次，产后6小时内，能不能进食，要看排气情况。如果排气了，说明肠胃功能有了一定程度的恢复，可以喝些汤水了，最好的选择是萝卜汤。萝卜汤有帮助肠胃蠕动、促进排气的作用。另外米汤、菜汤等也可以喝。牛奶和豆浆是绝对不能喝的，这两种食物进入肠道后会产气，加重妈妈腹胀的感觉。

再次，产后第二天，剖宫产的妈妈可以吃些半流质食物如稀饭、面条等，之后就可以跟自然分娩的妈妈一样安排饮食了，只要营养均衡、饮食结构合理就可以了。

另外，产后3~5天，有必要多喝水。大量的水可以促进排尿和排便，对减轻因为麻醉引起的腹部肿胀感有好处。喝水温度要适当，一定要高于室温，这样才能促进肠胃蠕动。

特别需要注意，剖宫产的妈妈绝对不能过早食用人参等补品，会延缓伤口的愈合。油腻的下奶汤跟自然分娩的妈妈一样，也不能过早喝。

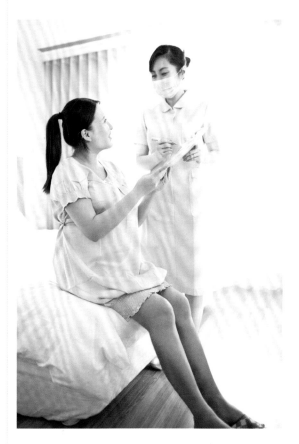

金牌月嫂主张

剖宫产妈妈产后较长时间内最好不要食用深颜色的食物如茶、咖啡等。

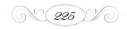

第二章 妈妈篇

❀ 剖宫产刀口护理方法

剖宫产后，刀口的恢复是最迫切的，因为这是影响妈妈活动的唯一因素，所以一定要护理好，使其尽早愈合。

在医院时要注意观察刀口

在医院时，虽然护士都会定期检视刀口并换药，妈妈自己也要经常注意观察，有异常要及时报告医生，以免延缓伤口愈合。晚愈合一天，妈妈就多痛苦一天。以下的问题都是要报告医生的：

1 大小便污染到了伤口，即使护士刚刚给换过药，也要再次报告，护士会再次清洗、消毒并换药。

2 如果渗血不断，要报告医生及时换纱布并弄清楚渗血原因。

3 如果刀口有透明或微黄液体流出，要报告医生，医生会做引流，并清除坏死、液化的组织，之后用多种手段帮助伤口愈合。

回家以后的护理

剖宫产的妈妈一般要住院1星期左右，出院回家时，刀口已经开始愈合，疼痛感减轻了很多，但是离完全愈合还很早，要注意护理好。

首先，术后10天以内，不能让刀口沾水。

其次，剖宫产的刀口一般是横切的，所以后仰的动作对刀口的拉扯力度最大，要尽量避免。另外咳嗽、大笑、翻身时，要用手按住伤口两侧，避免崩裂或者经常佩戴束腹带，固定伤口。

最后，饮食要营养丰富，尤其是蛋白质摄入要足够，这是伤口愈合最需要的营养。另外可适当吃些肉皮，肉皮含有丰富的胶原蛋白，对伤口的恢复非常有利。

刀口不适怎么处理

刚开始的时候刀口很痛，在愈合的过程中变得很痒，都需要妈妈忍受，不过也有些办法可以帮助缓解一下。

首先，术后第一天，疼痛感最厉害，可以要求使用镇痛泵，不间断地注入小剂量麻醉药，能让妈妈过得舒服点。不过麻醉药不能长时间使用，产后第二天必须停掉，使用太长时间肠胃功能很受影响。

其次，妈妈下床活动时，疼痛感也是难以言说的，这时候可以使用束腹带。束腹带可帮助固定刀口，避免在活动时过度牵扯伤口，可有效减轻疼痛感。

最后，在恢复过程中，伤口发痒的时候，千万不要用手抓，也不要用热水烫。手抓容易污染伤口，热水烫只会越烫越痒。可以用无菌棉签蘸75%的酒精擦洗刀口周围皮肤止痒。另外伤口痒有可能是胶布引起的，可换用脱敏的胶布使用。

如果刀口出现了局部红肿、发热，有疼痛感，说明可能感染了，要及时看医生。

科学使用束腹带

从下床活动的时候就应该使用束腹带，能很好地保护伤口不受牵扯，也能减轻妈妈的疼痛感。建议只要是活动着，不是躺在床上休息，就可以一直佩戴着束腹带，即使吃饭时也要戴着，睡前解下就可以。此后可以一直戴到伤口完全不疼了为止。

另外，妈妈如果要咳痰，尽量先戴上束腹带，将刀口固定一下然后才咳。

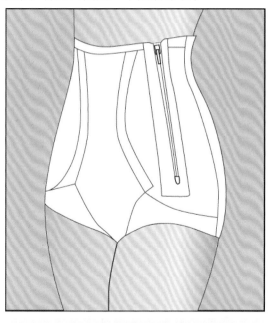

金牌月嫂主张

有的医院在妈妈剖宫产后，第一次下床活动时就会协助妈妈戴上束腹带，也有的医院没有，妈妈可以自己准备，但是用的时候一定要有护士的帮助，确定束缚的强度，以免造成不利影响。

❧ 剖宫产后身体恢复

剖宫产的妈妈产后不能急着做运动、锻炼，以免拉扯到伤口，尤其是刚分娩完1周以内，再简单的恢复动作也不能做。

其实产后6个月前都是身材恢复的好时机，过了6个月也不是就一定瘦不下来了，只要有恒心，什么时候开始都不晚，所以不要冒险，以免崩裂伤口或造成发炎，不但身材恢复不成，反而伤口愈合期延长了。当伤口完全复原了，再开始正常做锻炼就可以了。

子宫机能恢复更重要

对于剖宫产的妈妈，其实相对于身材恢复，子宫的复原才是更重要的。月子里妈妈可以多吃些豆制品，豆类食物中的雌激素可降低子宫内膜病变的概率，这对剖宫产的妈妈是很有意义的。对于宝宝，如果不是必要，妈妈可以少抱，宝宝的体重对刀口还未完全恢复的妈妈相对来说有点重。另外，妈妈可佩戴束腹带每天做5分钟的胸膝卧位，还可以随时随地地做收腹提臀的动作，提高子宫机能。

消除疤痕

剖宫产后佩戴束腹带其实还有个好处，就是给刀口足够的压力，压力是抑制疤痕形成的最好方式。所以，剖宫产的妈妈可在刀口完全恢复前坚持佩戴束腹带。另外，现在手术技术较高明，术后刀口较小，而且一般都是横切的，和妈妈身上固有的褶皱是同向

的，所以一般体质的妈妈产后的刀口一般都会恢复良好，过2~3年后不仔细看基本上看不出来。

不过也有的妈妈是瘢痕体质或过敏体质，或者产后刀口发生过感染，疤痕会比较明显，留下的疤痕比刚开始的刀口还要宽一点，都是正常的。还有些妈妈因为本身比较胖，小腹脂肪层太厚，刀口不能在平展状态下愈合，也会留下疤痕。

值得注意的是孕期大肆进补，也会导致小腹部膨胀过度，使伤口不能平展愈合而留下较大的疤痕。所以剖宫产的妈妈要注意不要进补过头。

❧❧ 金牌月嫂主张 ❧❧

妈妈满月后，如果每周能游泳两次，最好坚持，可促进血液循环，对抗地心引力，加速子宫恢复，避免其下垂。

❀ 剖宫产后心理恢复

剖宫产妈妈不仅身体创伤较大，心理创伤也比自然分娩的妈妈要重。那些想自然分娩，最终却因为种种原因不得不剖宫产的妈妈，心理创伤最重。可以自然分娩却自愿选择剖宫产的妈妈心理一般不会有多大伤害。

很多不得已接受剖宫产的妈妈都不愿意面对这个事实，大概在手术过了1小时了，才开始接受。但是接受了，不代表坦然了，反而衍生出了一种失望情绪。妈妈在接下来的1周时间内，都是被失望和遗憾情绪充斥。由于失望和遗憾，妈妈甚至很难进入母亲角色，而且只要宝宝有任何的问题，妈妈都会归咎于剖宫产，负面情绪加深一层。建议妈妈要用积极的、正面的心态看待剖宫产。

首先，之所以选择剖宫产，是因为宝宝更适合用这种方式出生。剖宫产是为了让宝宝更安全、更顺利地出生，只有剖宫产对宝宝和妈妈来说才是利大于弊的。因此，没有理由放弃更适合的方式而去选择一种让宝宝去冒险的方式。

妈妈要承认，剖宫产并不是绝对不好的，自然分娩也不是绝对好的，关键是看哪种方式更合适，合适的才是好的。

其次，剖宫产生下的宝宝，虽然有些方面的确不如自然分娩的宝宝，但差距并不是不可消弭的，只要认真养育、锻炼，完全可以获得跟自然分娩的宝宝一样的体质和身体机能。所以也没必要担心。

妈妈要知道，自然分娩的宝宝也不是绝对一点问题不出，一点毛病不生，所以，不要把任何问题都归结到剖宫产的方式上，剖宫产是不会留下那么多问题的。

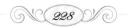

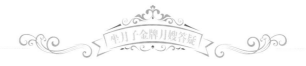

最后，自然分娩的条件具备与否，并不是妈妈自己能决定的，所以，没必要自责。

剖宫产妈妈的心理恢复时间是比较长的，家人要给予足够的心理支持，不要抱怨，不要宝宝有什么问题都诱导妈妈从剖宫产上找原因，平时还要多给妈妈灌输宝宝很健康、发育非常好的意识，让妈妈放心，并逐渐感到满足。另外，等满月以后要鼓励妈妈和其他剖宫产的妈妈相处，其他妈妈相同的经历会让她不再感到孤独，从而心情得到放松。

金牌月嫂主张

剖宫产的妈妈比自然分娩的妈妈难进入母亲角色，要多跟宝宝接触，倒不一定是要多抱，看着他、摸摸他、跟他说说话都可以增进亲子间的感情。

剖宫产妈妈的哺乳问题

剖宫产妈妈哺乳障碍也较多，需要层层克服。

首先，剖宫产后妈妈不能动，让宝宝吮吸开奶不合适。不过，不要因此就推迟开奶，建议买个吸奶器，尽早用吸奶器吸奶代替宝宝吮吸开奶。

其次，剖宫产妈妈下奶时间较晚，比自然分娩的妈妈晚1~2天，这是正常现象，不要着急，也不要太忧虑。太焦虑反而会耽误下奶。

最后，一般产后第2天就可以让宝宝自己吮吸吃奶了。

不过采取什么姿势就有点困难了，以下的方法可以参考：

1 产后头3天哺乳，妈妈可以略微侧躺，挨着床的手臂平伸出去，后背、腰部、臀部都用棉被垫着，让家人把宝宝放到妈妈胸前，头枕着妈妈的手臂，脸对着妈妈的乳房，略作调整，宝宝就可以顺利含住乳头吮吸了。

2 当妈妈的刀口不那么疼了，哺乳的时候可以找把椅子坐在床边，然后把宝宝放在床上，用被子、枕头等将身体垫高，达到妈妈胸口的高度，妈妈就可以一只手臂放在宝宝头下让他枕着，一只手臂托着乳房让宝宝含住吮吸了。

3 妈妈坐在床上也可以哺乳，可以这样做：妈妈选一个舒服的姿势坐着，不压迫到刀口，宝宝躺在妈妈腋下，头部朝着妈妈胸前，脚在妈妈背后，用被子、枕头等垫高身体到达妈妈胸口的位置，就可以含住乳头吮吸了。

爸爸参与
Baba Canyu

爸爸的态度对妈妈的情绪影响很大

体内激素的变化、角色的转变、身材的改变让妈妈在产后总是有点情绪波动的，这时候爸爸的表现对妈妈的情绪影响非常大，如果爸爸表现积极，妈妈的坏情绪就会转好，有点小忧郁也最终能调整过来，如果爸爸表现不佳，妈妈就会滋生出坏情绪，可能会发展成产后抑郁。

在月子里，爸爸要表现得更成熟一些，包括以下几种在内的不恰当行为最好不要有：

1 不要重男轻女，抱怨宝宝性别。宝宝出生前，每个人对他的性别期待都有一定的倾向性，有的喜欢男孩，有的喜欢女孩。但大多数的爸爸在宝宝性别不符合期望的时候都能欣然接受，不论男女，都是自己最亲爱的宝宝。但有的爸爸不是这样，尤其是那些重男轻女思想比较严重的爸爸，一旦发现生的是女孩，就诸多抱怨，也不愿意照顾妈妈。这对妈妈的打击是很大的，是产后抑郁症很重要的一个诱因，建议爸爸不要这样做。

爸爸们都是新时代的人了，重男轻女的落后思想应该摈弃了，如果家人有这样的想法自己还应该负责开导。况且，有一种说法，女儿是爸爸前世的小情人，女儿跟爸爸比儿子跟爸爸更亲。所以生女儿对爸爸来说一点都不吃亏。

另外，有的妈妈有性别歧视，因为对宝宝的性别不满意，有的妈妈会疏远宝宝，情绪也会低落，爸爸要负起责任来开导妈妈，并让妈妈多跟宝宝接触。妈妈跟宝宝的感情还是很容易培养起来的。

2 不要对妈妈不管不顾，仍然自顾自玩乐。在宝宝出生前，爸爸可能是个游戏高手，整天坐在电脑前，妈妈抱怨也不理会，但是在宝宝出生后，一定要改变这种做法，暂时停止游戏，多用些精力照顾宝宝、陪伴妈妈。如果爸爸仍然不管不顾地继续玩游戏，妈妈会觉得爸爸没有责任感，会特别担忧以后的生活，很容易抑郁。

3 处理婆媳矛盾时不要总袒护奶奶。宝宝出生后，即使不是奶奶照顾月子，婆媳

接触的时间也会大大增加，而且多了一个矛盾的源头，就是宝宝。当婆媳发生矛盾的时候，爸爸要有一个端正的态度，客观地看问题。调节矛盾时，注意方式方法。

第一，不要和稀泥，说谁都没错或者把错揽到自己头上，结果两个人都难消气，妈妈觉得爸爸袒护奶奶，奶奶觉得爸爸袒护妈妈，矛盾只会越来越多，越来越深。

第二，不要偏心，不要因为奶奶年纪大，就一味向着奶奶，也不要因为妈妈坐月子了，就一味说妈妈对。一味向着奶奶，妈妈自然不高兴，一味向着妈妈，会让妈妈产生骄纵心理，也不利于情绪稳定。

正确的态度是客观、公道，谁对就是谁对，谁错就是谁错，客观分析给两个人听，只要够公平，她们都是愿意听的。

4 夫妻发生矛盾时不要寸步不让。妈妈在月子里总是敏感的，有时候生气未必生得那么理直气壮。但尽管如此如果夫妻间发生了矛盾，爸爸千万不要寸步不让地和妈妈争吵，即使妈妈错了，也没必要立刻见分晓。当妈妈正在气头上的时候，爸爸正确的做法是先避锋芒，过会儿再讲道理可能就会好点。

其实，具体到每个家庭，情况都是不一样的，爸爸要有足够成熟的心理状态和方式方法才能处理好，所以平时一定要多想一点，多做一点，尽量让妈妈感到爸爸是可靠的，这样她的情绪才能稳定。

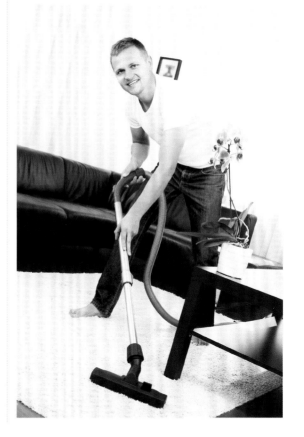

金牌月嫂主张

本身不太成熟的爸爸，偶尔有幼稚或不负责任的表现是难免的，妈妈不要太纠结，毕竟让一个人随着宝宝降生就立刻成熟起来是不可能的，只要爸爸总体上在进步，并且有努力要负起责任来的意愿就值得期待。

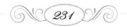
第二章 妈妈篇

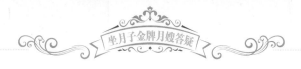

爸爸在月子里能做什么

爸爸在月子里能做的事非常多，虽然不一定事事都能做得妥帖周到，只要做了，妈妈就会很感激、很欣慰，对爸爸的爱意会更加深一层，将来忽略爸爸的时候会更少一些。

1 安全地转移妈妈回家。自然分娩3天后，剖宫产1星期左右，妈妈就可以出院了，出院的时候有一堆事要处理，比如办出院手续、整理衣服、准备好月子房等，爸爸要提前理理思路，到时候有条不紊、顺顺当当办下来，妈妈会感觉很安心。

2 帮妈妈洗澡、洗衣服。妈妈刚分娩完的时候，精力不济，自己洗澡会感觉劳累，但让月嫂或其他照顾月子的人帮忙，妈妈会感觉不好意思。爸爸这时候就要出手了，要主动跟妈妈说帮她洗澡，负责调好水温、擦擦背、准备换洗衣服等。妈妈换下的内衣、内裤，照顾月子的人一般不愿意清洗，妈妈其实也不愿意让别人碰，最适合做这件事的还是爸爸。

3 多说些甜言蜜语，逗妈妈开心。在月子里爸爸要多说些甜言蜜语，比如感谢妈妈付出，赞美妈妈的功劳等。妈妈其实要求很低，只是希望自己怀胎孕育的辛苦能得到肯定，爸爸的甜言蜜语足以让妈妈开心起来。另外，爸爸可以去找一些幽默笑话等，在妈妈不开心的时候讲一讲，放松妈妈的心情。当然，有时候妈妈会莫名其妙地发火，爸爸要当好出气筒，等妈妈火气过了，会主动道歉的。

4 学做一两道月子汤。妈妈的饮食月嫂或者其他照顾月子的人都会准备好，但是仍然建议爸爸能学做一两道，妈妈能吃到爸爸做的月子汤是会非常高兴的，即使味道很差，心里也很甜蜜，而且这将成为她日后很长一段时间都会记得的美好回忆，对增进夫妻感情很有好处。

5 监督妈妈合理塑形。月子里妈妈会三番五次跟爸爸确认自己是不是变丑了，身材是不是很差，她其实想从爸爸嘴里得到否定的答案，所以爸爸不要忘了千万不能真的顺着妈妈说她变丑了，身材变差了，那有可能真的会让妈妈抑郁起来。爸爸可以在赞美妈妈的同时给她提出希望，可以让她再好一点，之后监督比较懒于做塑形的妈妈好好做锻炼，自己也可以跟着一块做，妈妈会更有动力。至于做锻炼比较疯狂的妈妈，爸爸则要监督她减少运动量，尽量劝她慢慢来，以免损害健康。

6 招待访客。宝宝出生后，陆陆续续就会有人来探望宝宝和妈妈，爸爸要守在妈妈身旁，招待客人就是爸爸的任务了。爸爸在招待客人的时候，不要忘了照顾妈妈的需要，及时委婉地送走客人，让妈妈可以好好休息。